全国高职高专院校创新教材

供护理、助产专业用

精神科护理学

主　编　贾　慧
副主编　徐志芳　王　伟　刘忠民
编　者（以姓氏笔画为序）
　　　　王　伟（邯郸市第一医院）
　　　　刘忠民（延边大学护理学院）
　　　　李　莉（平顶山学院医学院）
　　　　李　微（枣庄科技职业学院）
　　　　张　姝（张家口学院）
　　　　林书坡（邢台市人民医院）
　　　　罗　珊（唐山职业技术学院）
　　　　罗劲梅（四川卫生康复职业学院）
　　　　贾　慧（河北工程大学医学院）
　　　　徐志芳（右江民族医学院）
　　　　潘　玲（郑州铁路职业技术学院）
编写秘书　郭　静（河北工程大学医学院）

U0308632

人民卫生出版社

图书在版编目（CIP）数据

精神科护理学/贾慧主编. —北京：人民卫生出版社，2016

ISBN 978-7-117-22142-9

Ⅰ. ①精… Ⅱ. ①贾… Ⅲ. ①精神病学–护理学–高等职业教育–教材 Ⅳ. ①R473.74

中国版本图书馆CIP数据核字（2016）第043562号

人卫社官网	www.pmph.com	出版物查询，在线购书
人卫医学网	www.ipmph.com	医学考试辅导，医学数据库服务，医学教育资源，大众健康资讯

精神科护理学

主　　编：贾　慧

出版发行：人民卫生出版社（中继线 010-59780011）

地　　址：北京市朝阳区潘家园南里 19 号

邮　　编：100021

E - mail：pmph@pmph.com

购书热线：010-59787592　010-59787584　010-65264830

印　　刷：北京市艺辉印刷有限公司

经　　销：新华书店

开　　本：787×1092　1/16　印张：15

字　　数：374 千字

版　　次：2016 年 6 月第 1 版　2018年 1 月第 1 版第 3 次印刷

标准书号：ISBN 978-7-117-22142-9/R · 22143

定　　价：33.00 元

打击盗版举报电话：010-59787491　E-mail：WQ @ pmph.com

（凡属印装质量问题请与本社市场营销中心联系退换）

出版说明

　　为了认真贯彻十八届三中、四中、五中全会精神，进一步推进"加快发展现代职业教育"的战略决策，积极落实"创新、协调、绿色、开放、共享"的新时期发展理念，按照教育部《高等职业教育创新发展行动计划（2015—2018年）》文件精神，人民卫生出版社经过前期充分的调研论证，启动了临床医学、护理、助产专业全国高等卫生职业教育创新教材编写工作。

　　随着我国医药卫生事业和卫生职业教育事业的不断发展，高等卫生职业教育步入了"十三五"规划的谋划布局之年，"十三五"规划的发展理念成为了高等卫生职业教育改革发展的新指针。在本系列教材的调研、论证、组织、编写中，人民卫生出版社规划教材建设"三基五性三特定"的原则得到了坚持，教材质量控制体系是教材编写质量的基石，"创新"与"共享"成为了一以贯之的基本共识，增强学生的创新精神和实践能力是教材编写工作的重点，汇聚各省专家智慧与院校力量，在教材体系设计、内容构建与形式上做了一些尝试，成果有待检验。

　　本系列教材共55种，其中25种供高等卫生职业教育临床医学专业学生使用，30种供高等卫生职业教育护理、助产学专业学生使用，将于2016年6月前陆续出版。

全国高职高专创新教材目录

序号	教材名称	主编	适用专业
1	内科学	黄振元、邓雪松	临床医学
2	全科医学导论	周卫凤、李济平	临床医学
3	外科学	龙明、张松峰	临床医学
4	药理学	屈刚、梁建梅	临床医学
5	诊断学	覃雪、刘惠莲	临床医学
6	病理学与病理生理学	陈命家、易慧智	临床医学
7	临床医学实践技能	周建军、刘士生	临床医学
8	病原生物与免疫学	田维珍	临床医学
9	急诊医学	郭毅	临床医学
10	皮肤性病学	彭宏伟	临床医学
11	生物化学	杨友谊、孙厚良	临床医学
12	细胞生物学与遗传学	周灿、周长文	临床医学
13	医学伦理学	刘美萍	临床医学
14	生理学	杨宏静	临床医学
15	预防医学	静香芝、朱新义	临床医学
16	妇产科学	黄会霞、冯玲	临床医学
17	中医学	唐荣伟、章涵	临床医学
18	医学文献检索	刘方方	临床医学
19	医学心理学	孙萍、张茗	临床医学
20	儿科学	孟陆亮、刘奉	临床医学
21	医用化学	曹兆华、张玉军	临床医学
22	人体解剖学与组织胚胎学	陈地龙、胡小和	临床医学
23	眼耳鼻喉口腔科学	戴馨、郭丹	临床医学
24	康复医学	张建忠	临床医学
25	传染病学	韩永霞	临床医学

续表

序号	教材名称	主编	适用专业
26	妇产科护理学	周立蓉、陈路	护理
27	病理学与病理生理学	付莉、江桃桃	护理/助产
28	病原生物学与免疫学	王锦	护理/助产
29	传染病护理学	李钦	护理/助产
30	儿科护理学	臧伟红、王敬华	护理/助产
31	护理管理学基础	赵美玉、黄芳艳	护理/助产
32	护理礼仪与人际沟通	李毅	护理/助产
33	护理伦理与法律法规	崔香淑、苏碧芳	护理/助产
34	护理心理学基础	谷道宗、苑秋兰	护理/助产
35	护理学导论	马国平、何求	护理/助产
36	护士人文修养	王虹、曹伏明	护理/助产
37	护用药理学	王志亮、张彩霞	护理/助产
38	基础护理学	周更苏、王芳	护理/助产
39	急危重症护理学	邓辉、王新祥	护理/助产
40	健康评估	刘柏炎、乔俊乾	护理/助产
41	精神科护理学	贾慧	护理/助产
42	康复护理学	王左生、谭工	护理/助产
43	老年护理学	李彩福、杨术兰	护理/助产
44	内科护理学	郭梦安、潘长玲	护理/助产
45	人体解剖学与组织胚胎学	曹庆景、刘伏祥	护理/助产
46	社区护理学	郑延芳、张爱琴	护理/助产
47	生理学	任传忠、朱崇先	护理/助产
48	生物化学	郭劲霞	护理/助产
49	外科护理学	余晓齐、赖健新	护理/助产
50	眼耳鼻咽喉口腔科护理学	范珍明、毛静	护理/助产
51	营养与膳食	战则凤、宾映初	护理/助产
52	中医护理学	张文信、余利忠	护理/助产
53	妇科护理学	何俐、赵远芳	助产
54	助产学	王守军、祝青	助产
55	助产综合实训	卜豫宁、李耀军	助产

前　言

　　新时期职业教育步入深化领域综合改革的新阶段。从应试教育转向了素质教育、从重点发展向均衡发展转变、从知识本位向能力本位发展。高职高专医学院校,应当紧跟时代发展需要,培养社会需要的高素质技能型人才,而教材是落实这一目标的主要工具。本教材作为护理专业专科层次教材,既具备科学性、严谨性,又不晦涩难懂,主要供医学高等专科学校护理专业的学生使用。在教材内容选取上以"必须、够用"为度,与一线临床护理工作即护士执业资格考试大纲挂钩,为毕业后的实际工作岗位服务、为顺利考取执业资格证书服务。本教材继续贯彻"三基"(基本理论、基本知识、基本技能)"五性"(思想性、科学性、先进性、启发性、适用性)"三特定"(特定目标,特定对象,特定限制)的编写原则,在确保科学性、系统性和逻辑性的前提下,将精神科护理学的基本理论、基本知识、基本技能整体优化,突出三年制护理专业特色,突出时代性与创新性;注重加强护理专业学生专业技能的培养,让学生毕业后能够处理实质问题,提高学生对常见精神科疾病的护理能力,突出基层医学人才培养的针对性、灵活性和开放性,并使教材编写体现医学教育改革的要求,注重人文素质,培养学生创新精神,强化实践能力,促进自主学习,推进文化传统创新。

　　本教材为创新教材,其创新点主要表现在以下几个方面:①重视精神科护理理论和实训相结合,书中对精神科常见病、多发病均以病例形式进行案例导入;②插入知识链接,丰富学生知识体系,增加学生学习兴趣;③以国家护士执业资格考试为指导,附章后练习题,帮助学生巩固和升华所学知识,为备考打下基础;④更新了精神科用药护理的最新内容;⑤将神经症性精神障碍与躯体形式障碍及分离(转化)性障碍患者的护理分成两章论述;⑥将妄想性障碍患者的护理和精神分裂症患者的护理分开论述。

　　本书共十六章,严格按照教科书特定的内容和形式编写。其中第一章至第五章为总论部分,第六章至第十六章为各论部分。

　　本次编写得到全国多所卫生类院校和多所医院的大力支持,在编写过程中,各位编委尽心尽力,一丝不苟,将精神科护理学最基础、最核心的内容呈现给读者。编者们团结协作、开拓创新,在此一并表示感谢!虽然我们付出了大量的心血和汗水,但是由于学识水平和能力所限,教材中疏漏仍在所难免,恳请读者批评指正,并致谢意!

贾　慧

2016 年 3 月

目　录

第一章

绪　论

 学习目标

1. 掌握　精神病学、精神科护理学的有关概念;精神障碍的病因。
2. 熟悉　精神科护理学的基本任务、要求;精神科护理的相关理论。
3. 了解　精神科护理学的发展简史及相关的伦理和法律问题。
4. 学会运用所学知识把自己培养成为一名合格的精神科护士。

第一节　概　述

一、精神科护理学的概念

精神病学(psychiatry)是临床医学的一个分支,是研究精神疾病病因、发病机制、临床表现、发展规律及治疗和预防的一门学科。精神疾病主要表现为感觉、知觉、思维、情感、行为和社会功能等方面的异常,具有独特性和复杂性,涉及许多学科,并已有很多分支,如司法精神病学(研究精神障碍患者所涉及的法律问题,主要评价或鉴定精神病患者违法行为的责任能力与安置问题的一门学科)、社会精神病学(从社会学、文化差异的角度研究精神疾病、行为问题发生和发展规律的一门学科)和儿童精神病学、老年精神病学等。

由于社会、经济的发展,以及对精神卫生的需求增加,当前精神病学的服务对象与研究对象,从传统的重性精神障碍如精神分裂症,渐向轻性精神障碍如神经症性障碍、适应不良行为等转变。服务模式也从封闭式管理转向开放式或半开放式管理,而且由于新的精神药物的出现,对康复及预防复发的重视,精神障碍患者的预后已大为改观。

精神科护理学(psychiatric nursing)是以人类异常精神活动与行为的护理、保健、康复为研究对象,以护理程序为核心,实施整体护理,以恢复健康为目的的一门学科。它是护理学的一个分支。在精神病学理论和护理学理论的基础上,从生物、社会、心理三方面解决与精神卫生有关的护理问题。美国护理学会(American Nurses Association,ANA)精神科心理卫生委员会对精神科护理学的定义是:"精神科护理学是一个专业领域,是专门研究人类行为理论的科学,也是一门艺术,其目的是预防及治疗人类精神方面的障碍,以提升社会、社区及个人的精神状况至最佳境界。"

1

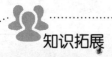

精神病和神经病一样吗?

在生活中,人们常以为"精神病"就是神经病,这是个错误观念。精神疾病是指在理化、心理、社会等因素作用下,导致大脑功能紊乱,产生认知、情感、意识行为等方面的精神活动障碍的疾病,而神经病则指大脑中枢神经及周围神经系统的疾病。

二、精神科护理学的发展简史

精神科护理学是随着精神医学和护理学的进步而发展起来的。古代人们对精神疾病的认识有限,精神疾病患者被歧视、受折磨,更谈不上护理。

1814年,希区(Hitch)在精神病疗养院聘用受过专门训练的女护士进行专门的看护工作。1860年,南丁格尔(Nightingale)在英国伦敦创办了第一所护士学校,意味着护理已成为一门专业,由此开创了专业性护理工作。南丁格尔在《人口卫生与卫生管理原则》一书中强调注意患者的睡眠和对患者的态度,防止精神疾病患者伤人、自伤。从此开始要求护士在临床护理工作中要关注患者的精神问题。1873年,美国的理查兹(Linda Richards)女士制订了一整套精神科护理的基本模式,她强调精神病患者应该与内科疾病患者一样得到完善的护理与照顾。为此,理查兹被誉为"美国精神科护理的先驱"。1882年,美国的马克林医院创设了第一所专门培养精神科护士的学校。教学内容限于将内外科护理沿用于精神科医院中,主要学习保护患者和管理病房的技巧,此期为精神科护理的建立和发展奠定了良好的基础。

20世纪30~40年代,随着精神医学研究的发展,深度睡眠疗法、胰岛素休克疗法、精神外科疗法等,以及精神药物的发明和应用等科学方法的问世,从根本上改变了精神疾病治疗手段的缺陷,疗效的确切提高,导致住院患者增加,精神科护理智能越来越大,护士角色也得到了肯定。1935年,美国开始有护理本科教育,并开设了精神科护理课程,有了第一本精神科护理教材。

1952年,佩普洛(Peplau)出版了第一本系统的精神科护理专著《护理的人际关系》。该书论及了精神科护理人员的角色、活动和技巧。1954年,前苏联《精神病护理学》一书,详细阐述了精神病房的组织管理、对医护人员的要求、精神病患者的基础护理与症状护理,强调了尊重患者、爱护患者、恢复患者的权利,废除约束,改善生活,开展文娱活动和参加劳动。从此,精神科患者的护理步入了正轨。1963年以来,在社区精神卫生运动的推动下,精神科护理功能从封闭的院内护理,开始走向家庭、社区,进入精神疾病的预防、保健、康复全方位服务的时期。1977年恩格尔提出了生物-心理-社会医疗模式,随后现代精神科护理学逐渐从责任制护理模式发展到生物-心理-社会整体护理模式。护理工作内容大为扩展,涵盖了一至三级精神卫生预防的内容。

新中国成立后,我国的精神科护理事业逐渐受到重视,全国各地相继建立了精神病专科医院,大量受过培训的护士加入到精神科护理专业队伍中。不仅为患者创造了接受良好治疗的住院条件,而且制订了整套保证治疗、安全和生活舒适的管理制度与护理常规,患者的权利得到了社会的尊重和保护。1990年,我国成立了中华护理学会的精神科护理专业委员会,定期举行全国精神护理工作学术交流。随着改革开放的发展,我国精神科护理界与国际交流日益增多,先后引进了责任制护理、整体护理、临床路径护理模式,并取得了丰硕的成果。

第二节 精神科护理学的相关理论

精神科护理学作为一门独立学科,有其独特的知识内容和实践范畴,同时也具有自己的理论及理论模式。精神科护理学借助于其他学科的理论,马斯洛(Maslow)人的需要层次论、Orem的自理模式、应激与适应理论在精神科护理学中应用较多。

一、人的需要层次论

人本主义心理学家马斯洛将人的需要分为五个层次,即生理需要、安全需要、爱与归属(社交)需要、尊重需要及自我实现的需要。个体的大部分需要得到满足,就能保持内环境与外环境的平衡;相反,若基本需要不能得到满足,就会出现内外环境失衡导致疾病。这五种需要是从低级向高级发展的,只有满足或至少是部分满足了低级需要,才能使高级需要的满足有意义。其中生理需要是人得以生存的基础,包括氧气、水、营养、体温、排泄、休息与睡眠、避免疼痛等,精神科患者常会出现这些基本需要未被满足的情况,如消化系统疾病患者多与营养不足、排便异常有关,护士需要保证患者的营养与正常排便;还有很多常见病所引起的如发热、脱水、水肿、疼痛等都需要护士制订护理措施以帮助患者满足生理需要。其他层次需要,如:①入院时向患者介绍病房环境、作息、护士和医生的姓名,使患者有心理安全感;②允许家属探视、陪伴患者,重视护患关系,帮助患者解决困难使患者爱与归属的需求得到满足;③礼貌称呼患者,认真听取其意见,做各种检查或治疗时尊重患者的隐私权等;④让恢复期患者参加康复治疗,满足其实现自我价值的需要。

二、应激与适应理论

由生理学家Selye提出的应激与适应理论,认为应激原可引起应激反应,并经由下丘脑通过神经、内分泌、免疫等途径引起各种生理反应,同时通过大脑边缘系统唤起相应的心理反应。这两种反应又引起防卫功能活动,使机体对应激原进行适应。人类对环境的适应一般包括生理、心理、社会文化和技术这四个层次。个体选择应对行为进行适应,若适应成功,则身心平衡可得以维持;若适应失败,就会导致患病或病情加重。在护理领域中,首先是护理人员运用该理论评估患者患病时的生理、心理反应及身心防卫和应对能力,找出相关护理诊断,制订护理计划,帮助患者增加防卫能力,通过健康教育,使患者学到新的应对技能,以提高应对能力,促进康复。

三、Orem的自理模式

美国护理专家奥伦(Orem)于1971年首次提出"个体为了维持生命、健康和舒适而进行的自我照顾活动"的自理护理理论。此理论对慢性病患者较适用。自理是连续地贯穿于日常生活中的。Orem提出护理系统结构的内容应依据患者的自理需要和自理能力而定,他设计了3种自理护理系统:①全补偿系统:没有能力自理的患者,要求护士进行全面帮助以满足自理需要;②部分补偿系统:患者不能完成全部自理,要求护士和患者都参与才能满足自理需要;③辅助教育系统:对能自理的患者进行指导,使患者学会自理活动。因此,护理不但要满足患者自理活动,而且要教会患者自理。护理工作的最终目的是提高患者的自理能力。

四、Roy 的适应模式

美国护理学家罗伊(Roy)对适应模式的研究始于 1964 年。他认为作为一个适应系统面对环境中各种刺激,会导致内在和外在的变化,而人的行为是适应系统对刺激的反应。适应性反应可促进人的完整性,并使人得以生存、成长、繁衍、主宰和自我实现。精神障碍患者多数存在对内外刺激无效的适应,应用罗伊的适应模式,分析判断患者的适应问题,有助于提高精神科护理的水平,更好地帮助患者适应环境和应对生活中的压力。

Roy 的适应模式包括人、健康、环境和护理 4 个基本概念。

1. 人　Roy 认为,人是具有生物、心理和社会属性的有机体,其整体功能超越各部分的总和。人是一个有生命的整体系统,处于与外界环境持续互动,不断进行物质、信息与能量交换的状态。人与环境间的这种互动不仅可引起内在改变,还可导致外部的变化,人必须在这变化万千的世界里保持完整性,因此每个人都需要适应。因此 Roy 将人界定为一个由刺激、适应水平、适应机制、适应模式、适应反应等部分构成的整体性适应系统。对这些组成成分的诠释构成了 Roy 的适应模式的核心内容。

2. 健康　Roy 认为健康是"处于和成为一个完整的和全面的人的状态和过程"。而人的完整性则表现为有能力达到生存、成长、繁衍和主宰的目的。利用本模式进行护理,就应加强适应性反应,把消耗在无效性反应上的能量用来促进健康。此健康概念对人的创造能力和人生目标有一定的哲学价值。

3. 环境　根据 Roy 的适应模式,环境主要是来自人内部和环绕于人周围的一些刺激。其定义是"围绕着和作用于人的和群体的发展和行为的所有情况、事实和影响"。任何环境因素的变化都需要个体和群体付出更多的精力和能量去适应。

4. 护理　Roy 认为护理是一门应用性学科,它通过促进人与环境的互动来增进个体或人群的整体性适应。Roy 特别强调,护理的目标在于运用护理程序促进人在生理功能、自我概念、角色功能、相互依赖这四方面的适应性反应。Roy 将护理活动归纳为 3 个方面:①控制个体面临的主要、相关和固有刺激,使其作用于人的适应水平和适应范围之内;②强化心理、生理适应机制及其他应对机制,扩展人的适应范围,增强对刺激的耐受能力;③鼓励和支持个体创造性地运用应对机制,维持和增进适应性反应。Roy 根据适应模式发展把护理程序分为 6 个步骤,即一级评估、二级评估、诊断、制订目标、干预和评价。

第三节　精神科护理工作

精神科护理工作的对象是各种有精神障碍的患者,精神科护理工作有其独特的工作内容与要求。

1. 创造良好环境　精神科护士既是环境设施的管理者,又是患者组织管理者。首先要给患者提供舒适、整洁、安全的治疗环境。房间应保持宽敞明亮;安全设施要完善齐全;保障患者从事心理治疗和行为矫正的场所和从事娱乐、人际交往的空间。

2. 提供一般护理 某些重症精神障碍患者，在发病初期往往丧失了自理能力，安全意识减退。需要护理人员如同父母一样为患者提供个人卫生、饮食、睡眠，特别是安全等多方面的生活照顾。

3. 配合治疗 精神科护理人员既是精神药物治疗的执行者，又是心理治疗的实施者。在掌握心理治疗理论和技术的基础上，可以与其他精神卫生人员一起合作，制订和参与患者的行为治疗、松弛治疗、小组心理治疗和家庭治疗方案或计划。

4. 提供心理护理 帮助患者及家属正确认识疾病和对待疾病。要安慰和鼓励患者消除焦虑和恐惧，使其获得温暖感、信任感和安全感。鼓励患者以坚强的意志和乐观的精神战胜疾病。通过心理护理减少躯体疾病的心理影响。

5. 辅导 精神科护理人员要帮助患者矫正病态行为，训练患者遵守住院规则，按时作息，整理个人卫生，参加集体活动，重新学会与人交往，从而早日恢复回归社会的功能。

6. 协调 精神障碍病因复杂，影响疾病发生、发展、转归的因素太多，精神障碍防治需要多学科共同配合与共同协作，精神科护士要充当协调者，使医生、护士、心理治疗师、社会工作者以及家属都能围绕患者的问题相互配合，使药物治疗、心理治疗、社会治疗相辅相成，以达到最佳疗效。

7. 精神卫生宣教及咨询 精神科护士作为教育者肩负重任。首先，对精神障碍患者及其家属开展宣传教育。精神疾病往往是一个慢性、反复发作性疾病，为了使精神障碍患者发病后能及早就医就诊，并且能得到良好的社会照顾和支持，护士必须向患者和家属进行疾病知识宣传教育，使其掌握有关精神障碍的预防、诊断、治疗、护理及康复的一般常识，提高患者自理能力和对治疗的顺从性。其次，精神科护士还需参加社区精神卫生宣传教育活动，通过多种形式向社区公众介绍精神卫生知识，并提供咨询服务，促进社区人群的心理健康。

一、对精神科护士的要求

1. 心理素质 精神科护士必须具有敏锐的观察能力和分析能力，努力保持健康、积极、稳定的情绪，保持果断、灵活的心理品质。同时，还应具有坚强的意志和慎独精神。

2. 职业道德素质 精神科护士必须具有全心全意为患者服务的敬业及奉献精神，尽力维护患者的尊严，保护患者的利益，关爱患者，保守患者的秘密，建立良好的护患关系。

3. 理论素质 精神科护士必须不断加强继续教育，不断增长心理学、社会学、生物医学和神经科学等方面的理论知识，刻苦钻研，不断掌握新知识、新技能，提高实际工作能力。

4. 专业素质 精神科护士要热爱本职工作，具有娴熟的护理技能，在精神卫生护理实践中努力探索促进精神障碍患者康复，预防人群精神卫生问题发生的新方法、新途径和新措施。

5. 身体素质 护理工作具有连续性的特点，护士应具有健康的身体，及时调整工作压力，合理膳食、适量运动，保持充沛的工作精力。

二、相关的伦理学和法律问题

(一) 精神障碍患者的权益

《世界人权宣言》第一条指出,人人享有自由与平等的权利和尊严。精神疾病患者自然也应享有并维护自身的基本人权。《保护精神疾病患者与改善精神保健的原则》更明确强调:所有精神疾病患者或被当成精神障碍患者的人均应受到人道的对待,其个人尊严应受到尊重;所有精神疾病患者或被当成精神障碍患者的人均有权受到保护,不受虐待和有辱人格的对待。《精神卫生法》对患者容易受侵害或忽视的权益作了突出的强调。

1. 人身自由权　精神疾病患者最基本的权益就是人身自由权。但是作为社会中的弱势群体,患者的这一权益很容易受损害。由于偏见和歧视的存在,许多患者难以得到公正的待遇和人权保障,戏弄、侮辱甚至禁闭、关锁精神疾病患者的现象并非罕见。当然保护精神疾病患者的人身自由,强调其自主权,并不意味着对他们的放任自流。当精神疾病患者由于自身辨认控制能力受损而会给自身或他人造成伤害,或者因为精神障碍而表现出严重行为紊乱的时候,为了治疗需要或为了保护患者自身和他人安全的需要,也有必要暂时对其采取合理的人身自由限制措施,包括非自愿住院治疗和保护性约束隔离等。

2. 治疗权利　保障患者获得恰当的医疗服务也是保障精神疾病患者权益的一项重要内容。精神卫生服务能力匮乏、患者以及所在家庭无力承担医疗费用、患者对住院和治疗的知情同意权被忽视等是妨碍患者获得医疗服务的主要原因。

3. 知情同意权　通常情况下精神障碍患者或代理人有权了解所患疾病的性质、严重程度、诊断、治疗方案及预后等。精神障碍患者或监护人有权要求出具书面疾病诊断结论。患者的知情同意权是有条件、有限度的,对于影响、危及治疗信心的病情,如癌症等应按保护性医疗制度的要求予以保密。大多数精神障碍患者由于自知力缺损而丧失控制能力,不能对自身病情有清晰认知,其知情同意权予以限制。

4. 劳动就业和受教育的权利　保护精神疾病患者劳动就业权利及适龄儿童青少年受教育的权利,有利于患者的康复及回归社会。《宪法》、《残疾人保障法》、《劳动合同法》、《精神卫生法》等为精神疾病患者就学、劳动就业权利提供法律保障,确保患者不会在发病期间被解雇或退学,并保证精神疾病治疗痊愈或好转后,患者同样有权获得平等的入学、考试、就业机会,不因曾患精神疾病而受歧视和被剥夺相关资格。

5. 隐私权　精神疾病患者也有对自身以及疾病和治疗的信息保密的权利;未经其同意,这些信息不得透露给第三方。但在紧急情况下精神卫生专业人员有权将患者的信息向相关方披露。紧急情况是指如当患者受疾病的控制,产生一些非理智的想法与行为,可能给其自身或他人造成严重的损害后果(如试图自杀或杀害身边的人)。如果是在为第三方作评估,如司法鉴定,就业或入学前的心理评估、残疾评定或者劳动能力评定等,医护人员与患者之间不存在治疗关系,也就不涉及保密的义务了。

6. 民事权利和监护　大多数精神疾病患者具有对影响其生活的重要事件作出正确选择和决定的能力,但少数严重患者的这种能力可能受损。

7. 非自愿医疗　我国《精神卫生法》将严重精神障碍患者"已经发生伤害自身行为或者有伤害自身危险",以及"已经发生危害他人安全的行为或者有危害他人安全的危险"作为实施非自愿住院治疗的前提条件。非自愿医疗通常要有人提出申请,该申请人可以是患者的家庭成员、近亲属、监护人,也可以是政府指定的人员(如居委会等)。医疗机构接到申请后,指定专业人员对患者进行独立的检查和评估,提出是否住院的建议。

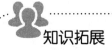

知识拓展

违法精神障碍患者的处置

精神障碍患者出现违法行为并经法定程序鉴定后,通常有3种可能的处理方式:①不追究法律责任,责令其家属或监护人严加看管和医疗;②追究刑事责任,判处刑罚;③追究部分刑事责任,减轻刑罚,或者判处缓刑、监外执行、保外就医等。

根据《中华人民共和国刑法》第十八条有关责任能力的规定:"精神病患者在不能辨认或者不能控制自己行为的时候造成危害结果,经法定程序鉴定确认的,不负刑事责任,但是应当责令其家属或者监护人严加看管和医疗;在必要的时候,由政府强制医疗。""间歇性的精神病患者在精神正常的时候犯罪,应当负刑事责任。""尚未完全丧失辨认或者控制自己行为能力的精神病患者犯罪的,应当负刑事责任,但是可以从轻或者减轻处罚。""醉酒的人犯罪,应当负刑事责任。"

(二)精神科医护人员的干涉权

在精神科临床工作中,为保障患者的生命,对某些由于疾病而拒绝治疗及护理的精神障碍患者,医护人员可行使干涉权。干涉的原则是对患者的治疗或康复应以不伤害患者为原则。医护人员在行使干涉权的同时也要注意保护自身的安全。

1. **封闭式管理** 实施封闭式管理,对发作期精神障碍患者的自由予以限制,是精神科病区的特点之一。暂时约束和隔离患者,应有医嘱,保护性约束应有严格的操作规程,适当限制其活动范围,其动机是保护患者,预防其对社会及自身的危害。约束应有适当活动度,保持肢体的功能位,持续时间不宜过长,不能给患者造成躯体上和心理上的伤害。

2. **强迫性治疗和护理** 精神科护士必须保障对精神障碍患者的治疗和护理,对不配合、拒绝合作的患者可采取强迫治疗和护理,但特殊的医护措施及实验性临床治疗必须征得监护人的知情同意。

第四节 精神障碍的病因学

对于大多数所谓功能性精神障碍,目前还没有找到确切病因与发病机制,也没有找到敏感、特异的体征和实验室异常指标。但精神障碍与其他躯体疾病一样,是生物、心理、社会(文化)因素相互作用的结果。

一、生物学因素

影响精神健康的主要生物学因素大致可以分为遗传、神经发育、感染、躯体疾病、创伤、营养不良、毒物等。

1. **遗传因素** 功能性精神障碍(如精神分裂症、心境障碍、儿童孤独症、神经性厌食症、儿童注意缺陷多动障碍、惊恐障碍等)具有遗传性,是基因将疾病的易感性一代传给一代。目前绝大多数的精神障碍是多个基因的相互作用,使危险性增加,加上环境因素的参与,从而导致了疾病的发生。当前预防精神障碍的重点是改变导致疾病的环境因素。在多基因遗传病中,遗传和环境因素的共同作用,决定了某一个体是否患病。其中,遗传因素所产生的影响程度称遗传度(heritability)。即使有较高的遗传度,环境因素在疾病的发生、发展、严重程度、表现特点、病程及预后等方面仍起着非常重要的作用。

2. 神经发育因素　神经发育异常可能是重大精神障碍的共同发病机制,并受遗传、表观遗传和环境等因素的影响。精神分裂症、儿童注意缺陷多动障碍、孤独症可能为一个疾病谱,都与神经发育异常有关。

3. 感染　感染因素能影响中枢神经系统,产生精神障碍。例如梅毒螺旋体感染导致神经梅毒,表现为神经系统的退行性变,如痴呆、精神病性症状及麻痹。

二、心理、社会因素

心理、社会因素可以作为原因在精神障碍发病中起重要作用,也可以作为相关因素影响精神障碍的发生、发展。应激性生活事件、情绪状态、人格特征、性别、父母的养育方式、社会阶层、社会经济状况、种族、人际关系、文化宗教背景等均构成影响疾病的心理、社会因素。

1. 应激　任何个体都不可避免会遇到各种各样的生活事件,常常是导致个体产生应激反应的应激原。其中恋爱婚姻和家庭问题、学校和工作中的人际关系常是应激原的主要来源。社会生活中的一些共同问题,如洪水、地震、战争、交通事故、种族歧视等,以及个人的某种特殊遭遇,如身体的先天或后天缺陷、某些精神病、遗传病、难治性疾病、被强暴、虐待、遗弃等,也是应激原的另一重要来源。

2. 人格特征　人格为个体在日常生活中所表现出来的总的情绪和行为特征,具有相对稳定并可预测的特点。性格是在气质的基础上,由个体活动与社会环境相互作用而形成的。不同性格特征的人易患不同的精神疾病。个性拘谨、性格抑郁的人,与他人保持一定距离,含蓄隐秘,对人心存疑虑戒备,不太关心别人,在人际关系中误会与隔阂较多,对心理的耐受能力较差,易患神经症、心身疾病、酒精与药物滥用等。

知识拓展

什么是焦虑?

罗洛·梅对焦虑的定义:当个人的人格及生存的基本价值受到威胁时所产生的忧虑即为焦虑。这里所说的威胁,不仅是危及生命的天灾人祸,也可能是对一个人的信念和理想等造成的威胁。综合弗洛伊德的"匮乏恐惧"观和克尔凯郭尔的"虚无恐惧"观,罗洛·梅认为焦虑的基本来源是死亡。焦虑既来自实际的死亡,也来自精神空虚。罗洛·梅认为,造成现代人焦虑增多的主要原因有:一是现代社会的价值观丧失;二是由空虚和孤独造成的焦虑。

(贾　慧)

思 与 练

一、单项选择题

1. **不属于**精神科护理范围的是
   A. 治疗性工作　　　　　B. 康复性工作　　　　　C. 健康教育工作
   D. 公众宣传工作　　　　E. 地方病研究工作

2. 具有美国精神护理先驱称号的是
   A. 琳达·理查兹　　　　B. 南丁格尔　　　　　　C. 克雷丕林
   D. 美乐　　　　　　　　E. 维斯

3. 健康是指
   A. 仅没有疾病或残缺　　　　　　　　B. 躯体处于一种完全状态
   C. 躯体、精神方面处于一种完全状态　D. 精神和社会关系方面处于一种完全状态
   E. 躯体、精神、社会关系方面处于一种完全状态

4. 提出人需要层次理论的是
   A. Maslow　　　　　　　B. Hippocrates　　　　　C. Sacktt
   D. Orem　　　　　　　　E. Roy

5. **不属于**精神科护士应具备的理论和专业素质的是
   A. 丰富的知识　　　　　　　　B. 强健的体魄
   C. 敏锐的观察力　　　　　　　D. 勤奋好学、刻苦钻研的精神
   E. 广泛的兴趣

6. **不属于**精神科护理工作对护士要求的是
   A. 具有坚强的意志和慎独精神　　B. 具有敬业和奉献精神
   C. 具有健康的心理　　　　　　　D. 具有健康的身体
   E. 维护患者的权益

7. **不属于**精神科护理发展趋势的是
   A. 社区 - 家庭化护理趋势　　　　B. 精神科会诊 - 联络护理发展趋势
   C. 实行开放型护理发展趋势　　　　D. 实行康复护理发展趋势
   E. 实行生物 - 医学模式发展趋势

8. 自理护理理论的提出者是
   A. Maslow　　　　　　　B. Roy　　　　　　　　C. Orem
   D. Scktt　　　　　　　　E. Nightingales

9. "慎独"一词是指
   A. 在单独一个人时要特别谨慎小心　　B. 尽量避免单独一个人
   C. 在独处无人时注意自己的行为要谨慎不苟　D. 要谨慎对待孤独的患者
   E. 有另一护士陪同下执行操作

10. Roy 的适应模式**不包括**
    A. 人　　　　　　　　　B. 健康　　　　　　　　C. 环境
    D. 压力　　　　　　　　E. 护理

11. 在临床工作中医护人员必须遵循的职业道德原则是最优化原则,其中**不包括**
    A. 疗效最好　　　　　　B. 疗程最短　　　　　　C. 痛苦最少
    D. 安全无害　　　　　　E. 耗费最少

12. 关于精神障碍患者享有的权利,正确的是

A. 人身自由权　　　　　B. 隐私权　　　　　　　C. 治疗权利

D. 知情同意权　　　　　E. 以上均正确

13. 关于精神障碍患者的权益说法,**不正确**的是

　　A. 精神疾病患者最基本的权益就是人身自由权

　　B. 患者的知情同意权是无条件、无限度的

　　C. 患者有权获得平等的入学、考试、就业机会

　　D. 在紧急情况下精神卫生专业人员有权将患者的信息向相关方披露

　　E. 精神障碍患者有对自身以及疾病和治疗的信息保密的权利

14. 护士在执行医嘱时,**错误**的是

　　A. 口头医嘱必须在抢救患者时才能执行

　　B. 在紧急情况下,护士应当先行实施必要的紧急救护

　　C. 当护士发现医嘱有疑义时有权拒绝执行

　　D. 护士必须不折不扣地执行医嘱

　　E. 护士在工作中一旦发现差错或意外,应立即上报,及时处理

15. 关于精神科疾病的病因,正确的是

　　A. 精神障碍都是精神刺激的结果

　　B. 精神疾病的发生与性格没有关系

　　C. 精神疾病是在外在因素和内在因素互相作用下发生的

　　D. 精神障碍都是遗传性疾病

　　E. 精神障碍的发生和个体的认知没有关系

16. 关于精神障碍的病因,正确的是

　　A. 所有的精神障碍都具有遗传性

　　B. 机体感染能导致躯体性疾病,但不产生精神障碍

　　C. 个性拘谨、性格抑郁的人易患神经症、心身疾病、酒精与药物滥用等

　　D. 不同的性格特征的人易患同种精神疾病

　　E. 生活事件不足以导致精神障碍的发生

17. 关于精神障碍的病因,正确的是

　　A. 精神障碍都是精神刺激的结果　　　　　B. 精神障碍的发生与性格没有关系

　　C. 精神障碍是在内外因素相互作用下发生的　　D. 精神障碍都是遗传性疾病

　　E. 精神障碍与生活环境没有关系

18. 与精神障碍发生**无关**的是

　　A. 遗传　　　　　　　　B. 神经生物化学　　　　　C. 心理状态

　　D. 社会关系　　　　　　E. 剖宫产手术

19. 护士在与患者交谈的过程中,患者不停地问护士"你结婚了吗? 有没有孩子?"此时该护士应如何回答

　　A. 如实回答患者提出的问题　　　　　B. 告诉患者在会谈时不要问这问那

　　C. 告诉患者现在是在谈你的病情　　　D. 对患者的问题不做反应

　　E. 回答患者的问题,但告诉他不要再接着问了

20. 患者男,56 岁。住院期间因无人探访,十分羡慕其他病友,因天气寒冷偷窃病友毛衣御寒。作为护士,**不恰当**的措施是

　　A. 不当面指责患者的偷窃行为

　　B. 将该患者与其他病友隔离

　　C. 将病室温度适当调高

    D. 了解其偷窃行为的动机,指导正确的应对方法

    E. 发动其他护士,为该患者添置御寒衣物

二、思考题

1. 什么是精神科护理学?

2. 如何运用所学知识把自己培养成为一名合格的精神科护士?

第二章

精神障碍的症状学和诊断分类学

 学习目标

1. 掌握　常见精神症状的主要特点及临床表现。
2. 熟悉　精神疾病的病因学;精神疾病的诊断分类学;引起精神障碍的常见疾病。
3. 了解　常见精神疾病综合征的种类。
4. 学会对常见精神症状进行评估。
5. 端正对精神障碍患者的认识,初步培养对精神障碍患者的同情心。

第一节　概　　述

 案例导入与分析

案　例

患者女,50 岁。于 1 年前开始不愿意与人接触,不愿去上班,问其原因,患者说:"报纸上广播里都在议论我,报纸上刊载的小孩事情说的是我童年的事,不知道为什么街上行人的举动都针对我,他们对我点头表示我做对了,摇头表示我做错了,机关的同事也都指桑骂槐,含沙射影地说我不好好干活,真让我受不了……"

请结合本节的学习,思考回答:

1. 患者出现了哪些精神症状?
2. 该患者存在的护理问题有哪些? 应给予什么护理措施?

精神症状是大脑异常的精神活动表现,涉及人们精神活动的各个方面,并通过人的外显行为如言谈举止、仪表动作、表情神态及书写等表现出来。研究精神症状及其机制的学科称精神障碍的症状学,又称精神病理学(psychopathology)。

目前,精神障碍的发病机制尚不明确,精神障碍的诊断和分类主要通过精神症状结合病史进行综合分析和判断得出。因此,正确识别精神症状是诊断和治疗精神障碍、观察和判断精神科疾病转归的重要依据。精神障碍症状学是研究和学习精神科疾病的基础,更是进行精神疾病治疗和护理的前提。

精神检查的方法主要为交谈和观察两种方法。判断一种精神活动是否属于病态,一般从以下3个方面进行分析:①纵向比较,即与其过去的一贯表现进行比较,精神活动是否具有明显改变;②横向比较,即与大多数正常人的精神活动相比较,是否具有明显差别,某种精神状态的持续时间是否超出了一般限度;③是否与现实环境相符,即应结合当事人的心理背景和当时的环境进行具体分析和判断。

每一种精神症状均有各自不同的表现,但往往具有以下共同的特点:①症状的出现不受患者意识的控制;②症状一旦出现,难以通过注意力转移等方法令其消失;③症状的内容与周围的客观环境不相称;④症状会给患者带来不同程度的社会功能损害,这一点是鉴别正常和不正常的关键。

在护理观察中,应先确定患者存在的精神症状,了解精神症状的强度、持续时间及对社会功能影响的严重程度。同时,学会分析各种症状发生的诱因、原因及影响因素,包括生物学和社会心理因素,以利于建立针对性的护理计划来减轻和消除症状。最后,向患者和家属解释精神症状可能的原因,如何避免和消除等。

第二节　常见精神症状

人的精神活动是一个协调统一的过程,按照心理过程分为认知、情感和意志行为三个方面。临床上精神障碍的表现常常以综合征形式出现,为了便于精神症状的描述,以下按精神活动的各个心理过程分别叙述。

一、认知障碍

认知过程由感知觉、思维、注意、记忆、智能、定向力、意识和自知力共同组成。常见的认知障碍如下:

(一)感知觉障碍

感觉和知觉是大脑对客观事物的反映。感觉(sensation)是指大脑通过感觉器官对客观事物个别属性的直接反映,如形状、颜色、声音、气味、冷热、软硬等。知觉(perception)是在感觉的基础上,客观事物的各种不同属性在大脑中的综合反映,并以既往的经验为基础所形成的整体印象。正常情况下,感知觉与外界的客观事物相一致。但当大脑的感知区域出现结构、功能的变化时,可以产生感觉异常或者幻觉。

1. 感觉障碍

(1)感觉过敏(hyperesthesia):对刺激的感受性增高,感觉阈值降低,表现为对外界的一般强度刺激产生强烈的感觉体验。如感到阳光特别刺眼,一般的声响感觉特别刺耳,轻微的皮肤接触感觉疼痛难忍。多见于神经症、围绝经期综合征等。

(2)感觉减退(hypoesthesia):对刺激的感受性降低,感觉阈值增高,表现对外界强烈的刺激产生轻微的感觉体验或完全不能感知。如对强烈的疼痛或难以忍受的气味只有轻微的感受,严重时对外界刺激不产生任何感觉。多见于器质性精神障碍、抑郁状态、木僵状态等情况。

（3）内感性不适（senestopathia）：躯体内部产生的不舒适和难以忍受的异样感觉，患者对此种感觉难以用言语准确描述。如咽喉部堵塞感、不明部位的内脏牵拉、挤压、扭转感、腹部气流上涌感等，患者往往伴有焦虑情绪。多见于疑病性神经症、抑郁状态、精神分裂症、躯体化障碍等。

2. 知觉障碍

（1）错觉（illusion）：是对客观事物歪曲的知觉。正常人在光线暗淡、恐惧、紧张及期待心理下，也可以产生错觉，但经过验证能很快纠正或者消除。如在光线不足的情况下会把衣架上悬挂的衣服看成一个人；晚上走夜路时，将远处的山或树看成鬼怪；历史上的典故如"杯弓蛇影"、"草木皆兵"、"风声鹤唳"等情况。在临床中，病理性错觉最多见于意识障碍的患者，如谵妄患者。例如一位刚做完手术还未从麻醉中彻底苏醒的患者，将输液的塑料管看作一条蛇，拼命躲避，并试图拔掉。

（2）幻觉（hallucination）：是在没有现实刺激作用于感官时出现的知觉体验，是一种虚幻的知觉。幻觉是精神科最常见且重要的精神病症状之一。幻觉与错觉不同之处在于前者没有客观的刺激存在。按照所涉及的不同感觉器官可分为以下几种：

1）幻听（auditory hallucination）：临床上最常见的幻觉。幻听可以是噪声，也可以是音乐，更多见的还是言语声。言语性幻听的声音可以直接与患者对话，也可以是患者作为第三者听到他人的对话。幻听的内容通常与患者相关且多对患者不利，如对患者品头论足、议论患者的人品、命令患者做一些危险的事情等，可分为：评论性幻听、争论性幻听、命令性幻听等。评论性幻听，即对患者的言行发表议论；争论性幻听，即幻听的内容是争论性的，有两个或多个人的声音对患者的人品、能力、表现发表各不相同的看法；命令性幻听，即幻听的内容是命令患者做这做那，不服从便威胁恐吓。患者常为之苦恼和不安，并可产生自言自语、对空谩骂、拒饮拒食、自杀自伤等行为。幻听最常见于精神分裂症、精神活性物质滥用如苯丙胺或酒精依赖等。

 典型案例

　　患者男，50岁，精神分裂症。曾为机关干部，退休3年，近2个月来，突然在每天半夜听到原来同事中的2男1女在自己窗前议论自己，有人说自己当领导时贪污腐败、无恶不作，还有人说自己公正无私，两袖清风。到处找也找不到他们，让家人帮忙寻找也说没有听到。

2）幻视（visual hallucination）：即患者看到了并不存在的事物，临床上也比较常见。幻视的内容可以是单调的光、色或片段的形象，也可以是复杂的场景、场面等。幻视多形象鲜明生动，但也有时比较模糊，多见于患者意识障碍情况下，并带有恐怖性质，如有患者看见墙上有壁虎在爬、看见输液瓶中有小乌龟等。意识清晰状态下的幻视多见于精神分裂症，意识障碍状态下幻视多见于器质性精神障碍的谵妄状态。

3）幻嗅（olfactory hallucination）：即患者闻到环境中并不存在的某种难闻的气味，如感受到腐烂的食品、尸体、粪便或化学药品的气味。单一出现的幻嗅，多见于颞叶损害，如颞叶癫痫或颞叶器质性损害。多与幻味同时出现，经常与被害妄想结合在一起，多见于精神分裂症。

4）幻味（gustatory hallucination）：患者尝到事物或水中并不存在的某种特殊的怪味道，因而常常拒食拒饮。如患者吃东西时总尝到金属味，患者坚信这是有人在他的食物里下毒，因而拒食。常与其他妄想、幻觉一起出现，见于精神分裂症。

5）幻触（tactile hallucination）：没有任何刺激，患者皮肤上有某种异样的感觉，如虫爬感、针刺感、麻木感、触电感等。可见于精神分裂症和器质性精神障碍。

6）内脏性幻觉（visceral hallucination）：是固定于某个内脏或躯体内部的异常知觉。如患者感到自己的内脏器官被穿孔、牵拉、切割、烧灼，一般能确定异常感觉的部位并十分清晰地描述这种令人痛苦的感觉。多见于精神分裂症。

3. 感知综合障碍　指患者对客观事物的整体属性能够正确感知，但对某些个别属性如大小、形状、颜色、距离、空间位置等产生错误的感知。常见的感知综合障碍有以下几种：

（1）视物变形症（metamorphopsia）：患者感到外界事物的形状、大小、颜色等出现了改变，若看到外界事物比实际增大，称之为视物显大症，如患者看到他母亲的脸变长、鼻子变大；若看到外界事物比实际缩小，称视物显小症，如一成年患者感觉自己睡的床只有童床大小，认为容纳不下自己的身体而坐着睡觉。多见于癫痫。

（2）自身感知综合障碍：指患者感到自己身体某一部分在大小、形状方面发生了变化。如感到自己头变大了，面部发生了扭曲，眼睛一大一小，或者感觉四肢变的又细又长等。多见于精神分裂症、癫痫等。

（3）空间感知综合障碍：患者对周围事物的距离、空间位置感知错误。如候车时汽车已经驶入站台，而患者仍觉得离自己很远，而错过上车机会。

（4）时间感知综合障碍：患者对时间的快慢出现不正确的感知或感到事物的发展变化不受时间的限制。如感到时间在飞逝，好似处于"时空隧道"之中，或感到时间凝固、岁月静止等。可见于正常人、情感性精神障碍等。

（5）非真实感：又称现实解体，指患者感到周围的事物和环境变的不真实、不清晰，多见于抑郁发作、精神分裂症。

（二）思维障碍

思维（thinking）是人脑对客观事物间接和概括的反映，是认识过程的高级阶段，是人类认识活动的最高形式。思维是在感觉和知觉的基础上产生，并借助语言和文字来表达。通过对感觉器官所感知的结果进行分析、比较、综合、抽象和概括而形成概念，在概念的基础上进行判断和推理，让人们不仅能认识客观事物，而且能掌握事物间内部的联系。

思维障碍的临床表现多种多样，主要分为思维形式障碍、思维内容障碍两大类。

1. 思维形式障碍　思维形式障碍包括思维联想障碍和思维逻辑障碍，常见表现如下：

（1）思维奔逸（flight of thought）：指患者思维联想速度加快、数量增多、转换加速，内容丰富生动。患者表现为健谈、讲话速度快、滔滔不绝之外，患者说话时，出口成章、口若悬河且有夸大色彩；上下句之间的字或词出现同音或押韵（音联）；某些词汇、句子出现意义上的相近（意联）；常因周围环境的改变而改变言谈内容（随境转移）。由于思维常转换主题，说话常无中心思想。多见于躁狂状态。

典型案例

　　患者男,28岁,临床诊断为躁狂症。医生几乎无法打断他的话,问他姓什么,他答:"姓王,大王的王,王者之气,气冲霄汉直捣黄龙,杨子荣打虎上山,唱不上去了,老了,夕阳无限好,只是近黄昏。昏头昏脑,婚姻是爱情的坟墓,医生你结婚了吧,我猜你老婆一定很漂亮,就像你的这条领带一样,是她送的还是情人送的?(伸手摸医生的领带)咦?外面什么声音,我去看看。"

　　(2)思维迟缓(inhibition of thought):指患者思维联想速度减慢、数量减少、转换困难。外在表现为言语缓慢,语量减少,语调低沉,反应迟钝。患者自诉"脑子变笨了"、"脑子坏了",但值得注意的是,虽然语速、语量都下降,但患者对于问题的回答能够切题,常见于抑郁症。

　　(3)思维贫乏(poverty of thought):特征为思维内容空虚、联想数量减少,概念与词汇贫乏,患者表现为寡言少语,被问及时,答话内容空洞,常以"是""否"敷衍,自觉"脑中空洞无物、没什么可说的"。思维贫乏多见于精神分裂症、精神发育迟滞。

　　(4)思维散漫(looseness of thought):又称思维松弛,是思维目的性、连贯性障碍,即联想的概念之间缺乏必要的联系。患者的思维活动丧失了正常的紧密结构,言谈内容含糊不清,句子与句子之间缺乏可理解的联系。对问话的回答东扯西拉,既不切题,也不清晰,而且问话者越是努力想澄清问题,越是感到患者的回答令人费解,以至造成交谈困难。思维松弛最常见于精神分裂症。

　　(5)思维破裂(splitting of thought):患者在意识清楚的背景下,思维散漫进一步加重。表现为患者的言语或书写的内容有结构完整的句子,但各句含义互不相关,变成了语句堆积,整段内容让人不能理解。严重时,词句之间缺乏联系,言语支离破碎,成了词的杂乱堆积,称语词杂拌。多见于精神分裂症。

　　(6)思维不连贯(incoherence of thought):在意识障碍的背景下,出现语词杂拌,称思维不连贯,此时患者的言语较破裂性思维更杂乱。变得毫无主题,言语支离破碎而不成句子,见于谵妄状态。

　　(7)思维中断(blocking of thought):思维进程被突然打断。患者会体验到脑子里一片空白,旁观者会发现患者在说话时突然中断,片刻又重新说话,但话题已发生改变。轻度的症状体验并不少见,在疲劳或焦虑的健康人群中也可能出现。如果这一现象十分突出、重复出现,则属于病态,见于精神分裂症。

　　(8)思维插入(thought insertion):患者在思考的过程中,感到自己的某些思想不是自己的,不是出自自己的意志,而是他人通过某种方法强加于自己的。多见于精神分裂症。

　　(9)强制性思维(思维云集)(forced thinking):是指思维不受患者意愿的支配,强制性大量涌现在脑中。常表现为出乎患者意料之外,甚至是他所厌烦的内容突然大量涌现,难以排除,然后又迅速消失。如一精神分裂症患者描述"这些话是别人强加给我的,支配我的,我哭笑都不受自己支配,不该哭的哭了,不该笑的笑了。"多见于精神分裂症。

　　(10)病理性赘述(circumstantiality):表现为在叙述事物时对细节问题做不必要的、过分详细的赘述,以至言语啰嗦、抓不住重点,但最终能够回答出有关问题。如要求患者简明扼要,患者无法做到。多见于癫痫和其他脑器质性精神障碍、老年性精神障碍。

典型案例

患者男,69岁,血管性痴呆。当医生问:"您平时几点钟上班?"患者答:"我早上6点起床,洗脸,漱口,用我自己花8块钱在早市上买的热水器烧壶开水,十来分钟就好。6点半出门,然后到厂子对面的早餐点吃早餐,早餐点每天人都很多。卖早餐的是两口子,有两个孩子。他们做的拉面我很爱吃,也比较便宜,2块5就吃饱了,我给他3块,他找我5毛钱。他们那两个孩子我每天都看见,大的女孩,大概十岁左右,小的是男孩,大概七八岁,在早点摊帮忙。吃完饭我就上班了,不到8点就开始工作……。"

(11)思维化声(thought hearing):患者在思考时,同时感到自己的思想在脑子中变成了言语声,自己和他人均能听到。多见于精神分裂症。

(12)语词新作(neologism):患者自创文字、图形、符号,或把已有的字、词或符号赋予其只有患者本人才能理解的含义,或将不同意思的词融合、浓缩、拼凑在一起,表达特殊的观念。如"%"是代表离婚;"罗"表示一天一夜等。

(13)病理性象征性思维(symbolic thinking):属于概念转换,是以具体事物来代替某一抽象概念,这一转换是患者所独有的,不经本人解释、旁人无法理解。正常人也使用象征,如以玫瑰象征爱情、鸽子代表和平、长城代表中国,但能为人们至少是同一文化氛围中的人所理解。如某患者经常反穿衣服,以表示自己"表里如一,心地坦白"。某患者吞食骨头,说可以让自己有啃"硬骨头"精神,多见于精神分裂症。

(14)逻辑倒错性思维(paralogic thinking):主要特点是推理缺乏逻辑,既无前提也无根据,或因果倒置,推理离奇古怪,不可理解。一般见于精神分裂症。

典型案例

患者男,28岁,精神分裂症。患者说:"想到进化理论时,觉得人是由动物进化来的,所以人不应该吃猪肉,然后又想到动物是由植物进化来的,因此也不应该吃蔬菜,以后又想到菜是由土地生长出来的,所以觉得人不应该站在地上。所以有时候觉得自己走一万多里地就能够比别人进化一些"。

(15)强迫观念(obsessive thinking):又称强迫性思维。是指某一概念或念头在患者脑子里反复出现,患者明知不必要并且加以有意识地抵抗,却摆脱不掉,为此而感到痛苦。强迫观念可以表现为:①强迫性怀疑,患者对自己行动是否正确产生不必要的疑虑,以至于反复不断地进行检查。如患者出门后怀疑家里门和抽屉没锁好,并反复怀疑,不得不多次返回,进行检查核实;②强迫性穷思竭虑,反复考虑毫无意义的问题,如某患者反复思考"是先有鸡蛋,还是先有鸡?";③强迫性回忆,反复回忆说了什么话、做了哪些事,力争做到分毫不差,否则非常焦虑;④强迫性对立观念,患者脑子里总是无法克制地冒出与现实观念完全对立的念头,如领导在台上讲要抓好安全生产,患者就会不由自主地联想"出事故,死人伤人",自己拼命克制都没有作用。

2. 思维内容障碍　思维内容障碍主要表现为妄想(delusion),是一种在病理基础上产生的错误的、歪曲的信念或病态的判断和推理。

妄想具有以下特征:①内容与事实不符,没有客观现实根据,也与个体所处的背景和文化中公认的信念不一致;②患者坚信不疑,难以说服;③总是以自我为中心,内容与患者本人利害相关;④妄想内容受个人经历和文化背景的影响;⑤有浓厚的时代色彩。根据妄想的内容分为以下几种:

(1)被害妄想(delusion of persecution):是最常见的妄想之一。患者无中生有地坚信某个人或某个组织用各种方式加害自己。方式多种多样,如认为他人在背后诽谤诬陷,造谣中伤,跟踪监视,向患者的食物或饮水中投毒,用非人道的方式对患者做试验,用各种现代仪器探测或者控制患者的身体、大脑,患者因此会以上告、投诉、拒食、自伤甚至伤人来对抗。主要见于精神分裂症。

典型案例

　　患者男,31岁,精神分裂症。1年前无明显原因出现多疑、敏感,认为邻居在背后议论他,说他的坏话。感到马路上的人也在说他,诋毁他的名誉。近1个月病情加重,认为邻居收买了公安局的人派人跟踪监视他,想害死他,并用高科技仪器控制他的脑子,让他头痛,使他生不如死。为此,患者多次拿刀找邻居,被家人及时制止。近3天,患者拒食,听到有声音告诉他:"饭里有毒,不能吃。"

(2)关系妄想(delusion of reference):患者认为周围环境中所发生的与自己无关的事情都与自己有某种关联。如别人看自己的目光总是躲躲闪闪,认为周围人的谈话都是在议论自己,别人咳嗽是针对自己;文化程度较高的患者会使用"含沙射影"、"指桑骂槐"形容他人对自己的议论。严重者甚至认为陌生人、媒体都会谈论与自己有关的内容。多见于精神分裂症。

(3)物理影响妄想(被控制感)(delusion of physical influence):患者体验到自己的思想、情感、言语、意志和行为被某种外力干扰、控制,身不由己。如患者感到自己被别人使用电脑、电波或特殊先进技术的仪器控制。此症状见于精神分裂症。

典型案例

　　患者男,18岁,精神分裂症。5年前患者觉得有"仪器"在控制自己,如看书脑子有时快,有时慢,有时中断,全身肌肉尤其胸腹部刺痛,脑子疼,脑子缩小了,全身肌肉也缩了,使得他不能正常发育,有时让他出不来气,不由自主地笑,有时想哭又不让哭,身体时冷时热,有时肉跳一下。患者坚信有某种仪器在控制他和大脑。

(4) 夸大妄想(grandiose delusion):患者病态地夸大自我。坚信自己有非凡的才智、至高无上的地位和权势、大量的财富和足以改变人类命运的发明创造、或是名人的后裔、结识重量级人物等。可见于躁狂发作、精神分裂症及某些器质性精神病。

(5) 罪恶妄想(delusion of guilt):又称自罪妄想。患者毫无根据地坚信自己犯了严重的错误,有不可饶恕的罪孽,简直是罪大恶极、死有余辜,应受到严厉的惩罚。因此,患者会拒食、喝脏水、吃污物或自杀,或向公安部门写检举信,要求把自己抓起来。罪恶妄想多见于抑郁症,也见于精神分裂症。

典型案例

患者男,40岁,抑郁发作,患者因情绪低自杀未遂入院。自杀前一周给家人及组织写遗书,说自己对不起领导,自己有罪,因为曾贪污过100元稿费(实际上是应得的),在工作中没有成绩,写私人信件用公家信封和信纸是占用公家便宜,要求法律处分。

入院后每天劳动,认为以此可以赎罪,要求到法院自首,不吃鸡蛋和肉,认为是浪费,否则更罪大恶极。

(6) 嫉妒妄想(delusion of jealousy):患者无中生有地坚信配偶对自己不忠。患者会采取各种手段搜集所谓证据。如跟踪、盯梢,暗中检查配偶衣服、床单,患者常常翻看配偶的手机短信及通话记录,搜查提包以寻找私通情人的证据。在妄想支配下患者有可能采取伤害配偶的行为。可见于精神分裂症及更年期精神障碍。

(7) 钟情妄想(delusion of love):患者坚信自己被某一或许多异性所钟爱,对方的一言一行都是对自己爱的表达,多见于女性。有时患者会采取相应行为去接近、追求对方,即使对方严词拒绝,仍坚信不疑,认为对方是羞于示爱,或在考验自己对爱情的忠诚。多见于精神分裂症。

(8) 疑病妄想(hypochondriacal delusion):患者毫无根据的坚信自己患了严重的躯体疾病或不治之症,因而四处求医,主动要求检查,但是对反复详细检查的阴性结果多不接受。如某患者坚信自己有"脑瘤",先后多次到省、市级各大医院求医,检查均为阴性,但患者均不接受,且悲痛焦虑不已。常继发于触幻觉、内感性不适或内脏幻觉。多见于精神分裂症、抑郁症、更年期及老年期精神障碍。

(9) 虚无妄想(delusion of negation):患者认为自己不复存在,或者身体的某一器官完全丧失了功能。如患者诉"胃和肠子全烂光了,吃的东西直接掉进了肚子","脉搏已经停止,血液都流没了",有的患者还认为自己脑袋变成了空壳,最简单的任务都无法完成。虚无妄想多见于抑郁症、精神分裂症、老年期精神障碍。

(10) 非血统妄想(delusion of non-biological parents):患者毫无根据地坚信自己非父母亲生,虽经反复解释和证实,仍坚信不疑。有时候患者认为自己的父母被人替代,又称替身妄想。

(11) 内心被揭露感(experience of being revealed):又称被洞悉感。患者感到自己内心的想法,既不是通过语言,也不是通过文字,就为周围人所洞悉。对诊断精神分裂症有重要意义。

（三）注意障碍

注意（attention）是指个体的精神活动有选择性地集中指向于一定对象的过程。而注意力集中是指保持这种关注的能力。注意分为主动注意和被动注意两类。主动注意又称有意注意，是自觉的有目的的注意；被动注意又称无意注意，是外界刺激所激发，没有目的的注意。如上课学生听讲属于主动注意，而门外的脚步声引起学生的注意则为被动注意。通常所说的注意是指主动注意，注意障碍通常分为以下几类：

1. 注意增强（hyperprosexia）　为主动注意的增强，表现为过分关注某些事物。如有被害妄想的患者，对环境保持高度的警惕，过分注意别人的一举一动；有疑病妄想的患者对自己身体的细微变化非常敏感，过分注重自己的健康状况。多见于焦虑症、偏执型精神分裂症、抑郁症等。

2. 注意减退（hypoprosexia）　主动及被动注意的兴奋性减弱和稳定性降低。多见于焦虑症、脑器质性精神障碍及伴有意识障碍时。

3. 注意涣散（aprosexia）　主动注意的不易集中，注意稳定性下降。表现为注意力不集中，易受外界环境干扰而分心。多见于儿童多动综合征、焦虑症、精神分裂症等。

4. 注意狭窄（narrowing of attention）　指注意范围的显著缩小，当注意集中于某一食物时，不能再注意与之相关的其他事物。多见于意识障碍、智能障碍等。

5. 注意转移（transference of attention）　主要表现为主动注意不能持久，注意稳定性降低，很容易受外界环境的影响而使注意对象不断转移。多见于躁狂发作。

（四）记忆障碍

记忆（memory）是大脑对既往事物和经验的重现。一般将记忆区分为4个过程：①识记，即事物和经验在大脑造成或留下印象的过程，也就是信息的输入；②保持，是这些印象保存于大脑免于消失的过程；③再识，是现实刺激与以往痕迹的联系过程；④回忆，是信息的复现。对既往感知的事物不能回忆称遗忘。

临床上常见的记忆障碍症状有：

1. 记忆增强（hypermnesia）　是病理性的记忆增强，表现为患者对病前已经遗忘且不重要的事情都能回忆起来，甚至包括事件的细节。多见于躁狂发作和偏执状态。

2. 记忆减退（hypomnesia）　是记忆的各个基本过程功能的普遍减退。轻者表现为近记忆力的减弱，如记不住刚见过的人的名字，别人刚告诉的电话号码。严重时远记忆力也减退，如难以回忆个人的经历等。多见于神经症、脑器质性精神障碍，也可见于正常的老年人。

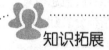

知识拓展

如何提高记忆力

过目不忘，是很多人的梦想，如何能提高记忆力呢？

1. 合理饮食，提高记忆　科学家发现，很多食品和饮料能提高记忆力。适当地食用有助于记忆的食物，包括水果、蔬菜、脂肪含量高的鱼类（如金枪鱼、秋刀鱼）、糖、维生素B族等有助于增强记忆。

2. 睡眠充足，有助记忆　研究人员发现，在学习和练习完新知识后好好地睡一觉的人，第二天所能记起的要多于学习完同样的知识后整夜不睡觉的人。保持心情平静、沉着，使大脑获得良好的休息，有助于提高记忆力。

3. 经常咀嚼,增强记忆　嚼口香糖时,不断的咀嚼动作,增加心脏向头部供应的血流量,提高了人的思维能力。同时,咀嚼促使人分泌唾液,而大脑中负责分泌唾液的区域与记忆和学习有密切的关系。另外,咀嚼的动作或颌部的张合,可以增加大脑主管学习的"海马趾区"内的细胞活动,防止其老化。

科学家发现,脑子越用越灵,否则就会"生锈、僵化",合理地多用脑,就会推迟神经系统的衰老,有助于保持和提高记忆力。

3. 遗忘(amnesia)　是对以往感知的事物部分或全部回忆的丧失,它不是记忆的普遍减退,而是患者对某一特定事件或某一时期内经历的遗忘。主要包括顺行性遗忘、逆行性遗忘、进行性遗忘和界限性遗忘。

(1)顺行性遗忘:指患者不能回忆疾病发生后一段时间内的经历,主要是近记忆削弱,患者只能回忆病前的经历,而病后的事由于随即忘却,所以难以回忆,见于急性脑器质性病变。

(2)逆行性遗忘:患者不能回忆疾病发生前某一阶段的经历,多发生在头部外伤、脑卒中发生后。

(3)进行性遗忘:随着疾病的发展,遗忘逐渐加重。多见于老年痴呆,患者除了表现为遗忘逐渐加重,还伴有日趋严重的痴呆和淡漠。

(4)界限性遗忘:又称心因性遗忘,是指在严重而强烈的创伤性情感体验下,对生活中某一特定阶段的经历完全不能回忆。遗忘的内容多与痛苦的回忆相关,具有高度的选择性,而与此无关的记忆相对保持良好,多见于应激障碍。

4. 错构(paramnesia)　是记忆的错误,对过去曾经历过的事情,在发生地点、情节,尤其是时间上出现错误回忆,并坚信不疑,多见于酒精依赖所致的精神障碍和外伤性精神障碍。

5. 虚构(confabulation)　患者以一段虚构的故事来填补他所遗忘的某一片断的经历,所谈内容大部分为患者既往记忆的残余,在提问者的诱导下,串联在一起,丰富生动,甚至显得荒诞不经,常转瞬即忘。多见于酒精依赖所致的精神障碍和麻痹性痴呆。

6. 似曾相识感(熟悉感)和旧事如新感(生疏感)　前者为患者对某种陌生的场面或情景有种异乎寻常的熟悉感,持续不超过数秒钟;后者为面对已多次体验过的事物,感到有一种似乎从未体验过的生疏感,多见于癫痫患者。

(五) 智能障碍

智能(intelligence)也称智力,是指人们认识客观事物并运用知识解决实际问题的能力。智能不是一个简单的心理过程,涉及感知、记忆、注意、思维等一系列认知过程,并以理解力、计算力、分析概括力、判断力和创造力等为表现。

智能障碍可分为精神发育迟滞与痴呆两大类型。

1. 精神发育迟滞(mental retardation)　是指先天或在生长发育成熟以前(18 岁以前),大脑由于各种致病因素如遗传、感染、中毒、头部外伤、内分泌异常或缺氧等因素影响,造成大脑发育受阻或不全,智能发育停留在一定阶段,随着年龄的增长,其智能明显低于同龄正常儿童。

2. 痴呆(dementia)　是指大脑智力发育成熟之后,由于各种后天的因素,如感染、中毒、外伤、神经退行性病变等所导致的以智力严重减退为主的综合征。从临床特点上可将痴呆分为：

（1）全面性痴呆：大脑的病变主要表现为弥散性器质性损害．所以痴呆涉及智能活动的各个方面，从而影响了患者的全部精神活动，人格改变较突出，患者对自己的状况缺乏自知力。可见于阿尔茨海默病。

（2）部分性痴呆：大脑的病变只侵犯脑的局限部位，患者只产生记忆力减退、理解力削弱和分析综合困难等。人格基本保持，有一定自知力，定向力完整。可见于血管性痴呆。

（3）假性痴呆：在强烈的精神创伤后，部分患者可产生一种类似痴呆的表现，大脑组织结构无器质性损害，通过适当的心理及药物治疗能够恢复，预后良好。可见于癔症和应激精神障碍。

1）心因性假性痴呆：又称刚塞综合征（Ganser syndrome），表现为对简单的问题给予近似而错误的回答，往往给人以故意或开玩笑的感觉。比如患者会将上衣当裤子穿，当问患者人有几个眼睛，患者回答有 3 个，表明患者能理解问题的意义，回答内容切题，但不正确。但在生活中却能解决较复杂的问题，如下棋、打扑克，一般生活也能够自理。

2）童样痴呆：以行为幼稚、模仿幼儿的语言行为特征。表现为成人患者的言行类似儿童一样，学幼童讲话的声调，自称是"小宝宝"，才 3 岁，遇人叫"阿姨""叔叔"等。

（六）定向力障碍

定向力（orientation）是指对时间、地点、人物及自身状况的认知能力。对环境及自身能力的认知能力丧失或认知错误称定向力障碍。临床通过询问以下内容，判断患者有无定向力障碍：①时间定向：患者对当时所处时间的识别，如年、月、日，上下午，白天或夜晚等；通常最先受损的是时间定向；②地点定向：患者对当时所处的地点的识别：如学校、医院、商店等；③人物定向：患者对他人的身份及与自身关系的辨认；④自我定向：患者对自己的姓名、性别、年龄、职业等的认识。

定向障碍常见有意识障碍的各种疾病以及痴呆，也可见于精神分裂症和癔症。

（七）意识障碍

意识是指一个人对周围环境和自身状态的认识与反映能力。意识障碍（disorder of consciousness）是指患者对周围环境和自身状态的认识出现异常，精神活动受到全面抑制。意识障碍可表现为意识清晰度的降低、意识范围缩小及意识内容变化。可分为环境意识和自我意识两种障碍。

1. 对周围环境的意识障碍

（1）嗜睡（drowsiness）：意识清晰度水平的轻微下降，主动注意明显受损。在安静环境下患者经常处于睡眠状态，但呼叫或推动患者，患者可立即清醒，也能正确地交谈，但当刺激一消失即刻又入睡，此时正常生理反射均存在。

（2）混浊（confusion）：意识清晰度轻度受损，强烈的刺激才能引起患者的反应。患者反应迟钝，思维缓慢，注意、记忆、理解能力都减退，对时间、地点、人物会出现定向障碍，生理反射存在，但开始出现原始动作如舔唇、伸舌、强握、吸吮等。

（3）昏睡（sopor）：意识清晰度水平明显低，对周围环境及自我意识均丧失，没有言语功能，在强烈疼痛的刺激下，如用手指按压患者眶上缘内侧时，可引起压眶反射。此时角膜、睫毛等反射减弱，对光反射、吞咽反射仍存在，可出现不自主运动及震颤。

（4）昏迷（coma）：意识完全丧失，以痛觉反应和随意运动消失为特征，对任何刺激均无反应。吞咽、防御，甚至对光反射均可消失，可引出病理反射。

(5)朦胧状态(twilight state):是指患者意识范围的狭窄,同时伴有意识清晰度下降。患者在一定的范围内,对人和物有清楚的感知,甚至可以完成连贯的复杂动作,但在此范围之外的事物都不能正确感知和判断。表现为联想困难、表情呆板或迷惘,也可表现为焦虑或欣快,有定向障碍、片段的错觉、幻觉、妄想等。多见于癫痫、头部外伤、急性酒中毒,在癔症、催眠状态下出现的朦胧状态。

(6)谵妄(delirium):在意识清晰度下降的同时,产生大量的幻觉、错觉。以幻视多见,幻觉的内容多为生动而鲜明的形象性的情境,如见到昆虫、猛兽等,有的内容让人产生恐怖感,患者常产生紧张和恐惧情绪反应。出现不协调性精神运动性兴奋。患者思维不连贯,理解困难,有时出现片断妄想、有定向力障碍。谵妄状态多昼轻夜重,持续数小时至数日,意识恢复后可有部分遗忘或全部遗忘。谵妄主要见于躯体疾病所致的精神障碍和急性脑病综合征,谵妄的病死率可达10%。

(7)梦样状态(oneiroid state):指在意识清晰度降低的同时伴有梦样体验。患者完全沉湎于幻觉妄想中,与外界失去联系,但表面好像清醒,对其幻觉内容过后并不完全遗忘。持续数日或数月,常见于感染中毒性精神障碍和癫痫所致精神障碍。

前面5种意识障碍是以清晰度降低为特征,后3种意识障碍以意识清晰度降低伴范围缩小或者内容变化为特征。

2. 自我意识障碍

(1)人格解体:对自身产生一种陌生和不真实的体验。患者察觉不到自己的精神活动和躯体的存在,如患者自述"我是谁? 我在哪里? 我一点也感觉不到"。

(2)人格转换:患者自称是另外一个人或者动物,否定原来的自我,但没有相应的语言或行为的转化。如自称是"玉皇大帝"、"狐仙下凡"等。主要见于癔症、精神分类症等。

(3)双重人格:患者在同一时间内体验到完全不同的两种自我。若同时体验到两种以上的人格特征时称多重人格。

(八) 自知力障碍

自知力(insight)又称内省力、领悟力,是指患者对自己精神疾病的认识和判断能力。即能否察觉或认识自己是否有精神异常、能否正确分析和判断自己以往和现在的表现有什么不同,哪些属于病态。

自知力缺乏是精神病特有的表现,临床上将有无自知力以及自知力恢复的程度作为判定病情轻重和病情改善程度的重要指标。因此,在治疗和护理过程中要经常评定自知力,以确定效果。临床上,焦虑症患者基本保持自知力完整,能主动就医治疗;自知力障碍多见于精神分裂症、双向情感障碍患者,他们不认为自己有病,更不承认自己有不正常行为,因而拒绝治疗;随着治疗的进展及病情的好转,自知力可逐渐恢复。

二、情 感 障 碍

情感是指个体对客观事物的态度和因之产生的相应内心体验。常见的情感障碍有:

1. 情感高涨(elation)　正向情感活动明显增强,表现为不同程度的病态喜悦,自我感觉良好,有与环境不符的过分愉快、欢乐。情感高涨的患者有着"节日般的心情",他们对外界的一切都非常感兴趣,都跃跃欲试,但这种兴趣却不能持久,很容易转移。患者自我感觉良好,高度自信甚至夸大自我,讲话风趣,有一定的感染力,但却容易因受到干预、反对而大发雷霆。虽然制订各种计划,却因庞大杂乱,见异思迁而虎头蛇尾。常见于躁狂状态。

2. 欣快（euphoria）　是在智能障碍的基础上出现的与周围环境不协调的愉快体验。患者虽然内心有喜悦和幸福的体验,全身有极度的舒适感,但患者自我封闭,活动动机与主动性下降,智慧的利用下降,因此给人以一种呆傻、愚蠢的感觉。多见于脑器质性精神障碍,如痴呆。

3. 情感低落（depression）　是负性情感的增强,患者表现为无精打采、忧心忡忡、愁眉不展、唉声叹气,严重者忧郁沮丧,悲观失望,有无助感,感到自己一无是处,毫无生活乐趣可言,度日如年,对外界的一切都不感兴趣,常自责自罪,严重时悲观绝望而出现自杀观念和自杀行为。

4. 情感淡漠（apathy）　情感活动的严重衰退。患者对外界任何刺激均缺乏相应情感反应。对能引起正常人悲哀或愉快的事无动于衷。对周围发生的事漠不关心,讲话声调平淡,面部表情呆板,甚至面无表情,内心体验极为贫乏或完全丧失。可见于慢性精神分裂症。如果没有达到如此严重程度,称情感平淡或迟钝。

5. 焦虑（anxiety）　指一种缺乏明显客观原因的内心不安或无根据的恐惧。焦虑总是伴有主观的不适感和客观的异常表现。主观上患者感到惶恐不安、提心吊胆,仿佛马上要大难临头,实际上患者自己也清楚并不存在什么危险,因此焦虑体验可以看作没有明确对象和具体内容的恐怖。客观上的异常表现有运动性不安,如震颤、肌肉紧张、疼痛、躯体僵硬、坐立不安等,除此之外,严重时会伴有自主神经系统功能的变化或失调,如口干、颜面潮红、出汗、心悸、呼吸急促、窒息感、胸闷、尿急尿频、有便意、晕厥等。正常人的焦虑通常情况下与精神打击及即将来临的、可能造成的威胁或危险相联系,是人们遇到某些事情如挑战、困难或危险时出现的一种情绪反应。

严重的急性发作性焦虑称惊恐发作,持续时间较短,一般数分钟到数十分钟。患者不但表现为严重的自主神经功能紊乱,同时有濒死感或死亡恐惧、失控感或害怕会发疯,或者有面临世界末日、大难临头的体验,少数人还会出现人格解体症状。

伴有严重运动性不安的焦虑又被称激越。患者表情痛苦,手足无措,不停地改变身体姿势,有时出现言语表达问题,句子丧失完整性,语词重复。

6. 恐怖（phobia）　恐怖是患者对外界客观对象的恐惧,且害怕的程度与处境不相称,患者有自知力,只是因为害怕而对处境进行回避。害怕时患者很痛苦,往往会伴有自主神经功能紊乱症状,而回避也会影响患者的社会功能。害怕的对象多种多样,从黑暗恐怖到毛皮恐怖,最常见有社交恐怖。

7. 情感脆弱　在外界轻微刺激下甚至不存在明显的外界因素的影响下,患者的情绪很容易发生波动。一旦流泪或发笑,便会失控而痛哭不止或笑个不停,有时亲友的劝慰不仅不起作用甚至反而引起患者的伤感,严重时又叫情绪失禁,是脑器质性精神障碍的症状。

8. 情感倒错（parathymia）　表现为患者的心境与其言行及周围处境不协调。如在谈及别人在迫害他时,面露愉快之色,或嬉笑着讲父母的死亡经过。多见于精神分裂症。

9. 易激惹（irritability）　表现为因琐碎小事而引起较强烈的情感反应,持续时间较短,如激动、发怒、冲动等。多见于躁狂症、人格障碍、神经症。

三、意志行为障碍

(一) 意志障碍

意志是人们自觉地确定目标,并为达到目标克服困难付诸行动的心理过程。意志对行为有发动、坚持、制止和改变的调节控制作用。

意志活动有指向性和目的性,即人的意志行为必须有一定的动机和目标;意志活动有坚强性和自觉性,即人能够坚决执行自己的决定,并且确信自己认定的目标是正确的;意志活动还具有主动性和积极性;意志活动有果断性和自制性,指人能够迅速明辨是非采取行动,而且在过程中能控制和掌握自己的行动。

意志活动的障碍主要有:

1. 意志增强(hyperbulia)　病理性意志活动增多。在病态情感或妄想的支配下,患者坚持某种行为,并表现出极大的顽固性,不惜付出代价,一意孤行地努力进行下去。

2. 意志减退(hypobulia)　患者的意志活动显著减少,可伴有情绪低落,对周围一切兴趣索然,意志消沉,不愿参加外界活动,经常呆坐,懒于工作、学习甚至个人生活的料理。常见于抑郁症,与思维迟缓、情绪低落同时出现。

3. 意志缺乏(abulia)　患者对任何活动都缺乏明显的动机,也没有确切的目标和要求。不关心学业、工作,缺乏应有的主动性和积极性,在个人生活方面也十分懒散,甚至个人卫生也全不顾及,独处孤僻,行为退缩,患者对自己的变化毫无察觉,认识不到这是不正常的。多见于精神分裂症,常与思维贫乏、情感淡漠共存,构成精神分裂症的阴性症状群。

4. 意向倒错　指患者的意向要求与一般常情相违背或为常人所不允许,以至于患者的某些活动或行为使人感到难以理解。如一男患者将大头针按进自己的大腿,下挂较重的铁环;另一患者将粪便搓成条状,小心翼翼地收起来。多见于精神分裂症。

5. 矛盾意向(ambivalence)　患者对同一事物同时产生对立的、相互矛盾的意志活动,患者对此毫无察觉,不觉痛苦,也无法自我纠正,是精神分裂症的特征性表现之一。

(二) 行为障碍

简单的随意和不随意行动称动作。有动机、有目的进行的复杂随意行动称行为。思维、情感、意志方面的失调,必定会引起动作行为方面的紊乱。因此,在讨论和描述动作行为障碍时,不可能将思维、言语、情感方面的紊乱与其割裂开来。动作行为障碍不仅多见,而且在医疗、护理、病房管理方面,尤其是对患者本人的健康、安全、周围环境、社会秩序等影响很大。

运动行为的障碍主要有:

1. 精神运动性兴奋　是指动作、行为、语言显著增加,整体精神活动的增强,常以情感高涨最为突出。可进一步划分为:

(1)协调性精神运动性兴奋:患者的言语和动作增多,与其思维、情感活动的增多相一致,并和环境密切协调,因此患者的活动增多是有目的的,是可以理解的。多见于轻躁狂状态。

(2)不协调性精神运动兴奋:患者的言语动作增多与思维情感活动不相配合,动作单调杂乱。既无动机也无目的,使人难以理解,与外界环境也不相协调。可见于青春型的精神分裂症,精神分裂症的紧张型患者也可能突然出现紧张性兴奋,并伴有冲动伤人毁物行为。脑器质性精神障碍表现的兴奋常与意识障碍或智能障碍共存。

2. 精神运动性抑制　是指动作、行为、语言显著迟缓减少,整体精神活动的降低。

(1)木僵(stupor):一种以缄默、随意运动减少或缺失及精神运动无反应为特征的状态。严重时患者保持一个固定姿势,不语不动,不进饮食,不自动排便,对任何刺激均不起反应,意识程度因病因而不同,可以是清晰的,也可以有紊乱。最多见于紧张型精神分裂症,也可见于严重的抑郁症和脑器质性精神障碍。

(2)蜡样屈曲(waxy flexibility):是在木僵的基础上出现的,其特点是患者的肢体可任人摆布,即使被摆成不舒服的姿势,也较长时间的像蜡像一样维持不变。如将患者的头部抬高,患者好似枕着枕头,患者也能保持这样的姿势一段时间,称"空气枕头"。

(3)违拗症(negativism):患者还可表现为违拗症,患者对于别人向他提出的要求不仅没有相应的行为反应,甚至加以抗拒,如患者拒绝完成医生的指令,拒食,拒绝更衣,甚至大小便也解在裤裆里。被动违拗指患者对他人要求都加以拒绝而不做出行为反应;与被动的违拗相反,主动违拗指患者做出与他人要求完全相反的动作,如让患者张口时,患者反而把嘴闭得更紧,让患者闭嘴时却慢慢张口。

(4)缄默症(mutism):患者缄默不语,不回答问题,但有时可用手势或以纸笔表达自己的意思。见于精神分裂症、癔症及儿童期的选择性缄默。

3. 作态与特殊姿势　患者做出古怪的、愚蠢的、幼稚做作的动作、姿势、步态与表情。如一位患者经常像螃蟹一样横着在病房走廊里贴着墙壁来回走动,表情一本正经,不理会别人的态度和反应;另一位患者双手合十,似在念经,面部却在做鬼脸。见于青春期精神分裂症。

4. 刻板动作(stereotyped act)　患者无意识地、刻板持久地重复某一毫无意义的单调动作,常与刻板言语同时出现。如一位患者长时间的重复转动头颈的动作,嘴里说着"向右看齐","向前看",如此反复。另一位患者在纸上写满了"月亮出来了",写得很整齐,笔画、字体和格式都是刻板的。

5. 模仿动作(echopraxia)　患者无目的地模仿他人的动作,常与模仿言语同时出现。见于精神分裂症。

6. 抽动　患者表现为不自主的、反复的、快速的、刻板的肌肉或肌肉群运动,如挤眼、皱眉、缩鼻、点头、耸肩,有时伴有喉部发出的声音或重复言语。见于儿童期抽动障碍。

7. 强迫动作(compulsion)　除前面所提到的强迫观念外,还有强迫性行为如强迫性洗涤,最常见的是怕不干净或被感染疾病而反复洗手。其次还有强迫计数,患者总是毫无必要地数生活中碰到的东西,如走在大街上计算见到路灯的数目,在办公室统计电话铃响的次数。强迫性仪式动作,患者总是以一套动作象征吉凶祸福,如一男性患者出门上班前,总要绕着楼前的下水井盖顺时针转三圈,再逆时针转三圈,最后连续三次抬头看看楼顶的避雷针,否则会感到焦虑难耐。

第三节　常见精神疾病综合征

虽然精神症状的表现复杂多样,但许多精神症状之间往往具有一定的联系。在临床上,通常将具有一定内在联系、往往同时出现的一组精神症状称精神疾病综合征。常见的精神疾病综合征有下面几种:

1. 幻觉妄想综合征　以幻觉为主,在幻觉的基础上产生相应的妄想。如一患者听到同事议论说其坏话(幻听),然后怀疑周围同事都要加害于他(被害妄想)。多见于精神分裂症,也可见于器质性精神障碍等。

2. 狂躁综合征　以情感高涨、思维奔逸和活动增多为特征。主要见于躁狂发作,也可见于器质性精神障碍。某些药物如糖皮质激素、抗抑郁药也可引起类似发作。

3. 抑郁综合征　以情绪低落、思维迟缓、活动减少为特征。主要见于抑郁发作,也可见于器质性精神障碍。另外,某些药物如利血平也能引起类似发作。

4. 紧张综合征　最突出的特征是全身肌肉紧张性增高,包括紧张性木僵和紧张性兴奋两种状态。可见于精神分裂症、抑郁发作、急性应激障碍等。

5. 遗忘综合征　又称科萨科夫综合征(Korsakoff's syndrome),患者无意识障碍,智能相对完好,主要表现为近事记忆障碍、定向力障碍和虚构。多见于酒精中毒性精神障碍、颅脑损伤所致精神障碍、脑肿瘤等。

第四节　精神疾病的诊断分类学

一、国际精神疾病分类

世界卫生组织编制的《疾病及有关健康问题的国际分类》(International Statistical Classification of Diseases and Related Health Problems,ICD),简称国际疾病分类,此书目前已印刷第 10 版(1992 年),简称 ICD-10,包括各科疾病。其中第 5 章是关于精神障碍的分类,在精神科文献中,ICD-10 通常是 ICD-10 第 5 章的简称。

ICD-10 主要分类如下:

F00-F09　器质性,包括症状性精神障碍

F10-F19　使用精神活性物质所致的精神和行为障碍

F20-F29　精神分裂症、分裂型障碍和妄想性障碍

F30-F39　心境(情感)障碍

F40-F49　神经症性、应激相关的及躯体形式障碍

F50-F59　伴有生理紊乱及躯体因素的行为综合征

F60-F69　成人人格与行为障碍

F70-F79　精神发育迟滞

F80-F89　心理发育障碍

F90-F98　通常起病于儿童与少年期的行为及情绪障碍

F99　　　未确定的精神障碍

二、精神疾病诊断与统计手册

《精神疾病诊断与统计手册》(DSM)是由美国精神病学会(American Psychiatric Association,APA)1952 年出版的。在这之前,一直饱受批评的《国际疾病分类》第 6 版(ICD-6)仍然在美国使用,但是由于过于简单,并且对很多疾病都没有包括进去,因此被接受程度非常有限。继 1952 年 DSM-Ⅰ出版以后,在接下来的时间里,又分别在 1968 年出版了 DSM-Ⅱ、1980 年出版了 DSM-Ⅲ、1987 年出版了 DSM-Ⅲ-R(第 3 版修订版)、1994 年出版了 DSM-Ⅳ和 2000 年出版了 DSM-Ⅳ-TR(第 4 版修订版)。其中,特别要指出在 1980 年出版的第 3 版,在里面首次引入了操作性定义、纳入和排除的规则、具体的诊断标准,同时,里面的很多观点至今都还影响着世界各国的精神疾病分类和诊断。

DSM-Ⅳ-TR(第 4 版修订版)精神障碍的类别如下:

1. 通常在婴儿、儿童和少年期首次诊断的障碍

2. 谵妄、痴呆、遗忘及其他认知障碍

3. 由躯体情况引起、未在其他处分类的精神障碍

4. 与物质使用有关的障碍

5. 精神分裂症及其他精神病性障碍

6. 心境障碍

7. 焦虑障碍

8. 躯体形式障碍

9. 人为障碍

10. 分离性障碍

11. 性及性身份障碍

12. 进食障碍

13. 睡眠障碍

14. 未在其他处分类的冲动控制障碍

15. 适应障碍

16. 人格障碍

17. 可能成为临床注意焦点的其他问题

三、中国精神疾病分类系统

我国自 1986 年以来,制订出了我国精神疾病的诊断分类系统及诊断标准(Chinese Classification and Diagnostic Criteria of Mental Disorders,CCMD),根据 CCMD 前两版,特别是 CCMD-2R 使用过程中存在的一些争议及与国际接轨的需要,中国精神障碍分类与诊断标准第 3 版工作组在 1996 ～ 2000 年期间,对 17 种成人精神障碍及部分儿童有关精神障碍的分类与诊断标准,开展现场测试与前瞻性随访观察,完成了 CCMD-3 编制。CCMD-3 兼用症状分类和病因病理分类方向,例如器质性精神障碍、精神活性物质与非成瘾物质所致精神障碍、应激相关障碍中的某些精神障碍按病因病理分类,而"功能性精神障碍"则采用症状学的分类。

CCMD-3 主要分类如下:

0 器质性精神障碍

1 精神活性物质与非成瘾性物质所致精神障碍

2 精神分裂症和其他精神病性障碍

3 心境障碍(情感性精神障碍)

4 癔症、应激相关障碍、神经症

5 心理因素相关生理障碍

6 人格障碍、习惯与冲动控制障碍、性心理障碍

7 精神发育迟滞与童年和少年期心理发育障碍

8 童年和少年期的多动障碍、品行障碍和情绪障碍

9 其他精神障碍和心理卫生情况

(罗　珊)

思 与 练

一、单项选择题

1. 轻触患者皮肤感到疼痛难忍,属于

A. 感觉过敏   B. 感觉减退   C. 内感性不适

D. 错觉   E. 幻触

2. 患者一听到脚步声就感觉心烦意乱,自述声音非常刺耳,属于

A. 感觉减退   B. 感觉过敏   C. 内感性不适

D. 错觉   E. 感觉错乱

3. 患者男,50岁,皮肤被刀划伤无任何反应,该患者为

A. 感觉过敏   B. 感觉减退   C. 感觉消失

D. 错觉   E. 感觉异常

4. 对客观事物歪曲的知觉是

A. 感觉障碍   B. 感觉倒错   C. 幻觉

D. 错觉   E. 非真实感

5. 患者女,自述听到领导对她说马上出院,此幻听属于

A. 赞扬性幻听   B. 评论性幻听   C. 命令性幻听

D. 议论性幻听   E. 以上均不正确

6. 患者说水中有毒药味,肯定有人下毒,拒绝喝水,属于

A. 幻觉   B. 感觉过敏   C. 感觉倒错

D. 错觉   E. 非真实感

7. 感觉自己离天上的月亮很近是

A. 视物显大症   B. 视物显小症   C. 空间感知综合障碍

D. 自身感知综合障碍   E. 幻觉

8. 关于思维迟缓的说法,正确的是

A. 强迫症的典型症状   B. 精神分裂症的典型症状   C. 抑郁症的典型症状

D. 癔症的典型症状   E. 癫痫的典型症状

9. 关于妄想的叙述,错误的是

A. 病态推理和判断的结果   B. 患者特有的迷信思想

C. 需要用抗精神病类药物治疗   D. 没有科学依据,但患者深信不疑

E. 妄想与患者的文化水平、社会背景相符

10. 问患者几岁时,患者回答:"33,三月初三生,3月桃花开,开花结果给猴吃,我是属猴的",此症状为

A. 思维贫乏   B. 病理性象征性思维   C. 思维奔逸

D. 强制性思维   E. 虚构

11. 思维奔逸主要见于

A. 精神分裂症   B. 神经衰弱   C. 疑病性神经症

D. 躁狂症   E. 精神发育不全

12. 患者坚决要砸烂黑板,因为"黑色代表反动",此精神症状是

A. 物理影响妄想   B. 病理性象征性思维   C. 思维奔逸

D. 强制性思维   E. 思维破裂

13. 患者自认为罪大恶极,对不起领导,对不起同事,不配活在世上,此症状称

A. 消极情绪   B. 被控制感   C. 被害妄想

D. 自罪妄想   E. 关系妄想

14. 患者女,30岁,夫妻关系和睦。近期来怀疑丈夫有不轨行为,反复检查其手机、口袋并跟踪丈夫。此患者的症状是

A. 物理影响妄想   B. 关系妄想   C. 钟情妄想

D. 嫉妒妄想   E. 思维破裂

15. 患者对他人所提要求不做反应,称
    A. 精神运动型兴奋　　　　　B. 被动性违拗　　　　　C. 持续动作
    D. 主动性违拗　　　　　　　E. 木僵

16. 医生问:"您平时几点上班?"患者答:"我早上 6 点起床,然后刷牙、洗脸,6 点半出门,我家住在 12 楼,到 6 楼时我会叫同事一起走。在路上,我们经常在一家小店吃早餐,那里的面条特别好吃。到单位一般是 7 点 40,我们单位规定进门要刷卡,然后换上工作服准备上班,我们 8 点上班。"此症状是
    A. 强迫思维　　　　　　　　B. 病理性赘述　　　　　C. 思维散漫
    D. 情感高涨　　　　　　　　E. 强迫语言

17. 对疾病发生后一段时间的经历不能回忆,称
    A. 近事遗忘　　　　　　　　B. 顺行性遗忘　　　　　C. 逆行性遗忘
    D. 远事遗忘　　　　　　　　E. 阶段性遗忘

18. 谵妄属于
    A. 情感障碍　　　　　　　　B. 思维障碍　　　　　　C. 行为障碍
    D. 记忆障碍　　　　　　　　E. 意识障碍

19. 患者常因小事而大发脾气、激动、吵闹、喊叫、扯头发,以上表现属于
    A. 情绪不稳　　　　　　　　B. 易激惹　　　　　　　C. 情感爆发
    D. 情感脆弱　　　　　　　　E. 情感高涨

20. 蜡样屈曲是在哪项精神症状基础上出现的
    A. 木僵　　　　　　　　　　B. 意志增强　　　　　　C. 情感淡漠
    D. 情感高涨　　　　　　　　E. 意向倒错

21. 患者坚信同事都在背后议论自己,并暗中加害,故意让其出错,因此,坚持写信上访,2 年来写了不少于 100 封信给各部门反映情况,此症状为
    A. 强迫观念　　　　　　　　B. 强迫动作　　　　　　C. 注意增强
    D. 意志增强　　　　　　　　E. 情感增强

(22 ～ 23 题共用题干)

患者男,23 岁,性格内向,近 2 周表现为非常健谈,说话滔滔不绝,自觉脑子快,好像机器加了润滑油,无法安静下来正常学习,由同学和老师送入医院治疗。

22. 该患者表现的症状为
    A. 思维迟缓　　　　　　　　B. 思维奔逸　　　　　　C. 思维贫乏
    D. 思维散漫　　　　　　　　E. 思维破裂

23. 该症状多见于
    A. 癫痫　　　　　　　　　　B. 精神分裂症　　　　　C. 抑郁状态
    D. 躁狂状态　　　　　　　　E. 焦虑症

(24 ～ 25 题共用题干)

患者女,46 岁,经常感觉别人都在注意她,并对她怀有敌意,在屋子里安装了摄像头,监视她的一举一动,有时自言自语,独自发笑,不吃家人做的饭,说饭里有毒。对亲人漠不关心,其母亲在其面前摔倒,患者都无动于衷。

24. 该患者的情感表现为
    A. 焦虑　　　　　　　　　　B. 情感淡漠　　　　　　C. 恐惧
    D. 情感低落　　　　　　　　E. 情感不稳定

25. 该患者的思维属于
    A. 自罪妄想　　　　　　　　B. 嫉妒妄想　　　　　　C. 被害妄想

　　D. 夸大妄想　　　　　　E. 被控制感

二、思考题

1. 简述如何区分错觉与幻觉。

2. 精神发育迟滞和痴呆有何区别?

3. 常见的记忆障碍有哪些?

4. 什么是自知力,在精神疾病中有何意义?

第三章

精神科的基本护理技能

学习目标

1. 掌握 精神科基础护理基本技能。
2. 熟悉 治疗性护患关系的建立过程;精神疾病的观察与记录;精神障碍患者的分级管理。
3. 了解 精神障碍患者的组织与管理。
4. 学会运用精神科建立护患关系的技巧和精神障碍患者进行治疗性沟通。
5. 具备与患者进行有效的接触、沟通和观察的能力。

第一节 治疗性护患关系

案例导入与分析

案 例

　　患者男,40岁,原是一事业单位工作人员,利用业余时间炒股,进入股市如鱼得水,仅仅3年,收入就翻了几倍。朋友们看到其赚钱,纷纷找他来帮忙炒股。但好景不长,股票全线下跌,他情急之下急抛手中全部股票。这次"割肉"不仅把自己多年积蓄和朋友的钱都赔光,还欠别人几十万元债。他的情绪很低落,觉得无法面对自己的亲人和朋友,说话逐渐减少,变得沉默寡言,问话不答或问多答少。活动明显减少,常把自己关在房间不出来,后喝敌敌畏自杀,经医院抢救康复。但回家后,仍不语,不外出,活动少,整天呆坐或卧床懒动,不洗衣服,不洗脸,不修边幅。不愿出门,不肯见人。进食需家人催促或喂食,但食量很少,每天只吃一小碗饭,甚至不吃,体重明显下降。睡眠明显减少,早上2:00、3:00就醒来,再也不能入睡。

　　请结合本节的学习,思考回答:

　　1.上述案例,该患者应该采取什么管理方式?

　　2.在护理中要注意什么?

治疗性护患关系,简称护患关系,是指护士在特定的环境中(工作场所)应用专业的知识和技能,有目的、有计划地与患者确立的一种特殊的人际关系。治疗性护患关系从患者入院的时候开始,直至患者出院后完结,贯穿于整个医疗护理工作中的各个环节。在精神科护理工作中,良好的护患关系可以帮助护士尽早发现异常情况,及时地处理问题,促进患者康复,是精神科护理工作顺利开展的基础。

一、建立治疗性护患关系的要求与过程

(一) 了解和熟悉患者的基本情况

护士与患者接触应热情大方,全面评估患者情况,选择适当的交谈内容,收集患者的基本资料。

1. 一般情况　患者的姓名、年龄、性别、职业、相貌、民族、籍贯、文化程度、宗教信仰、兴趣爱好、个性特征、生活习惯、婚姻家庭情况和经济情况等。

2. 疾病情况　患者的精神症状、发病原因、经过、诊断、治疗、护理要点、特殊的注意事项等。

(二) 建立护患关系的基本要求

1. 尊重患者　护患关系应当在平等、尊重的基础上建立互相信任的合作伙伴关系。护理人员要平等对待每一个患者,不能因患者症状嘲笑甚至愚弄患者,多关怀、多尊重,耐心听取患者的意见,合理要求及时满足,对患者的进步及时肯定,尊重患者的知情权,对患者的病史、隐私注意保密。在工作中多沟通,让患者感到被尊重,帮助其建立自信,推动护患关系的良性发展。

2. 正确认识精神疾病　精神疾病是由于各种原因导致机体大脑功能紊乱,认知、情绪、思维、行为等方面发生了改变,可伴有痛苦的体验。精神患者不是大脑所有功能都紊乱,只是一部分功能暂时偏离正常,他们怪异离奇的表现是疾病的一部分,无好坏之分,与人品道德无关,不能用是非对错来衡量。精神患者由于疾病本身的影响,没有自知力,不会主动求助,使得他们的疾病难以被发现和治疗,要更多关爱、体谅帮助他们。

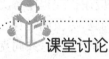

课堂讨论

让歧视远离精神障碍患者

张志成(化名)曾是某县的高考理科状元,1997年大学毕业。1年后,因家庭变故等原因引发了精神障碍。由于无钱买药治病,病情日趋严重。1999年1月,经家人同意,村里人打制了一个铁笼,将他装进笼子关进山野的林场小屋……

2001年,经多方帮助,张志成开始接受精神卫生中心两年的免费治疗。走出医院时,他还能用流利的英语对话。但是,2003年11月,当精神卫生中心的医务人员看望张志成时却惊奇地发现,张志成的工作竟然是捡破烂。医生检查发现,张志成的病情非常稳定,没有任何复发迹象,完全可以正常工作。然而,没有任何一家单位愿意聘用这位名牌大学毕业的本科生。

请思考:

1. 如何避免精神障碍患者受到歧视?

2. 如何才能使精神障碍患者更好地回归社会?

3. 理解患者的感受,从患者的角考度虑问题　站在患者的角度考虑问题,设身处地为患者着想,理解和体会患者的痛苦,根据患者的思想、心态、病情、治疗和护理情况提供有针对性的帮助。解除患者的焦虑和恐惧,为患者提供病情信息,给予支持性的安慰,帮助患者度过这段痛苦的时光。

4. 持续性和一致性态度　持续性指在患者住院期间,有固定的责任护士为患者服务,经常性的保持有效沟通,了解患者的病情、治疗、心理情况,持续跟进,真诚地为患者服务。一致性则要求护士在整个治疗过程中以一致性的方式来处理问题,对同一患者应前后一致,始终以真诚的态度接纳、尊重,同时对待患者应当保持中立,不否定、不赞同、不评价、不批判。

5. 加强自身修养　护士在护患关系中起主导作用,良好的素质有助于提高护理水平。护士要努力完善自己,树立良好形象,做到精神饱满、服装整洁、仪表大方、谈吐文雅,使患者感到亲切、安全、可信任。同时护士还应具备敏锐的观察力和预见性,统筹安排工作,掌握疾病发生发展的规律和症状,做好相应的护理措施。

(三) 护患关系建立的过程

护患关系的建立从患者入院开始一直持续到患者出院结束,一般分为初期、工作期和结束期三个阶段,三个阶段既独立又互相重叠,贯穿于患者入院的全过程。

1. 初期　此期是护士与患者接触的最初阶段,是建立互相信任的基础。此阶段护士的主要任务:①确立互相了解信任的工作基础;②确定患者寻求医疗帮助的原因及对医院的期望;③做好入院评估,制订护理计划。开始时,护患双方因为陌生都有焦虑的感觉,此时护士应热情主动自我介绍,讲解医院的规章制度、日程安排、病室规则,介绍相关的医务人员和同室病友,消除患者的陌生感,尽快适应住院环境。反复沟通过程中,深入评估患者的情况,收集临床资料,制订护理计划。部分患者由于疾病影响,对护士冷漠、违拗等行为表现,要采取合适的沟通方式,多次反复交流,同时向家属介绍住院注意事项。

2. 工作期　随着治疗和护理工作的推进,此阶段护士的主要任务是应用护理程序解决患者的各种身心问题。此阶段护士的主要任务:①首先确认患者的主要问题,尽量满足身心需求,和患者共同制订目标,签订协议,并严格执行,及时肯定患者的进步,指出不足,共同克服;②进一步讨论患者的感受、期望、挫折和心理压力,讨论患者的潜在需求和功能失调的原因;③不断鼓励患者建立自信,学习新的行为方式,贯彻自我护理。在此期间,护士表现出的态度、责任心、工作能力等是获得患者信任的关键。

3. 结束期　当护患关系通过密切合作达到了预期目标,患者的各种症状得到了控制和改善,准备出院,护患关系即进入了结束期。此阶段护士的主要任务:①建立分离现实,共同探讨分离的感受;②再次评估患者的健康状况,制订出院计划。

结束期是护患关系的最后阶段,护患关系不可能无限制延续下去。主动和患者沟通,评价住院期间各项护理措施的执行情况,评估护理目标是否达到,制订出院计划;提供健康教育,指导患者学会自主服药,协助患者面向社会,教会患者解决愤怒、抑郁等不良行为的方法;进行高质量的会谈,会谈的内容导向出院后的生活、工作、学习等;告知患者及家属定期复查、按时服药、识别疾病复发的症状并及时送诊。

二、治疗性沟通

古希腊医学之父希波克拉底曾说过"医生有三大法宝:一是语言;二是药物;三是手术

刀"。在护理工作中,良好的沟通是建立治疗性护患关系的基础,也是治疗和护理顺利进行的重要手段。

（一）治疗性沟通的要求和原则

1. 以患者为中心　治疗性护患关系的建立是以促进患者健康为目的的,一切治疗和护理工作的重点都应该围绕患者展开,护理计划的制订和执行也是为了满足患者的健康需求。

2. 尊重、保密　在治疗和护理工作中,无论是患者主动向护士披露,还是护士无意中发现和了解的患者生活及疾病的隐私,护士都应尊重患者、恪守保密原则,将患者的诊断、治疗过程与其他生活方面的隐私同样看待,不在医疗和护理的工作范围之外进行传播。

3. 接受患者　患者受到疾病的影响,其言行举止的怪异往往影响沟通的顺利进行。有的患者带有暴力倾向,在沟通中护士应该理解患者,不能带着批判、道德评价等态度对待患者,应该理解和同情患者,支持鼓励患者,帮助其树立增强战胜疾病的信心。

4. 积极稳定情绪　护士具备健全的心理,积极抗压的适应能力,及时调整自己的不良情绪,避免自己因为生活、工作中的压力产生负面情绪"传染"给患者。一旦进入工作状态,就应该保持饱满的工作热情,积极服务患者。在工作遇到来自患者的压力,应该正确看待,及时寻求疏导,调整自己的情绪。

5. 避免过多的自我暴露　为了建立信任的护患关系,在鼓励患者进行自我暴露的同时,护士可以适当进行自我暴露,但不能过多,以免将沟通的焦点转移到护士身上。

（二）治疗性沟通过程

治疗性沟通具有收集资料、满足患者需求、解决健康问题和促进健康的作用,分4个阶段:

1. 准备与计划阶段　该阶段主要是熟悉患者的资料,确立沟通目标,安排沟通时间、地点,准备良好的沟通环境。

2. 开始交谈阶段　在互相信任的基础上,利用沟通的技巧,引导患者主动说出自己的想法和意愿。护士要建立良好的第一印象,在交谈前要做好充分准备,选择"隐蔽性"的环境,创造轻松的沟通氛围,从患者家属、主治医生、病友等方面收集详尽的资料,制订好合理的沟通提纲,注意使用支持性的语言,举止稳重,态度温和。此外,应向患者说明交谈的目的和大致需要的时间。

3. 引导交谈阶段　此阶段是治疗性沟通的重要部分,也是沟通目的能否顺利实现的关键所在,护士应灵活运用有效的沟通技巧。可采用以下技巧:

（1）共情:又称同理心,是指深入到别人内心,站在对方的角度来认识其思想、体验其情感,并产生共鸣。这是精神科护士的基本职业素质。共情在护患关系中的作用可分为4个层次:①护士换位思考和体验,感受患者的情感和需求;②护士通过言语和行为,表达对患者的感受和理解;③患者感受到护士的理解,并产生积极的反馈;④护患双方产生思想和情感的共鸣,表现为行为上密切配合和默契。

（2）非言语沟通:包括表情、眼神、身体姿势、手势、手的接触、语音、语调、语速等。这些因素综合性地反映出一个人的态度。在护患沟通当中,患者对护士态度的敏感程度往往超过对言语信息的理解。当患者悲痛时,无声的抚触是最好的安慰;当患者紧张害怕时,握住患者的手是最好的安全保证。

（3）提问:善于诱导启发患者,找到患者感兴趣的话题入手,多提开放式的问题,鼓励患者说出自己的真实想法,如"你这几天感觉怎么样?"、"您有什么需要我帮助?"等等。提问时注意:①一次只问一个问题;②尽量少问"为什么?"避免产生质问感觉;③问题尽量清楚明白,少用医学术语;④提问过程中减少使用"暗示性"词语;⑤少用封闭式提问。

(4)倾听:全神贯注地倾听是有效交流的基础,是建立信任最简单有效的方法,也是了解患者心理状态和需求最直接的途径。护士在沟通当中尽量少说多听,给予患者宽松的表达机会和足够的时间,要努力站在患者的角度来思考问题,不要轻易打断患者的诉说,同时表现出感兴趣的态度,不时点头,保持眼神交流。在交流过程中,护士还要注意反馈,以确定对方谈话的实质,在聆听中发现的问题,不要急于打断发表意见,需找适当的机会提问以解决问题。除了要善于倾听,护士还应实时对话题进行引导,对患者不愿意暴露的问题不可一再追问,离题的谈话应及时纠正,回到正常的会谈上来。

(5)阐释:阐释能够解答患者的疑问,消除患者的疑惑,如护士在进行操作前,应向患者说明操作的原因及目的,了解患者的需求,消除患者的困惑。提供阐释时要注意给患者提供接受和拒绝的机会。阐释过程中,需要注意:①尽量掌握谈话的全部信息,了解患者的问题所在;②努力根据患者的表情和语言所提供的信息,找到问题所在,有的放矢进行解答;③将患者所传达的信息采用复述、归纳等方式阐述给对方,以期得到准确信息;④尚未理解的观点要及时澄清,以保持和患者思维的一致;⑤在表达自己的观点时要用委婉、商量的口吻,能让对方接受或者拒绝;⑥阐释中要让对方感受到关切、理解、尊重,能为患者接受和理解。

(6)支持、理解:护理人员应给患者真诚的理解和支持,安慰患者,鼓励患者树立信心,运用移情技巧,关怀鼓励患者,有针对性地采用不同的安慰技巧和语言。

(7)沉默:恰到好处的沉默可以超越语言的力量,促进沟通的进行。适当的沉默可以让焦虑的患者感受到你对他的关心,让抑郁的患者感受到你一直陪伴在他身边,有时劝慰的话语反而让其更加伤心。

(8)特殊患者的沟通技巧

1)对妄想患者,沟通中以听为主,启发其诉说,了解妄想相关的人和事,对所叙述的情况不肯定、不否定、不争辩,待病情好转时再帮助其分析。

2)缄默不语的患者,应多陪伴关切的坐在其身边,患者会感到被安慰和重视。

3)对于有抑郁情绪的患者,护士应该尽可能的诱导患者说出内心的痛苦,安慰患者,鼓励其回忆快乐的往事,及时表扬和肯定患者的进步,帮助患者树立信心。

4)护理有攻击行为的患者时,护士在工作中尽量不单独行动,避免和患者单独相处,不用过激的言语,发现有攻击性的行为先兆时立即避开,冷静握住患者攻击的手臂,坚定温和地劝说患者,及时控制局面。

5)对于木僵患者和癔症患者,由于患者的意识清楚,容易受暗示,护士应避免在患者面前随意谈论病情或者窃窃私语,治疗护理前要向患者介绍清楚,获取同意。

6)对于异性患者,护士态度要自然、稳重,避免患者产生误会,把正常的关心当作恋情,引起不必要的麻烦。

4. 结束交谈阶段 顺利结束交谈,可以为下一次沟通打好基础,由于提前告知了谈话的时间,所以在即将结束交谈时,给予实时的提醒,不可突然停止交谈,让患者产生疑惑和恐惧。在结束交谈时,不要提新的问题,对本次交谈做一个总结,肯定患者的表现,并约定下一次交谈的时间和地点。

第二节 精神障碍的护理观察与记录

密切观察病情,及时掌握病情变化并书写护理记录,是护理工作的重要内容。护士与患者接触机会最多,时间最长,通过对患者细致的病情观察,能及时掌握患者病情变化,采取有效的护理措施。详细的护理记录可为医生诊治提供依据,也是制订护理计划的主要根据。

一、精神障碍患者的护理观察

(一)观察内容

1. 一般情况 患者的仪容、仪表、卫生情况、步态;有无外伤;生活自理程度;睡眠、饮食、排泄、月经情况;接触是主动还是被动;集体活动的适应情况;对医务人员和周围环境的态度等。

2. 精神情况 有无自知力、意识障碍;情感稳定性、协调性如何;有无幻觉、妄想、病态行为,如伤人、毁物、强迫、刻板、模仿等精神症状,有无思维、意志行为障碍等。

3. 躯体情况 患者的生命体征、躯体疾病、有无外伤等。

4. 治疗情况 患者对治疗的合作态度,治疗效果和药物的不良反应,患者有无藏药、拒绝服药等情况。

5. 心理情况 观察和了解患者的心理问题、心理需求、心理治疗效果等。

6. 家庭支持程度 家属对患者的态度,对医院治疗护理的配合,观察患者的内心体验。

7. 社会功能 观察患者的学习、生活、工作、社会交往和日常生活自理能力,在请假外出期间的社会适应能力。

8. 环境观察 包括患者的床单位、门窗等基本设施有无新的损坏,环境是否整洁、安静、舒适、安全。

(二)观察方法

精神障碍患者往往不会描述或将自己的不适归为错误的认知,因此护士一定要主动地、有意识地观察患者。

观察方法有直接观察法和间接观察法两种。

1. 直接观察法 护士与患者直接接触,面对面地交谈或者通过护理体检、护理查房等来了解患者的病情和心理状态。所得的资料真实、可靠,多适用于意识清晰、交谈合作的患者。是护理工作中最重要,也是最常用的观察方法。

2. 间接观察法 从侧面观察患者独处或者与人交往时的精神活动表现,如集体活动、工娱治疗等情况下的观察,也可以通过与患者的亲朋好友的交谈或者患者所写的书面资料如书信、日记、绘画、手工作品等了解患者的病情。多适用于言行紊乱、不合作的患者。

(三)观察的要求

1. 观察要有目的性、客观性 护士对病情的观察要有目的性,明确观察的重点,有针对性、有计划地安排观察的时间、对象、次数等,如实记录观察结果,不要加入自己的猜测。

2. 观察要有整体性 一方面应该对患者住院期间的各个阶段各个方面的表现进行动态、连续性观察;另一方面,要对病区内所有患者进行全面观察,对于重点和特殊患者做到心中有数,防止出现意外。

3. 观察要有针对性,按照疾病的不同阶段进行观察。

（1）新入院时：重点观察患者的一般情况、精神症状、躯体情况等。

（2）治疗初期：观察患者对治疗的态度、治疗效果和不良反应，药物治疗还应注意有无过敏反应等情况发生。

（3）急性期：要观察精神疾病症状、发作周期，了解患者的内心体验等。

（4）缓解期：观察病情的缓解情况，患者对疾病的认识程度和心理状态。

（5）恢复期：一般患者要观察症状消失的情况、自知力恢复程度及对出院的态度，有心理问题的应及时疏导，找到症结所在，预防意外发生。

4. 观察要隐蔽性　　观察要在患者不知不觉中进行，观察者要使患者感觉到是在轻松的谈心，这样患者的表现比较真实。观察中特别要注意方式方法，交谈时不要在患者面前作记录，这样会使患者感到紧张，如有自杀意念的患者上厕所时，护士要入内察看，此时护士可以关切的询问患者"要纸吗？"，让患者感受到关怀而不是监视。

二、护 理 记 录

护理记录是医疗文件的重要组成部分，也是护理工作的一项基本功。它能真实反映病情，便于医务工作者对患者病情的掌握，同时它有利于积累资料，作为护理质量管理和工作效果评价的依据，作为临床护理科研、教学的数据来源，也是医疗纠纷判定的法律依据。

（一）记录的方式和内容

临床上护理记录的种类、方式有多种，采用何种方式记录与所在的医疗机构的相关规定有关，主要有以下几种：

1. 入院护理评估单　　入院评估一般在 24 小时内完成，记录的方式可有叙述性记录、表格式记录。记录内容包括一般资料、简要病史、精神症状、心理社会情况、护理体检、主要护理问题和入院诊断等。

2. 入院后护理记录　　也叫交班报告，按照整体护理的要求，记录患者的主诉、入院方式、入院时间、主要病情、躯体情况、治疗护理情况等，由当班护士完成，向下一班交班。

3. 住院护理评估单　　多为表格的方式按照护理程序来记录，包括护理评估、护理诊断、护理计划、护理评价等，护士根据患者的病情变化，对患者每班、每日或者每周进行阶段性护理评估、形成护理计划、制订护理措施、然后组织实施、定期评价，和医生的治疗计划是同步进行的。

4. 护理记录单　　分一般护理记录单和特护记录单，一般护理记录单，根据患者的病情和护理分级进行记录，包括患者的治疗、饮食、睡眠、排泄、服药等情况。特护记录单，多针对特别护理和一级护理的患者，针对不同的类别使用不同的表格，随时评估和记录患者的生命体征、意识状态、病情、康复情况、用药疗效等。

5. 护理观察量表　　是精神科特有的以量表的方式，作为观察、评定病情的一种记录方法。把精神障碍患者在日常生活中的情绪、思维、言行或精神症状列项制成表格，对各个项目制订评分标准，按照 0、1、2、3、4 等级划分，应用时护士结合患者的具体情况，通过该量表定期给予评定，填写相关分数，进行分析，这是对精神科护理记录的发展和补充。目前医院常用的量表有护士用住院患者观察量表（NOSIE）、护士用简明精神病评定量表 N-BRPS 等。

6. 出院护理评估单　　一般采用表格填写和叙述相结合的方法。内容包括：

（1）健康教育评估：患者接受入院、住院、出院健康教育后，对疾病知识、精神卫生知识和自身疾病的认识情况，个人生活自理情况是否好转，良好生活习惯是否养成等。

（2）出院指导：患者出院后服药、饮食、休息、社会适应、定期复查等情况的具体指导。

7. 其他　如新入院病历的讨论记录、护理查房记录、阶段护理记录、请假出院记录、返院记录、出院记录、死亡记录、转院记录等。

（二）记录的要求

根据患者的实际情况，客观、及时、准确、具体、简明、全面记录。尽可能地记录患者的原话，不用医学术语。字迹工整，使用统一的文字符号，禁止涂改，记录后签名和时间，书写项目齐全，用词恰当。

第三节　精神科基础护理

精神疾病患者由于幻觉、妄想等精神症状的影响常常造成冲动毁物、伤人、自伤自杀等危机事件，不仅影响患者自身的心身健康和疾病恢复，也会威胁他人的安全和社会秩序。另外还有相当部分患者缺乏意志，生活懒散，睡眠、饮食障碍等，因此做好精神疾病患者的组织管理及生活护理、安全护理、睡眠护理、饮食护理非常重要。

一、日常生活护理

（一）概述

精神病患者由于病情影响，意志活动减弱，生活懒散，日常生活自理能力下降，护士应该鼓励、督促和帮助患者做好日常生活护理，建立规律的作息时间，培养患者生活自理能力。

（二）护理措施

1. 入院卫生处置　新入院的患者，先评估，然后根据患者的实际情况做好一般的卫生处置（洗头、洗澡、更衣等），检查有无外伤、皮肤病等，传染患者隔离治疗，有头虱、体虱等给予灭虱处理。

2. 制订日常生活护理计划　根据患者的情况制订日常生活护理计划，签订护理协议，帮助患者建立良好的卫生习惯，协助完成日常生活护理，达到自护目的。

3. 督促协助患者料理个人卫生

（1）口腔和皮肤护理：①督促患者每日早、晚刷牙、漱口、洗脸、梳头，女患者清洗会阴，做好经期卫生等，对危重、木僵、残疾等生活不能自理的患者，全程帮助料理个人卫生，给予口腔护理；②督促患者饭前便后洗手，根据天气情况定期洗澡，每日洗脚，定期给患者理发、刮胡子、修剪指（趾）甲，检查皮肤情况，有破损的给以换药；③瘫痪卧床的患者给予床上擦浴、洗头。定时翻身、按摩骨突部位，帮助肢体活动，保持床单位整洁、干燥，预防压疮。

（2）排泄护理：精神病患者由于服用抗精神病药物容易出现便秘、排尿困难等副作用，每天观察患者大小便的排泄情况。鼓励患者多吃蔬菜水果、多喝水、多运动，养成定时排便的习惯，对于3日无大便者，可适当给予缓泻剂，必要时给予清洁灌肠解除便秘，防止肠梗阻。排尿困难或尿潴留的患者，诱导排尿（如：毛巾热敷膀胱、听流水声等），无效则遵医嘱导尿。对大小便不能自理的患者，如慢性痴呆和衰退的患者，观察患者大小便规律，定时督促、协助如厕或给以便器，并进行耐心训练。及时更换衣裤和床单，使患者清洁、舒适。

（3）衣着卫生：关心患者，随季节的变化督促和帮助患者增减衣物。定期更换衣服，及时清洗晾晒，鼓励患者修饰自己的仪容仪表。

二、安 全 护 理

精神障碍患者由于受到精神症状幻觉、妄想等影响出现自杀、自伤、毁物、伤人等破坏性行为,安全护理工作尤为重要,特别是在患者刚入院1周内,容易出现暴力事件,危害自身、其他病友甚至医务人员,护士要有高度的安全意识,谨防意外事件发生。

(一)掌握病情,有的放矢

护士要熟悉精神病患者的病史,密切观察病情,掌握症状、诊断、护理要点、注意事项和发生危机情况的应急处理措施。对有自杀、自伤、外走、毁物、伤人的患者,心中有数,将患者置于护士的观察范围内,随时观察其动态。清除病区内部所有容易发生危险的物品如刀具、绳索、硬物等,定期检查消除安全隐患。重症患者安置在重症病房,24小时看护,做好交接班。

(二)加强巡查,严防意外

根据病区的具体情况安排护士定期巡查病房,每10~15分钟一次,观察患者的精神症状、躯体情况和治疗效果、药物反应等,特别是在夜间、交接班、午间、节假日、集体活动等特殊时间段,特别注意,重点患者不能离开视线以便及时发现病情变化。一旦发现患者自杀、自伤、毁物、伤人、外走等立即采取有效措施。约束患者要特别注意,防止被其他患者伤害。

(三)严格执行护理常规和相关工作制度

精神病专科护理有自身特有护理工作制度及护理常规,如安全检查、交接班、探视、给药及药物管理、危险品管理制度、冲动、出走、自杀自伤患者护理常规等,一定要严格遵守,切不可因工作人员的疏忽粗心酿成悲剧,护士应具备良好的职业道德,严谨的工作态度,慎独的工作作风,定岗定责,完成工作,防止意外事件发生。

(四)强化安全管理

1. 保证病区环境安全 定期检查病区门、窗、锁、床、护栏、家具、电线、水龙头,以及病房内抢救物品及设备、消防、电源灯,发现损坏及时修理,做好安全登记,定期负责。进入病区时随手关门,妥善保管钥匙。

2. 严格管理危险物品 病房内的危险品如药品、玻璃制品、约束带、刀剪、针线、器械、打火机、橡皮筋、塑料袋、布带、腰带、衣服上的金属装饰,以及其他锐利物品要严防带入病区,定点放置加锁保管,每日清点检查,每日交接班核实数量,如有遗失及时追查。患者借用指甲剪、缝针等物品时要在护士的看护下进行,用完立刻收回。

3. 严格安全检查 严格执行危险品管理制度,在患者入院、探视前后、外出检查、请假回院、工娱活动结束前后等做好危险品检查,防止危险品带入病区。另外每日晨晚间护理时进行常规检查,特别是患者的床铺、鞋袜内部,防止患者私藏危险品,封闭式病房每周一次大检查。同时交代家属探视时候不可私下给患者相关物品,以免引发意外。

4. 加强重症及高风险患者的管理 主要是"四防"(防伤人毁物、自杀、出走、跌倒)行为的患者,生活不能自理、木僵、拒食、抑郁伴严重躯体疾病的患者,容易出安全问题,加强巡视、重点观察、专人管理。

5. 加强安全常识教育 利用宣传手册、展板、电视等对患者和家属进行安全知识教育,在工作中积极利用健康教育、护理操作、探视时间段宣教,增强家属和患者的安全意识,主动配合治疗,遵守医院的规则制度。

6. 隔离保护 一旦发现"四防"行为的患者,将其暂时和其他患者隔离开来,安置在护士视线范围内活动,专人护理,必要时给予保护性约束。

三、睡 眠 护 理

大部分精神障碍患者在患病前和患病过程中出现睡眠障碍,早醒、入睡困难、睡眠时间缩短、睡眠浅等,是患者普遍存在的问题。睡眠的正常与否预示病情的好坏、波动和恶化,是临床治疗的一个重要参考指标,也是护理工作的一个重要交班内容。

(一)创造良好的睡眠环境

1. 保持环境的安静、整洁　及时处理兴奋躁动的患者,安置于隔离室,遵医嘱给药。工作人员在操作时做到"四轻"(关门轻、说话轻、走路轻、操作轻)。

2. 环境干净、温度适宜、光线柔和、空气流通无异味,床单位整洁、干净、平整,使患者感觉舒适,晚间护理到位。

(二)避免睡前兴奋

1. 晚餐不宜过饱或餐后过多饮水,特别是不能饮用咖啡、浓茶等容易兴奋的饮料,避免影响休息。

2. 避免睡前会客或参加激动、兴奋的娱乐活动,不看情节紧张刺激的小说、电影、电视,不听激动紧张的音乐,避免入睡困难。

3. 睡前保持心情平静　可以听轻柔舒缓的音乐,放松心情,睡前喝热牛奶、泡脚促进睡眠。

(三)合理安排作息时间

督促患者按时作息,白天午休 1～2 小时,晚上按时就寝。鼓励患者参与集体活动,依据患者的实际情况合理增加活动量,减少卧床时间。

(四)加强巡视

护士应采用定时和不定时相结合的巡视方法,观察患者的睡眠情况,特别是那些装睡、入睡困难、早醒、自杀、伤人、外逃等患者。如实登记巡视情况,做好交班,特别是在单独当班、交接班和深夜等时间多巡视,发现异常情况及时汇报。

(五)睡眠障碍患者的护理

1. 分析原因、对症处理　新入院的患者,如果对新环境感到陌生、害怕,应耐心劝说,给予解释和安慰,帮助其适应环境;对因躯体不适如疼痛等原因引起的入睡困难,应帮助其解决躯体疾苦;对因想家、放心不下家中父母子女的患者,应联系家人,耐心劝慰,帮助其解决思想顾虑;对因精神疾病不能入睡的患者,要及时报告医生,遵医嘱用药。

2. 指导患者学会放松术　能够转移注意力,如放松操、深呼吸、翻阅无故事情节的书籍,将思考的问题写在纸上等,通过这些活动引发疲倦,促进睡眠。

四、饮 食 护 理

精神障碍患者由于精神症状的影响出现各种饮食障碍,如认为食物有毒、自己有罪,拒食;抢食、暴食等,护士应做好饮食护理,防止患者暴饮暴食、噎食、吞食异物等情况发生。

(一)创造良好的进餐环境

创造良好、整洁、宽敞、明亮的就餐环境,督促患者饭前洗手,多采用集体分餐方式。

(二)有序组织进餐,及时处理突发情况

1. 有序发放患者进餐份额　特殊患者专人照顾,有特殊宗教信仰和躯体疾病的患者按医嘱提供食物。进餐过程中,护士全程陪护,密切观察患者的进餐情况,防止患者暴饮暴食、噎食、倒食、藏食、捡拾垃圾筒内食物、抢食或用餐具伤人、自伤。

2. 对拒食患者,评估患者的进食情况,针对不同原因采取护理措施。

(1)对怀疑饭菜有毒、有被害妄想的患者,可以采取让其自选饭菜,或让他人先尝食饭菜,或与他人交换饭菜等方法,让其放心进食。

(2)对有罪恶妄想的患者,可以将饭和菜、菜汁搅拌,使患者误以为是残羹剩饭而促进其进食。

(3)对疑病妄想、消极自杀、否认有病拒食的患者,应耐心劝导,鼓励患者进食,必要时要求其他病友和家属参与到劝说行列。

(4)木僵、紧张综合征的患者,耐心喂食,或将饭菜放置在床头柜上,让患者在无人时自行进食,必要时行鼻饲或静脉点滴补充营养。

(5)对伴发热、疼痛等躯体疾病影响进食的患者,鼓励患者进食,根据患者的实际情况,联系食堂准备患者喜爱吃的食物,也可允许家属送饭。

(6)行为紊乱,躁动不安拒食患者,应视具体情况,不受进餐时间的限制,待病情缓解期劝说其进食或者喂食。

3. 年老体弱或由于药物副作用产生锥体外系反应,造成吞咽困难无法进食的患者,重点照顾,给予充分的就餐时间,予以软食或流质饮食。并遵医嘱给药,消除药物副反应。

4. 暴食、抢食患者,安排其单独进餐,定量给食,限制进食速度,时刻提醒其细嚼慢咽,防止呛食、窒息。

5. 吞食异物、捡拾垃圾的患者,重点观察,专人陪护,一旦发现患者异常进食,立即制止。

五、探视护理

急性和重性精神病患者通常收住封闭式病房,患者与社会呈隔离状态,患者对社会和家庭的了解大部分是通过探视获得的,因而探视对患者十分重要。由于精神疾病的特殊性,探视具有两面性,不合理探视容易造成患者住院不安心,甚至部分患者利用探视机会发生出走、伤人等行为。在探视护理中,应注意以下几点:

1. 合理安排探视时间 根据患者的病情安排探视,新入院患者病情没有得到控制,最好在入院7～10日后再行探视;其他患者可以每天或者隔天探视。探视时尽力避开查房、护理操作和患者休息时间。

2. 探视要求 严格执行探视制度,遵守探视时间。探视时不可携带危险物品进入病房,应该在规定的探视场所进行,未经医生许可,不可将患者带出病房;探视时情绪波动大、有特殊企图的患者要暂停探视;需到床边探视的家属应由工作人员陪同进入病房;探视结束,患者经过安全检查后,方能进入病区。

3. 专人负责 探视过程中要有专人负责,专项登记,探视前后清点病房患者人数,向家属和患者做好探视安全教育,交代注意事项。

4. 安全检查 家属携带物品应经护士安全检查后进行入库登记,对拒收物品要向家属做好解释。特别交代探视家属不能私下给患者物品,以防造成不良后果。

5. 安全教育 护士应利用家属探视的机会,交代患者的住院情况,对家属的疑虑作解释,做好探视安全教育,叮嘱家属在探视时照顾好患者,防止患者出走、自伤等危险事件的发生。

第四节　精神科患者的分级护理

精神科分级护理是根据患者病情轻重和对自身、他人及周围环境安全的影响程度,对患者做分级护理。

一、特级护理适用对象与内容

(一) 特级护理适用对象

1. 精神患者伴有严重躯体疾病,生活完全不能自理,随时有生命危险,如心衰、高血压危象等患者。

2. 有明显意识障碍,有严重自杀、自伤危险或者自杀未遂的患者。

3. 因精神药物引起严重不良反应如急性粒细胞减少、锥体外系反应、剥脱性皮炎等,出现危象、危及生命患者。

4. 被迫入院,极端兴奋躁动,有严重的冲动伤人、自杀外走等行为的患者。

(二) 特级护理的内容

1. 24 小时专人看护,评估病情,制订详细护理计划,严密观察病情变化,做好护理记录。

2. 做好基础护理,认真落实各项治疗和护理常规,严防并发症,做好晨晚间护理,保持患者皮肤、口腔、头发清洁。

3. 备好抢救物品,随时做好抢救准备。

4. 实行封闭式管理。

5. 加强导管护理,无导管脱落和污染。

6. 严格记录出入量,及时反馈。

7. 对于进行约束的患者,严格遵守约束制度,执行约束护理常规,保证患者的安全。

二、一级护理适用对象和内容

(一) 一级护理适用对象

1. 有极度兴奋躁动、行为紊乱、自杀自伤、伤人、毁物、出走行为或企图的患者。

2. 木僵、拒食、伴有严重躯体疾患的患者。

3. 生活不能自理的患者。

4. 新入院的患者。

5. 司法鉴定的患者。

6. 特殊检查和治疗需严密评估病情和加强监护的患者。

(二) 一级护理的内容

1. 安置于重点病室,严密监护,评估病情,重点交班,实施封闭式管理。

2. 患者昼夜均要在护士的视线范围内,认真观察病情和药物的副作用,外出检查必须由工作人员陪同,生活物品由工作人员保管,做好安全护理,严防自杀、伤人等暴力事件的发生。

3. 正确执行医嘱,保证治疗和各项护理措施到位。

4. 执行危险品管理制度,定期检查危险物品,杜绝安全隐患。

5. 有"四防"行为的患者,视病情需要给予保护性约束,做好交班和记录。

6. 保证患者的营养和水分,做好饮食护理,根据需要可以喂食、行鼻饲或静脉补液。

7. 给予或者协助患者做好生活护理,保证皮肤、口腔、头发、床单位的清洁、干燥。

8. 必要时协助患者翻身、改变体位和有效咳嗽,防止皮肤压疮。

9. 酌情进行心理辅导。

三、二级护理适用对象和内容

(一)二级护理适用对象

1. 一级护理患者病情稳定,精神症状不危害自己或他人。

2. 疾病缓解期,生活只能部分自理的患者。

3. 因精神科药物引起轻度药物不良反应的患者。

4. 年老体弱或儿童患者。

5. 伴有一般躯体疾病的患者。

(二)二级护理的内容

1. 安置一般病室,白天在护士视野之内活动,入睡后,不定时巡视,一般 15~30 分钟巡房一次,安全护理到位。

2. 正确执行医嘱,保证各项治疗和护理常规落实到位。指导患者正确服药,观察药效和副作用,发现异常及时上报。

3. 遵医嘱指导患者饮食和睡眠护理,保证治疗效果。

4. 协助或指导患者做好生活护理和其他常规护理。

5. 告知患者相关制度,并且针对疾病进行功能训练。

6. 加强心理护理,进行健康教育。

7. 有计划安排患者参加病房的工娱治疗活动等。

8. 每周填写护理记录 1～2 次。

四、三级护理适用对象和内容

(一)三级护理适用对象

1. 经治疗精神症状基本消失,病情稳定,等待出院的康复期患者。

2. 无自伤、自杀、出走、冲动等危险的患者。

3. 躯体疾病缓解,生活能自理的患者。

4. 神经症患者。

(二)三级护理的内容

1. 安置一般病室,可实施开放式管理,用物自行管理,在规定的时间内允许患者外出或者请假出院。

2. 充分调动患者的积极性,鼓励患者参与病区管理,培养和锻炼患者回归社会的能力。

3. 指导患者饮食和睡眠护理,督促患者完成生活护理。

4. 完成各项治疗和护理常规。

5. 协助患者完成康复训练计划。

6. 做好患者的心理护理和健康教育。

第五节　精神疾病患者的组织与管理

精神科患者因为症状的特殊性和行为表现的多样性,要求病房的设备、结构与病房管理除具备一般内外科病房条件外,还应该有适应精神病患者特殊需要的环境和管理办法,加强对精神病患者的组织和管理成为护理工作的重点和难点。

一、精神疾病患者的组织

精神病患者的组织工作是在病区护士长的领导下,由责任心强,具备有一定组织管理能力的专职护士牵头完成。护士首先要制订患者每天的活动计划,统一安排患者工娱疗活动,可以从恢复期的患者中挑选病情稳定、有责任心、有能力、热心为他人服务的患者,成立管理委员会,协助护士开展各项活动,并定期开会、讨论活动效果,注意随时补充委员会成员,保证委员会的工作持续进行。

二、精神障碍患者的管理

根据患者的病情和医院的条件,推行开放式管理或封闭式管理,也可以两者结合的办法。

1. 开放式病房的管理　随着医学模式的转变和精神卫生事业的发展,对住院精神障碍患者的管理正在由封闭式管理向开放式管理转变。目前,开放式管理已经成为国内精神科病房管理的发展趋势。开放式管理主要是为了锻炼和培养稳定期患者的社会适应能力,满足患者的心理需要,调动患者的积极性和主动性,帮助患者逐步达到生活自理,适应正常社会环境,早日回归社会。

开放式管理主要适应一些神经症、病情稳定、康复期待出院的能安心治疗、遵守纪律的患者。开放式管理包括半开放管理和全开放管理。半开放管理是封闭病房的患者在病情允许的情况下,由医生开具医嘱,每天在规定的时间内患者可由家属陪伴自行参加医院内的各种康复训练、治疗、检查、散步等活动,周末可由家属陪伴回家探亲或外出购物等。全开放管理类似于普通综合性医院的管理,病房环境是完全开放的,患者可以自由出入病房,不强制患者穿医院统一服装,可穿戴自己喜爱的衣物。患者自行支配钱物,不限定所带物品。这种管理方法促进了患者与外界的接触和情感交流,有利于家庭社会功能的提高。

2. 封闭式患者的管理　封闭式管理是指患者入院后由病房工作人员统一管理,穿统一病员衣服,患者所有的外出检查和治疗活动均由工作人员陪同,患者不能自由出入病房,限制携带物品,饮食由医院食堂统一配送。封闭式管理便于组织管理、观察、照顾患者,可有效防止意外事件的发生。封闭式病房管理主要适用于急性期行为紊乱、有较大危险性,如冲动伤人、出走、毁物、伤人自伤等,以及病情波动无自知力、家人没有条件陪伴的患者。

(罗　珊)

思与练

一、单项选择题

1. 接触精神疾病患者的技巧中,**不适合**的是

A. 表情要自然　　　　　　　　　　　B. 对妄想患者,可通过争辩帮助其认识自身疾病

C. 语气轻柔,语速要慢　　　　　　　　D. 对老年患者,可通过触摸使其感到温暖

E. 当患者说话漫无边际时,可适当引导

2. 对不同症状患者接触时的要点,**不正确**的是

A. 对缄默状态的患者静坐其身旁　　　　B. 对妄想患者启发其诉说并以听为主

C. 对抑郁消极患者诱导其诉说内心的痛苦　D. 对有攻击行为的患者不能与其交谈

E. 对恐惧的患者,主动接近,态度温和

3. 护士观察患者的言语、表情、动作行为,属于

A. 直接观察　　　　　　　B. 间接观察　　　　　　　C. 直接与间接观察

D. 间断观察　　　　　　　E. 全面观察

4. 夜班护士在巡视病房的过程中,观察患者睡眠时的姿势、呼吸等情况,属于下列观察方法中的

A. 直接观察　　　　　　　B. 间接观察　　　　　　　C. 直接与间接观察

D. 间断观察　　　　　　　E. 全面观察

5. 关于建立治疗性护患关系中接触患者时态度,**不正确**的是

A. 理解患者的感受,从患者的角度考虑问题

B. 尊重患者

C. 持续性和一致性的态度

D. 批判的态度

E. 良好的沟通技巧

6. 患者男,精神分裂症。入院后经常卧床并侧耳倾听,说有人在室外议论他,说他是班上最坏的学生,要开除他,公安局要来逮捕他。患者到处寻找议论他的人未能找到,因此常向窗外回答说"我要和你们辩论,我太冤枉了"等等。患者向护理人员诉说以上情况,护士应回答

A."对,我也听到了"　　　　　　　　B."不可能,我没有听到"

C."我知道了你的情况,你一定很难过"　D. 装做没有听到患者的讲述,而离开

E."这太荒唐了,不可能"

7. 一位躁狂症患者在病房里整天忙碌不停,好管闲事,夸夸其谈。与其适宜的沟通方式为

A. 与患者互动　　　　　　　　　　　B. 用平和的语气对话并适时沉默

C. 与其争辩　　　　　　　　　　　　D. 沉默

E. 批评或禁止其说话

8. 患者女,独自站在窗户前,不停地说着话,并用手指指点点,一脸很生气的样子。如果护士想询问患者,较合适的表述方式是

A."发生了什么事,使你这么生气"　　B."是不是耳朵有声音"

C."跟谁吵架了"　　　　　　　　　　D."不要理睬耳朵里的声音,这是幻听"

E."不要生气了,安心住院"

9. 针对不同情况患者的观察要点,**不正确**的是

A. 新入院者需全面观察

B. 疾病发展期的患者重点观察精神症状和心理状态

C. 开始治疗的患者重点观察症状消失情况和对疾病的认识态度

D. 有心理问题者重点观察心理反应与需求

E. 有行为问题者重点观察行为表现及心理需求

10. 精神科的基础护理**不包括**

A. 治疗护理　　　　　　　B. 安全护理　　　　　　　C. 生活护理

D. 睡眠护理　　　　　　　E. 饮食护理

11. 关于饮食护理的实施,应**避免**
    A. 餐具应每位患者一套并自行保管 　　　　B. 饮食的种类要按医嘱执行
    C. 安排固定座位 　　　　　　　　　　　　D. 护士应全程观察患者的进餐过程
    E. 抢食、暴食患者应安排单独进餐

12. 对被害妄想、怀疑饭菜有毒的精神障碍患者,正确的饮食护理措施为
    A. 采取单独进餐 　　　　　B. 将饭菜杂拌 　　　　　C. 给予特殊饮食
    D. 可让其挑选饭菜 　　　　E. 鼻饲灌注

13. 关于安全护理的措施,**不正确**的是
    A. 对有伤人、自杀、外走的患者,护士要做到心中有数
    B. 严重患者安置在重症室内24小时监护
    C. 病区危险品要严加管理
    D. 每30分钟巡视住院患者1次
    E. 建立风险管理告知制度

14. 进出病区的护士站应做到随手关门,其目的主要在于
    A. 利于清点、储存物品 　　　　　　　　B. 保持办公室、治疗室清洁
    C. 防止患者擅自取用危险品、药品等 　　D. 减少人员接触、防止院内感染
    E. 保护患者的隐私

15. 在护送精神障碍患者过程中,**不安全**的是
    A. 护送途中工作人员思想要高度集中,不得与其他工作人员闲聊
    B. 患者在外出途中若要去厕所,可以让患者自行前往
    C. 对有严重出走企图或不合作者需1～2名专人护送
    D. 患者离开病房时要穿病员服
    E. 在分岔路口、转弯等处要站好岗位

16. 关于精神障碍患者睡眠的描述,**不正确**的是
    A. 应该安排患者午睡的时间
    B. 鼓励有规律的睡眠,定点睡觉,定点起床
    C. 精神障碍患者午睡的时间不要太长,一般1～2小时
    D. 临睡前督促患者排空膀胱
    E. 由于睡眠对精神障碍患者来说很重要,因此不论多晚,患者不想起床的时候,不必督促他们起床。

17. **不需要**采取一级护理的患者是
    A. 严重自伤、自杀行为、擅自出走者 　　B. 冲动、伤人、毁物行为者
    C. 兴奋躁动、行为紊乱者 　　　　　　　D. 司法鉴定者
    E. 轻度药物不良反应者

18. 封闭管理中,**不符合**一级护理要求的是
    A. 做好护理记录及交班工作 　　　　　　B. 患者应安置于一级护理病室内
    C. 可在医院内自由活动 　　　　　　　　D. 活动不能离开护士视野
    E. 患者外出检查、治疗须有护理人员看护

19. 对于精神症状不危害自己和他人的患者,应给予
    A. 特级护理 　　　　　B. 个案护理 　　　　　C. 一级护理
    D. 二级护理 　　　　　E. 三级护理

20. 规范的探视护理是
    A. 工作人员谁有空谁接待探视家属
    B. 探视结束必须做安全检查

　　C. 探视家属可随时将物品交给患者

　　D. 探视者可以随意带患者离开病房

　　E. 为了保护患者的权利,在探视过程中不论发生什么情况都不能终止探视

21. 一位探望者带着包装漂亮的礼物来病室看望患者,护士最恰当的处理为

　　A. 将礼物打开检查　　　　　　　　　B. 建议探望者收回礼物

　　C. 让患者和探望者单独见面　　　　　D. 建议患者当面将礼物打开

　　E. 询问探望者漂亮包装里面是什么

22. 患者男,38岁。在检查途中和护士(女)说"我想上厕所"。面对这种情况,护士合理的处置是

　　A. 让患者自己去　　　　　　　　　　B. 要求患者坚持到目的地

　　C. 请同去的男性工作人员陪同患者去　D. 叫另一名患者陪同去

　　E. 对患者说"你又出什么歪点子"

23. 患者向护士要一把指甲钳修剪指甲,护士正确的做法是

　　A. 给患者指甲钳后离开　　　　　　　B. 不予理睬

　　C. 给指甲钳并看护患者剪完指甲　　　D. 拒绝患者的要求

　　E. 以上都不正确

24. 为了确保安全,规范的护理操作是

　　A. 患者结束探视后可以直接返回病房

　　B. 一名工作人员可以护送多名患者

　　C. 危险物品应做到每周清点

　　D. 患者出入病房必须清点人数

　　E. 实施治疗时为了方便操作,器械和废物可以随意放置

25. 下列存在安全隐患的护理是

　　A. 护理评估内容只听家属介绍

　　B. 发药时要有2～3名工作人员参加

　　C. 应定期检查病区中的各种设备如电器设备、门窗玻璃等物品

　　D. 告知探视人不得将利器、玻璃瓷器、酒类、易燃物品等带入病区或擅自交予患者

　　E. 患者进出病房时,护士要认真清点患者人数

二、思考题

1. 简述治疗性护患关系的建立过程的阶段及主要任务。

2. 简述精神科分级护理的适用对象和护理措施。

3. 如何对精神障碍患者进行组织和管理?

第四章

精神科治疗的护理

学习目标

1. **掌握** 精神药物治疗、物理治疗、心理治疗的适应证与禁忌证；药物治疗常见不良反应与处理；精神药物治疗的护理。
2. **熟悉** 电痉挛治疗的方法及并发症；电痉挛治疗、心理治疗的护理。
3. **了解** 药物治疗、物理治疗、心理治疗、康复治疗的概念和分类。
4. **学会** 运用护理程序为精神科患者实施精神药物治疗的护理。
5. 能全面观察并评价治疗的反应和效果，具备一定的心理、康复治疗技能和药物不良反应的急救能力。

据卫计委(原卫生部)2012年公布的数据显示，我国各类精神疾患人数在1.6亿以上，精神疾病已成为我国严重的公共卫生和社会问题。目前临床治疗精神疾病的主要方法包括躯体治疗(药物治疗、电痉挛治疗)、心理治疗、康复治疗等。

第一节 躯体治疗的护理

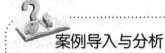

案例导入与分析

案 例

患者女,58岁,退休教师。半年前女儿因涉嫌贪污被拘捕,2周前被判刑,女婿同时提出离婚。1周前患者出现夜间不眠,常掀开窗帘向外窥视,讲话低声细语,称不能让公安局监视的人抓住把柄。逐渐不讲话,以写纸条、打手势表达意见。近3天来不进饮食,不断开、关门,大声对楼道叫骂,声称在回击。有时大声哭泣,流露出轻生观念;有时化妆,穿新衣,说不能让人看笑话。入院后有时卧床不语,有时围着桌子转圈,口中念念有词。予氟哌啶醇肌注,1周后基本恢复正常。入院诊断:急性短暂性精神病。

请结合本节的学习,思考回答:

1. 患者目前主要护理问题是什么?

2. 应对其采取哪些相应的护理措施?

精神障碍的躯体治疗(somatotherapy)主要包括药物治疗和物理治疗。药物治疗是改善精神障碍,尤其是严重精神障碍的基本措施。而曾经广泛应用的胰岛素休克治疗和神经外科疗法现已限制使用或不再使用。

一、药物治疗与护理

精神障碍的药物治疗是指通过应用精神药物来改变病态行为、思维或心境的一种治疗手段。1952年,第一个治疗精神障碍的合成药物氯丙嗪的出现,开创了现代精神药物治疗的新纪元。精神药物(psychotropic drugs)是指作用于中枢神经系统,能够改善患者的认知、情感和行为的药物。根据临床作用特点分为:抗精神病药物、抗抑郁药物、心境稳定剂/抗躁狂药物、抗焦虑药物、中枢神经兴奋药、脑代谢药等。

(一) 抗精神病药物

抗精神病药物(antipsychotic drugs)是一组用于治疗精神分裂症、躁狂发作和其他精神病性精神障碍的药物。对重症精神病的症状控制效果明显。

1. 分类

(1)第一代抗精神病药:又称神经阻滞剂(neuroleptics)、典型抗精神病药、传统抗精神病药。主要药理作用是阻断中枢多巴胺 D_2 受体,进而控制精神障碍患者的幻觉、妄想、兴奋、敌对情绪和异常行为等阳性症状。代表药物有吩噻嗪类(如氯丙嗪、奋乃静)、硫杂蒽类(如氯普噻吨)、丁酰苯类(如氟哌啶醇、五氟利多)、苯甲酰胺类(舒必利)等。氯丙嗪(又名冬眠灵)应用最早,兼具较强的镇静作用。氟哌啶醇的注射剂常用于处理精神科的急诊问题,有抑郁症病史者不宜服用此药,小剂量可用于儿童注意缺陷多动障碍及抽动秽语综合征。此类药物的不良反应有中枢抑制、抗 M 胆碱受体症状(类似阿托品)。锥体外系反应有帕金森综合征;接触性皮炎或皮疹;拮抗 α 受体,使血压下降。

(2)第二代抗精神病药:又称非典型抗精神病药、新型抗精神病药等。第二代药物在治疗剂量时,抗胆碱受体和镇静作用弱,锥体外系反应轻,但少数药物催乳素水平升高仍明显。按药理作用分为4类:① 5-羟色胺和多巴胺受体拮抗剂(serotonin-dopamine antagonists,SDAs),如利培酮、奥氮平、喹硫平、齐拉西酮等;②多受体作用药(multi-acting receptor targeted agents,MARTAs),如氯氮平;③选择性多巴胺 D_2/D_3 受体拮抗剂,如氨磺必利;④多巴胺受体部分激动剂,如阿立哌唑。氯氮平初始剂量宜低。利培酮在维持期治疗中,可继续发挥其临床疗效。齐拉西酮几乎不引起体重增加,应注意监测心电图 QT 间期。

2. 临床应用

(1)适应证与禁忌证:主要用于各类精神分裂症的治疗和预防复发。控制躁狂发作,也用于其他具有精神病性症状的非器质性或器质性精神障碍。

严重的心血管疾病、急性肝炎、严重肾病、严重感染、甲状腺功能减退和肾上腺皮质功能减退、重症肌无力、青光眼、同种药物过敏史者禁用。白细胞过低、孕妇和老人慎用。

(2)药物的选择:主要取决于靶症状、不良反应的差别、患者情况等因素。传统药物锥体外系反应多见,新型药物中部分药物体重增加更为突出。长效制剂有利于解决患者的服药不合作问题,但易发生迟发性运动障碍。

(3)急性期治疗:首次发作、首次起病或复发、病情加剧患者的治疗,均应视为急性期治疗。抗精神病药物治疗的加药速度及治疗剂量应个体化。初始用药从小剂量开始,1周内逐渐加至有效剂量,通常药物足量治疗4～6周症状可得到控制,切忌频繁更换药物。症状较为彻底缓解后,继续原有效剂量进行3～6月的巩固治疗。对于症状较轻、合作的患者,以口服给药为主;而兴奋躁动较严重、不合作者,常深部注射给药且不宜长期使用,注射时固定好患者,避免折针等意外发生。

(4)维持治疗:维持治疗可显著减少精神分裂症的复发。对于首次发病、缓慢起病的精神分裂症患者,维持治疗至少5年;而对于反复发作、经常波动或缓解不全的患者需无限期或终身药物治疗。维持治疗的剂量通常比有效剂量低。长效制剂在维持治疗上有一定优势。

3. 不良反应与处理

(1)锥体外系反应:系典型抗精神病药物治疗最常见的神经系统不良反应。

1)类帕金森症(parkinsonism):最为常见,治疗的最初1～2个月发生,女性多于男性。老年患者常见并因淡漠、抑郁或痴呆而误诊。以震颤(上肢远端多见)、肌张力高、运动不能和自主神经功能紊乱为主要临床表现。初始时运动过缓,手足震颤和肌张力增高,严重者可出现面具脸、慌张步态、佝偻姿势、流涎和皮脂溢出。处理:遵医嘱服用抗胆碱能药物盐酸苯海索,抗精神病药物的使用应缓慢加药或使用最低有效剂量。

2)急性肌张力障碍(acute dystonia):出现最早,常在治疗1周或首次用药后发生,儿童多见,男性多于女性。临床表现:个别肌群突然发生的持续痉挛,以面、颈、唇和舌肌多见,也可累及躯干和四肢。包括斜颈、挤眉弄眼、眼上翻、张口困难、吐舌、角弓反张、扭转痉挛等。处理:立即安抚患者并通知医生,肌注东莨菪碱0.3mg或异丙嗪25mg,有时需减少药物剂量,加服苯海索;如不缓解,可改用锥体外系反应低的药物。

3)静坐不能(akathisia):发生在用药后1～2周,氟哌啶醇发生率最高,女性多于男性。表现为不能控制的激越不安、不能静坐、反复走动或原地踏步,常伴焦虑,易激惹,甚至自杀行为。易误诊为精神病性激越或精神病情加重,故错误地增加精神药物剂量,从而使症状进一步恶化。处理:遵医嘱用苯二氮䓬类药和β-受体阻滞剂如普萘洛尔,或需减少药物剂量。

4)迟发性运动障碍(tardive dyskinesia,TD):多见于持续用药几年后,用药时间越长,发生率越高。临床上以不自主、有节律或不规则的刻板运动为特征,最早体征常是舌或口唇周围的轻微震颤或蠕动。精神紧张或情绪激动时加重,睡眠时消失。处理:尚无有效治疗药物,关键在于预防。避免使用抗胆碱能药物(如东莨菪碱、苯海索),换用锥体外系反应低的药物。异丙嗪和银杏叶提取物可能具有一定改善作用。

(2)其他中枢神经系统不良反应

1)恶性综合征(malignant syndrome):是一种少见、严重的不良反应。最常见于氟哌啶醇、氯丙嗪和氟奋乃静等药物治疗时。其发生可能与加药过快、剂量过高、营养不良、脱水、合并脑器质性疾病等因素有关。临床表现:自主神经功能紊乱(如心悸、出汗)、意识波动、肌肉强直、高热。处理:遵医嘱停用抗精神病药物,给予支持治疗。急救期可用肌肉松弛剂如丹曲林和促进中枢多巴胺功能的溴隐亭治疗。

2)癫痫发作:多见于氯氮平、氯丙嗪和硫利达嗪治疗时。处理:做好保护措施,加药缓慢,必要时停药或换药。

(3)精神方面的不良反应:镇静作用通常很快因耐受而消失;氯氮平、氯丙嗪等较易出现撤药反应,如失眠、焦虑不安;舒必利、奋乃静、三氟拉嗪、利培酮等有轻度激活或振奋作用;传统药物易引起抑郁情绪;吩噻嗪类倾向于抑制精神运动和注意,但一般不影响高级认知功能。

(4)自主神经的不良反应

1)抗胆碱能副作用:口干、视力模糊、尿潴留、便秘等。勤饮水、多食粗纤维食物,多运动,养成定时排便习惯;减药或停药,心跳加快者遵医嘱服普萘洛尔,尿潴留和麻痹性肠梗阻者遵医嘱肌注新斯的明,无效可行导尿或灌肠。

2)α 肾上腺素能阻滞作用:体位性低血压、反射性心动过速及射精延迟。体位性低血压在治疗初常见,氯丙嗪肌注更易出现。患者起床或站立需缓慢,避免剧烈运动、长时间热水淋浴。如出现眩晕、眼前发黑,防止跌倒并取头低足高位;严重者调整药物剂量或换用肾上腺素受体作用轻的药物,遵医嘱给予去甲肾上腺素、间羟胺等升压。因肾上腺素兼有 β - 受体激动作用,使外周血管扩张,故禁用。

(5)代谢内分泌的不良反应

1)体重增加:嘱患者节制饮食,适当运动,定期监测体重、血糖、血脂,必要时遵医嘱减药或换药。

2)催乳素分泌增加:引起闭经、泌乳、性功能障碍,一般停药后可恢复。

(6)QT 间期延长与心源性猝死:尤其见于硫利达嗪,需定期查心电图,及时发现 QT 间期的变化并纠正低钾血症,配合医生抢救。

(7)其他不良反应:胃肠道反应多出现在服药初期,肝脏不良反应以氯丙嗪引起多见,轻者不必停药,出现黄疸者立即停药,加强护肝治疗。粒细胞缺乏罕见,氯氮平发生率较高,用药前后应常规定期监测血象。过敏反应罕见,常见药疹,严重者可有剥脱性皮炎。

(8)过量中毒:最早征象是激越或意识混浊,可见肌张力障碍、抽搐和癫痫发作。常有严重低血压、心律失常、低体温。治疗基本上是对症的,大量输液,维持体温,控制癫痫。毒扁豆碱可用作解毒药,过量数小时后都应洗胃,血液透析作用有限,禁用肾上腺素。

知识拓展

精神分裂症的治疗要点

治疗以抗精神病药物的应用为主。急性阶段以药物治疗为主,慢性阶段用药物维持治疗控制精神症状的同时,加强社会心理康复训练可使患者的精神活动,特别是行为得到最大限度的调整和恢复。

1. 药物治疗应强调早期、低剂量起始,逐渐加量,足量、足疗程的"全病程治疗"的原则。一般急性期2～3个月,巩固期治疗4～6个月,剂量不变。维持期剂量应个体化,维持治疗对于减少复发或再住院具有肯定作用,第一次发作维持治疗1～2年,第二次或多次发作维持治疗时间应更长,甚至是终生服药。原则上单一用药。

2. 电抽搐治疗对控制言语运动兴奋,解除木僵、拒食及伴有严重自杀企图的抑郁状态或经多种抗精神病药物治疗效果不明显的患者有良好效果。

3. 心理治疗在应用药物治疗的同时,必须重视环境影响,情绪因素以及发挥人在治疗中的主观能动作用。

（二）抗抑郁药物

抗抑郁药物（antidepressant drugs）是一类治疗各种抑郁状态的药物，对强迫、焦虑、恐惧、慢性疼痛等也有效果。治疗中应遵循足量、足疗程的治疗原则。一种药物足量治疗 6～8 周仍无效，才可考虑换药。

1. 分类

（1）传统抗抑郁药物：①三环类抗抑郁药（tricyclic antidepressants，TCAs）和在此基础上开发出来的四环类或杂环类抗抑郁药：丙咪嗪、氯米帕明、阿米替林、多塞平、马普替林、米安色林、阿莫沙平；②单胺氧化酶抑制剂（monoamine oxidase inhibitors，MAOIs）：一类为不可逆性单胺氧化酶抑制剂（如苯乙肼），可与某些药物和食物相互作用产生一定危险（如避免进食含酪胺的食物，以防高血压危象）；另一类为新一代单胺氧化酶抑制剂（如吗氯贝胺等），目前临床广泛使用。

（2）新型抗抑郁药物：①选择性 5- 羟色胺再摄取抑制剂（selective serotonin reuptake inhibitors，SSRIs）：为临床治疗抑郁症的首选药物，有氟西汀、帕罗西汀、舍曲林、氟伏沙明、西酞普兰等；② 5- 羟色胺和去甲肾上腺素再摄取抑制剂（serotonin norepinephrine reuptake inhibitors，SNRIs）：文拉法辛、曲唑酮、米氮平、安非他酮等；③去甲肾上腺素和多巴胺再摄取抑制剂（norepinephrine dopamine reuptake inhibitors，NDRIs）；④选择性去甲肾上腺素再摄取抑制剂（noradrenalinereuptake inhibitors，NRIs）；⑤ 5- 羟色胺阻滞和再摄取抑制剂（serotonin antagonist and reuptake inhibitors，SARIs）；⑥ α_2 肾上腺受体阻滞剂或去甲肾上腺素能及特异性 5- 羟色胺能抗抑郁药（noradrenergic and specific serotonergic antidepressant，NaSSA）；⑦褪黑素能抗抑郁药（melatonergic antidepressant）。

2. 选择性 5- 羟色胺再摄取抑制剂

（1）适应证：抑郁症、强迫症、惊恐症和贪食症，尤其适用于不能耐受抗胆碱能药物的患者。

（2）临床特点：这类药物的起效时间需要 2～3 周。半衰期长，多数只需每天给药 1 次。不良反应轻，有轻度胃肠反应、失眠和性功能障碍，持续时间短、可耐受。心血管和抗胆碱副作用轻微，过量较为安全，前列腺肥大和青光眼患者可用。

（3）药物的选择：氟西汀的半衰期最长，适用于抑郁、强迫和贪食症等患者。帕罗西汀导致停药反应的概率较高。氟西汀、帕罗西汀是广泛性焦虑的首选药。舍曲林适用于抑郁和强迫症，包括儿童青少年患者，早期易产生焦虑或惊恐。氟伏沙明有一定的睡眠改善作用，性功能障碍较少发生。西酞普兰和艾司西酞普兰对肝脏细胞色素 P_{450} 酶的影响在 SSRIs 中最小，几乎没有药物配伍禁忌，安全性较强。

3. 三环类抗抑郁药

（1）适应证与禁忌证：适用于各类以抑郁状态为主的精神障碍，尤其是不典型抑郁和重度抑郁症。还可治疗焦虑症、恐惧症、强迫症、儿童遗尿症。对于精神分裂症伴有的抑郁症状，治疗宜谨慎。

严重的心肝肾疾患、粒细胞减少、TCAs 过敏、青光眼、前列腺肥大、妊娠前 3 个月的孕妇等禁用。癫痫和老人慎用。

（2）药物的选择：丙咪嗪是最早发现的抗抑郁化合物，其镇静作用弱，可治疗迟滞性抑郁症及儿童遗尿症。阿米替林适用于激越性抑郁。氯米帕明常用于强迫症。多塞平抗焦虑作用较强，可用于治疗恶劣心境障碍和慢性疼痛。

（3）用法与剂量：应从小剂量开始，1～2周逐渐增加到最大有效剂量。由于TCAs在体内的半衰期长，应每日1次睡前服用，这样可避免白天过度镇静和抗胆碱能不良反应。如剂量足够，治疗6～8周无效者可考虑换药。症状缓解后，仍以有效剂量继续巩固4～6个月，然后进入维持治疗阶段，可视病情及不良反应的情况逐渐减少剂量。一般维持治疗需6个月～1年，反复发作、病情不稳定者应长期维持用药。

（4）不良反应与处理：发生的频度与程度和血药浓度呈正相关。

1）抗胆碱能不良反应：最常见，出现的时间往往早于药物发挥疗效的时间。如视物模糊、尿潴留、肠麻痹，一般在继续治疗中可减轻，应遵医嘱减药或停药，加拟胆碱能药对抗副作用。

2）中枢神经系统不良反应：表现为嗜睡、乏力、震颤等。癫痫患者可诱发癫痫发作，老年患者易出现意识模糊或谵妄。处理：出现震颤可减少剂量或换药，或采用β受体阻滞剂治疗。

3）心血管不良反应：是主要的不良反应，常见有心动过速、体位性低血压。QT间期延长可诱发心律失常，P-R间期和QRS时间延长引起传导阻滞等。应监测心电图。

4）其他：性方面的不良反应、体重增加、恶心，过敏反应、粒细胞减少等。

5）过量中毒：表现为昏迷、癫痫发作、心律失常、呼吸抑制等。处理：试用毒扁豆碱缓解抗胆碱能作用，每0.5～1小时重复给药1～2mg；及时洗胃、输液；积极处理心律不齐，控制癫痫发作。由于三环类药物的抗胆碱能作用使胃内容物的排空延迟，即使过量服用后数小时，仍应洗胃。

（5）药物间的相互作用：西咪替丁、哌甲酯、氯丙嗪、氟哌啶醇等可抑制TCAs代谢；而卡马西平、苯妥英、烟酒等可增加TCAs代谢。与抗惊厥药合用，可降低抗惊厥药作用。与甲状腺制剂合用，可互相增效，导致心律失常。拮抗精神病药的抗胆碱副作用等。

（三）心境稳定剂

心境稳定剂（mood stabilizers）又称抗躁狂药物（antimanic drugs），是治疗躁狂以及预防双相障碍的躁狂或抑郁发作的药物。主要包括锂盐（碳酸锂）和某些抗癫痫药如丙戊酸盐、卡马西平和拉莫三嗪。新一代抗精神病药也可用于躁狂或双相障碍的治疗。

1. 碳酸锂　碳酸锂（lithium carbonate）是锂盐的一种口服制剂，目前是治疗躁狂症和双相情感障碍的首选药物。

（1）适应证与禁忌证：对躁狂症以及双相障碍的躁狂发作或抑郁发作均有治疗和预防作用。对于精神分裂症伴有情绪障碍和兴奋躁动症状者，可作为抗精神病药物治疗的增效药。

急性肾炎、肾功能不全、严重心脏疾病、重症肌无力、妊娠后的前3个月内以及缺钠或低盐饮食者禁用。哺乳期妇女服药期间应停止哺乳。

（2）用法和剂量：一般饭后服用，小剂量开始逐渐增加到治疗量。一般在7～10天显效，6～8周可完全缓解。锂盐的中毒剂量与治疗剂量接近，临床上需监测血锂浓度，抽血检查应在服药后约12小时后。急性期血锂浓度宜为0.6～1.2mmol/L，维持治疗为0.4～0.8mmol/L，超过1.4mmol/L易中毒。治疗开始时，可与氯丙嗪或苯二氮䓬类药物联合应用。待兴奋症状控制后，逐渐撤除抗精神病药物和苯二氮䓬类，避免长期合用掩盖碳酸锂中毒的早期症状。在第二次发作缓解后给予维持治疗，维持时间可持续到病情稳定达到既往发作2～3个循环的间歇期或持续2～3年。

(3)不良反应与处理:缺钠或有肾脏疾病患者易导致体内锂蓄积中毒。一般发生在服药后的 1～2 周。

1)早期的不良反应:无力、疲乏、嗜睡、手指细颤、厌食、上腹不适、恶心、呕吐、腹泻、多尿、口干等。

2)后期的不良反应:持续多尿、烦渴、体重增加、甲状腺肿大、黏液性水肿、手指细震颤。粗大震颤提示血药浓度已接近中毒水平。锂盐干扰甲状腺素的合成,女患者可引起甲状腺功能减退。

3)锂中毒先兆:频繁呕吐、腹泻、手指粗大震颤、抽动、呆滞、眩晕、构音不清及意识障碍等。如血锂超过 1.4mmol/L 时应减量。

4)锂中毒与处理:引起锂盐中毒的原因很多,包括摄入过多、血钠过低、合并肾脏疾病、年老体弱等。中毒症状包括:共济失调、肢体运动协调障碍、肌肉抽动、言语不清和意识模糊,重者昏迷、死亡。处理:遵医嘱立即停用锂盐,大量给予生理盐水或高渗钠盐加速锂的排泄,纠正酸碱平衡,或进行血液透析,一般无后遗症。密切观察患者意识、生命体征,每 4～6 小时监测血锂。鼓励患者多饮水,进食足量食盐,一般每日不少于 3g,观察记录尿量变化、肢体水肿情况,严防心、肾衰竭。因锂从中枢系统清除较慢,临床症状改善往往滞后于血锂下降。

2. 抗癫痫药物　卡马西平对急性躁狂和预防躁狂复发均有效,尤其是对锂盐治疗无效、不能耐受锂盐不良反应的及快速循环发作的躁狂患者,效果较好。卡马西平与锂盐合用可预防双相患者复发。青光眼、前列腺肥大、糖尿病、酒依赖者慎用,粒细胞缺乏、血小板减少、严重心脏病、肝病、孕妇及过敏者禁用。丙戊酸盐对混合型躁狂、快速循环型情感障碍以及锂盐治疗无效者疗效好。常见不良反应有胃肠刺激症状以及镇静、共济失调、震颤等,有肝胰疾病者慎用。

(四)抗焦虑药物

抗焦虑药物(anxiolytic drugs)是一类可以消除或减轻焦虑、紧张、恐惧,兼有镇静催眠、抗惊厥作用的药物。目前最常用的抗焦虑药物为苯二氮䓬类,其他还有丁螺环酮、β-肾上腺素受体阻滞剂如普萘洛尔以及部分三环类抗抑郁药等。

1. 苯二氮䓬类常用药物包括地西泮、氯氮䓬、氟西泮、氯硝西泮、阿普唑仑、劳拉西泮、奥沙西泮、咪达唑仑。

(1)适应证与禁忌证:用于治疗失眠、神经症、癫痫及各种躯体疾病伴随出现的焦虑、紧张、失眠、自主神经系统紊乱等症状。也可用于各类伴焦虑、紧张、恐惧、失眠的精神病以及激越性抑郁、轻性抑郁的辅助治疗,酒精急性戒断症状的替代治疗。

严重心血管疾病、肾病、药物过敏或药物依赖、妊娠前 3 个月、青光眼、重症肌无力、酒精及使用中枢神经抑制剂等情况禁用。老人、儿童、孕妇慎用。

(2)临床应用:小剂量开始,3～4 天加到治疗量,急性期开始剂量可稍大。长期应用不能预防复发,维持 2～6 周后逐渐停药,以防成瘾。停药过程不应短于 2 周,以防症状反跳。不提倡两种及以上苯二氮䓬类药物同时使用。阿普唑仑兼具抗抑郁性,氟西泮、硝西泮用于睡眠障碍,氯西泮对癫痫效果较好,戒酒用地西泮替代最好,缓解肌肉紧张可用劳拉西泮、地西泮。地西泮、氯氮䓬半衰期长,劳拉西泮半衰期短。

(3)不良反应与处理:不良反应较少,最常见的为嗜睡、过度镇静、记忆力受损、运动协调性降低等。血液、肝肾的副作用少见,偶见兴奋、敌视行为、意识模糊等。长期应用可产生耐受性和依赖性,突然停药可引起戒断症状。因此,临床应用中需避免长期应用,且逐步缓慢停药。服药期间避免饮酒与从事高危险性工作。

毒性作用较小,单独服用过量者常进入睡眠状态,可被唤醒。如果同时服用其他精神药物或酒精以及严重躯体疾患者易导致死亡。处理主要是洗胃、对症,血液透析往往无效。

2. 丁螺环酮和坦度螺酮　丁螺环酮(buspirone)和坦度螺酮(tandospirone)是非苯二氮䓬类抗焦虑药物。通常剂量下没有明显的镇静、催眠、肌肉松弛作用,不影响机械操作和车辆驾驶。主要适应证为广泛性焦虑症,但起效慢,较少产生药物依赖和戒断症状。不良反应较少,如口干、头晕、头痛、失眠、胃肠功能紊乱等。儿童、孕妇及严重心、肝、肾疾病者慎用。丁螺环酮抗焦虑治疗的剂量范围15～45mg/d,坦度螺酮抗焦虑治疗的剂量范围30～60mg/d。

(五) 精神药物治疗的护理

【护理评估】

1. 躯体状况评估　既往史及诊治情况、现病史、饮食及营养状况、睡眠状况、活动和运动状况、排泄状况。

2. 精神状况评估　主要的精神症状表现,有无自杀的意念与企图。

3. 药物依从性评估　有无拒绝服药,是否存在藏药行为,能否坚持服药,是否按时复诊。

4. 药物不良反应评估　既往用药不良反应,本次用药发生不良反应的可能性,自我处理药物不良反应的经验,无法接受的不良反应。

5. 药物知识评估　对疾病和服用药物的了解程度,对药物维持治疗的认识等。

6. 社会支持评估　支持系统的状况、掌握精神药物知识的情况以及是否有时间和精力照顾患者,患者有无经济能力完成药物治疗。

【常用护理诊断 / 问题】

1. 营养失调:低于机体需要量　与吞咽功能下降、进食少、自理能力下降等有关。

2. 营养失调:高于机体需要量　与药物不良反应致胃口增加、活动减少有关。

3. 有外伤的危险　与药物不良反应、步态不稳、体位性低血压等有关。

4. 有感染的危险　与药物不良反应所致的粒细胞减少、过敏性皮炎等因素有关。

5. 不依从行为　与自知力缺乏、拒绝服药或不能耐受不良反应等有关。

【护理目标】

1. 患者维持适宜的营养状况,体重增加或下降减少。

2. 减少药物治疗的不良反应,采取积极应对措施,减少意外事件和感染的发生。

3. 患者精神状态得到有效控制或缓解。

4. 患者能够按时服药,坚持复诊。

5. 患者基本恢复生活自理能力。

【护理措施】

1. 基础护理　保证患者基本生理需求,加强饮食、睡眠、排泄、皮肤等基础护理。吞咽困难者,缓慢进餐或给予软食、流食;呛咳者可用吸管饮水,必要时鼻饲或静脉营养;训练患者定期排便的习惯,多活动,进食水果、蔬菜。

2. 心理护理　建立良好的治疗性护患关系,取得信任和配合,加强心理疏导,鼓励其述说自己的感受。向患者及家属阐释用药目的、方法和注意事项,药物治疗与不良反应间的关系,纠正患者在用药过程中的错误认知,主动配合治疗,建立对自己医疗行为的责任感。教会患者使用放松技巧,参加工娱活动。

3. 给药护理

(1)严格执行给药制度,确认患者将药物服下,以防弃药藏药。发药时药车不能随意放置,及时检查棉签、药瓶、注射器等是否齐全,避免遗留病室造成安全隐患。

(2)使用正确给药途径与方法,长效缓释片不可碾碎,以免降低药效;肌注用药进针要深,注射后勿按揉;静脉给药速度必须缓慢。

(3)密切观察病情及药物不良反应,发现问题及时通知医生。

(4)注意药物配伍禁忌。

4. 健康教育 对患者和家属进行相关疾病知识和精神药物知识教育,包括药物的作用、给药方式、识别和应对不良反应的方法。嘱家属督促患者坚持服药,定期复查,不可自行加药、减药、停药。有问题应向医护人员咨询反馈,发现病情有波动,及时来院就诊。

【护理评价】

1. 药物治疗是否达到预期效果,舒适感是否增加。

2. 药物治疗有无不良反应,如有,患者能否耐受及耐受程度如何。

3. 患者对自身疾病能否有客观认识。用药计划是否完整和符合患者需要。

4. 患者是否可以在出院后自行服药,如不能,应修改计划。

5. 患者的社会功能是否得到提高。

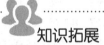

知识拓展

藏药行为的识别与预防

1. 藏药行为的临床表现

(1)使用带颜色的饮料或浓茶送服药物。

(2)服药后回避护理人员的例行检查。

(3)服药后立即去厕所或待护理人员离开后立即去厕所。

(4)服药时磨磨蹭蹭,将药物含于口中或压在舌下,或趁乱藏在手中等。

(5)抽血检测血药浓度降低或根本测不到。

2. 藏药行为的预防措施

(1)要求家属为患者配置透明的软塑料水杯。

(2)在服药前督促患者排空大小便。

(3)引导患者使用温开水、凉白开送服药物。

(4)要求患者当面服药,有藏药可能性的患者对手、口、杯、袋等检查。

(5)如怀疑患者吐药,可以于服药后将其安置在病室观察30分钟。

(6)每日对床单位安全检查,重点检查患者有无藏药及收藏其他危险物品。

(7)对于持续藏药、拒药且血药浓度偏低的患者可联系医生更改给药方法。

二、物理治疗与护理

物理治疗(physical therapy)是治疗精神疾病的主要方法之一。它包括电痉挛治疗

(electroconvulsive therapy, ECT)、经颅磁刺激(transcranial magnetic stimulation, TMS)、迷走神经刺激(vagus nerve stimulation, VNS)和深部脑刺激(deep brain stimulation, DBS)等。目前改良电痉挛治疗的适用范围广，安全性高，并发症少，已被多个国家作为标准的治疗方法。经颅磁刺激无创且不引起抽搐，美国等西方国家已批准其用于抑郁症治疗。

改良电痉挛治疗

电痉挛治疗又称电休克治疗，是以适量、短暂的电流刺激大脑，引起短暂意识丧失和痉挛发作，以达到控制精神症状的一种物理治疗方法。现已对传统电休克治疗进行改良，称改良电痉挛治疗(modified electroconvulsive therapy, MECT)，即在传统的电痉挛治疗前加用静脉麻醉剂和肌肉松弛剂，使患者不发生抽搐，避免骨折、关节脱位等并发症的发生。

1. 适应证　严重自杀企图的抑郁状态；极度兴奋躁动、冲动伤人者；精神分裂症有明显自责、自罪、拒食违拗和紧张性木僵患者；精神药物治疗无效或对药物治疗不能耐受者。此外，物理治疗对癔症性瘫痪、耳聋、失明、失声或肢体抽动等功能障碍，都有良好效果。

2. 禁忌证　脑器质性疾病(颅内占位性病变、脑血管病、脑组织损伤或脑疝)；心血管疾病(冠心病、心梗、高血压及心功能不全者)；急性全身感染、出血；骨关节疾病、青光眼；严重呼吸系统疾病，严重肝肾疾病。此外，老人或孕妇禁用传统电痉挛治疗，可用改良电痉挛治疗。

3. 治疗方法

(1) 治疗前准备：环境应安静、清洁、宽敞。备好急救药品和器械：压舌板、舌钳、约束带、血压计、心电监护仪、简易人工呼吸器、给氧设备、吸痰器、气管插管、急救药物等。签署知情同意书。详细查体，包括神经系统检查，心电图、脑电图检查等。治疗转醒中呼吸不好者，治疗前15～30分钟皮下注射洛贝林或尼可刹米。治疗前15～30分钟皮下注射阿托品0.5～1.0mg。降低抗精神病药或抗抑郁药或锂盐的剂量。治疗前8小时停服抗癫痫药物和抗焦虑药。空腹至少4小时，排空大小便。

(2) 电痉挛治疗的操作方法：患者仰卧在治疗台上，四肢自然伸直，胸椎中段垫沙枕，使脊柱前突。解开腰带和颈部扣子，用缠纱布的压舌板或专用牙垫放置在患者上下臼齿间，以免损伤齿、唇、舌。保护患者的下颌、肩肘、髋膝关节及四肢，以防骨折和脱位。将电极置于患者头顶和非优势侧颞部(不良反应较小)或双侧颞部。以能引起痉挛发作的最小电量为宜，一般80～120mA，通电时间2～3秒。

抽搐发作及抽搐后处理：一般年轻男性、未服镇静催眠和抗癫痫药者，较易发作。抽搐发作类似癫痫大发作，发作停止后立即去枕平卧，头偏向一侧。卧床休息30分钟以上，专人守护，注意保暖，严防摔伤。待完全苏醒后可适当下床活动。

(3) 改良电痉挛治疗的操作方法：遵医嘱静脉缓慢注射1%硫喷妥钠1.0～2.5mg/kg全麻，待患者出现哈欠、角膜反射迟钝时，缓慢静注0.2%氯化琥珀酰胆碱以松弛肌肉。当腱反射消失或减弱，全身肌肉松弛，呼吸变浅时，可通电2～3秒。同时疏通气道行加压氧气吸入，观察口角、眼周、手指、足趾的轻微抽动，持续30～40秒为一次有效治疗。

4. 并发症与处理　常见并发症有头痛、恶心、呕吐、焦虑、可逆性记忆减退、肌肉酸痛等，无需处理。关节脱位以下颌关节脱位居多，骨折以4～8胸椎压缩性骨折多见，应立即处理。对于意识障碍和认知功能受损者，应停用电痉挛治疗。极少数患者出现持续抽搐或治疗后抽搐发作，可按照癫痫处理。改良电痉挛治疗并发症的发生率较传统电痉挛治疗低，程度轻。但可出现麻醉意外、延迟性窒息等，应立即心肺复苏。

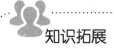

知识拓展

经颅磁刺激治疗

　　经颅磁刺激治疗（TMS）是一种非侵入性的脑刺激,由磁场产生诱发电流,引起脑皮质靶点神经元去极化。重复经颅磁刺激是在经颅磁刺激基础上发展起来的,低频刺激(≤1Hz)降低神经元的兴奋性,高频刺激(10～20Hz)提高神经元的兴奋性。重复经颅磁刺激不需麻醉,不诱发癫痫,不引起定向障碍和认知损害。治疗中患者保持清醒,除头痛和头皮痛外,没有其他的不良反应。过高的刺激强度会带来痉挛发作的风险。刺激强度用占运动阈值的百分比来衡量,在10次磁刺激中能够至少引起5次手部肌肉抽搐的最小的刺激强度即为运动阈值,通常采用80%～120%的运动阈值作为磁刺激的治疗参数。合理选择参数及加强临床观察对确保安全非常重要。每次治疗通常持续30分钟,每周治疗5天,每个疗程2～4周。

第二节　心理治疗与护理

　　广义的心理治疗(psychotherapy)指医务人员在医疗行为中发挥"心理学的治疗效应",自觉应用心理学原理和技术,随时随地表现出良好的基本素质、专业精神与态度、对患者产生积极的影响。狭义的心理治疗是指受过专门训练的医生或临床心理学工作者在医疗机构有计划实施的人际互动过程,治疗患者的心理、情绪、认知与行为有关的问题。作为一名护理人员,需要掌握心理治疗的理论与技术,在护理实践过程中,为患者减轻或消除身心问题。

一、分　　类

　　根据治疗对象不同,可将心理治疗分为个别治疗、夫妻治疗、家庭治疗和团体治疗。根据治疗时间长短,可分为短程和长程心理治疗,短程心理治疗只需1～2次就可达到目的,长程心理治疗则可能需要持续数年之久。根据其理论流派不同,可分为精神分析及心理动力性治疗、认知-行为治疗、人本主义治疗、系统思想与家庭治疗等。经典精神分析法旨在帮助个体获得对自己不良的情感和行为的自知力;行为疗法是帮助患者改变非适应性行为和情感;人本主义治疗则是创造一个有利于个体成长和个人发展的体验;家庭治疗关注整体和系统中各种互动性联系。

二、适　应　证

　　用于不同类型的神经症,可缓解症状又能提供新的应对策略;儿童、少年期的情绪和品行障碍;成人的其他心理问题、精神障碍和心身障碍,包括一些与躯体疾病、创伤相关的适应问题、情绪障碍等。

三、护士在心理治疗中的角色

　　心理治疗工作者应具备如下个人特征:能深入思考,对患者的需求敏感,不太容易冲动。护士在心理治疗中起着不容忽视的作用,可以为患者提供心理咨询和有关危机、应激及心理卫生方面的宣教,也可针对社区资源就心理治疗和心理咨询提供参考意见。还可以应用心理治疗技术为患者提供支持,并采取相应的措施进行干预。

四、治疗关系与干预策略

(一)建立、维持治疗关系的技术

1. 接纳与反映技术　运用好情感反映技术,及时有效地识别、回馈、共享患者的情感体验,提高患者对其体验理性化、言语化处理的能力。

2. 构架技术　对治疗过程的性质、条件、可能的努力方向、局限性和可能达到的目标作适当的定义和解释,避免患者产生依赖的意向、困惑感、不安全感。另外还应简要说明整个疗程、每次访谈的大致时间及相应费用等。

3. 倾听技术　不仅要听说出来的,还要解析"弦外之音"、"无声之音"。

4. 引导技术　应注意自然、灵活地转换话题而不失主见。

5. 安慰和承诺技术　对其行为及有适应性的信念系统进行强化性奖赏,降低过度焦虑和不安全感,但并非消除。心理治疗忌讳"打保票"。

6. 暗示技术　使患者进入放松的警觉状态,有利于特异性干预的导入。暗示治疗是治疗癔症的经典方法。持续地加强暗示可进行催眠治疗。在催眠的作用下,可使被遗忘的创伤性体验重现,受压抑的情绪获得释放,从而达到消除症状的目的。

(二)促进变化的干预技术

1. 重建自我认识的技术　主要是用来帮助患者澄清自己的思想和情感,以新观点看待病理性问题与各种内外因素的关系,获得领悟,走上自己解决问题的新路。包括阐释技术、隐喻性阐释、认知重建技术等。

2. 放松技术　放松技术如渐进性放松训练、静坐冥想、催眠治疗、直接暗示治疗,对失眠、疼痛、恐惧、焦虑、心悸、胃肠不适、肌肉震颤等症状有确切疗效。

3. 改变个体和人际行为的技术　着眼于直接改善适应性的认知技巧、应对方式、改变功能不良的人际交往模式,重视"多做少说"。其中社会技能训练可以用于应激预防、治疗缺乏自信心的各种障碍;系统脱敏与满贯疗法对恐惧、焦虑、强迫障碍尤为有效。

五、心理治疗的护理

(一)治疗前的护理

1. 环境和用物准备　心理治疗室整洁、舒适、无第三人干扰。备好必要的心理、医学检测工具,按需备精神药物。

2. 治疗背景材料准备　充分了解患者的心理问题、性格、家庭、职业等,建立良好的护患关系。

3. 患者准备　患者于治疗前30分钟到达治疗室休息放松,根据其心理状态给予健康指导,鼓励患者积极配合。

(二)治疗过程中的护理

进一步了解患者的心理问题及影响治疗的因素,收集资料,保持环境安静,做好治疗师的助手以及一些特殊治疗场合(如催眠治疗)的见证人。此外,确定心理护理目标,制订护理计划,进行一般性心理治疗,如心理支持、放松训练、小组或集体形式治疗等。

(三)治疗后的护理

主动为患者预约下一次的治疗时间,听取患者对治疗的意见,与医生共同商讨恰当地解决办法，与患者保持联系。

第三节 康复治疗与护理

康复（rehabilitation）在现代医学的概念中，是指躯体功能、心理功能、社会功能和职业能力的恢复。作为康复医学的一个学科分支，精神康复（psychiatric rehabilitation）是以功能训练、全面康复、回归社会为原则，应用医学、社会、教育、职业和其他方面的措施，对精神障碍患者进行生活、职业、学习等技能的训练和再训练，以减轻或恢复疾病造成的损害，尽量改善其社会功能的一种治疗方法。精神康复的主要任务有：生活技能训练和社会心理功能康复；药物自我管理能力训练；学习求助医生的技能。精神障碍的康复治疗大体分为医院康复和社区康复两种。

一、医 院 康 复

（一）工作内容

1. 训练患者的心理社会功能方面的行为技能，包括生活、学习、工作能力及社交能力等方面。

2. 实行开放式或半开放式的患者管理模式，尽可能为患者提供宽松的生活和人际交往环境，训练和保持患者的社会功能。

3. 设立工娱治疗场所，合理安排患者的工娱治疗项目，促进和保持患者的工作能力和健康心理状态。

4. 建立良好的医患关系，培养患者的自主与独立能力。

5. 设立康复科和健身场所，减少因长期住院或长期用药等因素所致的躯体功能和抵抗力的下降。

（二）训练措施

1. 生活行为的技能训练

（1）生活自理能力训练：对于病程较长、慢性衰退患者，着重训练生活自理能力，包括个人卫生、饮食、排便、衣着行为等活动，多加督促与引导，增强和巩固疗效。

（2）社会交往能力的训练：从如何正确表达自己的感受开始，直至如何正确积极寻求帮助与不同场合的社交礼节等技能。可通过示范、小组活动、角色扮演等方法训练患者与人交谈的技巧，提高语言和非语言的理解和表达能力，保持患者与家人、外界的交流。

（3）文体娱乐活动训练：重点是培养患者参与群体活动，扩大交往接触面，达到提高生活情趣、促进身心健康的目的。护士应根据患者的病情安排恰当的训练内容，训练项目的安排遵循从易到难、循序渐进的方式。具体包括一般性娱乐与观赏活动（如听音乐、看电视）、学习和竞技性活动（如歌咏、舞蹈、书画）。

2. 学习行为的技能训练 目的是训练患者处理和应付各种实际问题的行为技能。可以开展教育性活动（如时事教育、卫生常识教育、科学知识教育等）、定期开办培训班（如药物治疗的自我管理、求助技能等）。注意教学速度不宜过快，内容不能过多，逐步提高患者适应社会的能力。

3. 就业行为的技能训练 又称"工疗"，要求专业人员按技能训练的原则，结合患者情况开展不同的行为训练内容，如简单的作业训练、工艺制作活动及职业性劳动训练。

二、社区康复

职业治疗（occupational therapy，OT）是治疗师与患者和社区共同合作，通过帮助患者就业或改善其职业参与能力，来促进健康和幸福感的治疗。职业治疗的过程分为评估、干预和结局。主要评估患者的职业概况、患者职业表现能力。结局主要是确定干预措施是否达到预期的有针对性的结果，以便指导和修订患者进一步的干预措施。

个案管理也是精神科社区服务中的一项关键技术。主要职责有：提供全面、广泛的精神科评估和心理社会康复服务；负责调节各部门的服务；协助形成、回顾总结和敦促执行个体化的服务计划；提供有预见性和响应性的干预；保证对患者持续、适当随访；促使患者与社会再整合。

三、精神康复的护理

1. 充分考虑患者可利用的资源、能力等因素，提供恰当的康复活动和护理计划。

2. 了解患者和家属的心理状况及需要，争取患者主动参与训练项目，鼓励和帮助患者与他人的合作。

3. 训练前认真介绍康复项目，训练中敦促和鼓励患者坚持达到目标，防止意外事件发生。训练结束时给予患者评价和欣赏。

（李 微）

思与练

一、单项选择题

1. 患者女，18岁。半年前高考落榜。近几个月来觉得朋友同学及邻居阿姨叔叔们都在议论她，常轻蔑地盯着她，她于是有时对着门外大骂，有时自言自语，或哭或笑，整天关在房间不出门，有时叫着要叫警察保护自己，治疗应选择的药物是

    A. 丁螺帕酮   B. 氯米帕酮   C. 多奈哌齐

    D. 氟西汀   E. 氯丙嗪

2. 患者男，21岁。因在工地工作被钉子扎破手指，向医生谈及被扎破的经过，并反复强调怕得破伤风，知道注射疫苗可以防止破伤风后，但总是不由自主地担心万一没有用怎么办呢？为此而到处求医。该患者的药物应首选

    A. 氯丙嗪   B. 氯米帕明   C. 苯二氮䓬类药物

    D. 碳酸锂   E. 卡马西平

3. 患者女，25岁，诊断为抑郁症。药物治疗1周后没有效果，护士对其解释抗抑郁药物的起效时间是

    A. 1～2周   B. 2～3周   C. 3～4周

    D. 4～5周   E. 5～6周

4. 关于服用苯二氮䓬类药物的描述，**不正确**的是

    A. 在服用地西泮期间不能喝酒

    B. 服用地西泮可使我感到嗜睡，所以我不能开车

    C. 可以随意停用药物

    D. 地西泮可以缓解肌肉紧张

E. 地西泮可以缓解焦虑情绪

5. 属于典型抗精神病药物的是

    A. 氟哌啶醇　　　　　　B. 奥氮平　　　　　　　C. 氯氮平

    D. 喹硫平　　　　　　　E. 利培酮

6. 关于苯二氮䓬类抗焦虑药的临床应用，**错误**的是

    A. 可用于各型神经症的对症治疗

    B. 可治疗多种原因所致的失眠

    C. 长期应用不引起耐受与依赖

    D. 可治疗各种躯体疾病伴随出现的焦虑、紧张、失眠

    E. 可用于癫痫治疗和酒精急性戒断症状的替代治疗

7. 属于非苯二氮䓬类抗焦虑药的是

    A. 地西泮　　　　　　　B. 三唑仑　　　　　　　C. 劳拉西泮

    D. 丁螺环酮　　　　　　E. 艾司唑仑

8. 氯丙嗪最常见的不良反应是

    A. 药物性皮疹　　　　　B. 粒细胞减少　　　　　C. 肝损害

    D. 锥体外系症状　　　　E. 高热

9. 关于抗精神病药物所致的锥体外系不良反应，**错误**的是

    A. 表现为运动不能、肌张力高、震颤和自主神经功能紊乱

    B. 最初始的形式是运动过缓，患者表现为写字越来越小

    C. 应常规应用抗胆碱能药物以防止锥体外系症状的发生

    D. 体征上主要为手足震颤和肌张力增高

    E. 合并使用抗胆碱能药物盐酸苯海索有助于不良反应的消失

10. 关于精神障碍患者急性期治疗的描述，**不对**的是

    A. 急性期治疗药物要采用逐渐加量法

    B. 用药前必须排除禁忌证

    C. 急性症状常在有效剂量治疗1～2周时完全得到改善

    D. 对于合作的患者，以口服给药方式为主

    E. 对于不合作的患者或拒药的患者宜肌注给药

11. 在实施心理护理时，最重要的是

    A. 共同磋商，形成一个护患双方共同遵守的契约

    B. 决定治疗的适应性

    C. 认真与患者的谈话

    D. 建立互相信赖的护患关系

    E. 帮助患者建立求助动机，树立对心理治疗的信心

12. 最适用心理治疗的精神障碍是

    A. 精神分裂症　　　　　B. 躁狂发作　　　　　　C. 抑郁发作

    D. 神经症　　　　　　　E. 精神发育迟滞

13. 患者男，服用氟哌啶醇5天后，出现发热(体温39.8℃)，伴有意识障碍、肌肉僵硬、呼吸困难等症状。该患者最有可能出现的不良反应是

    A. 锥体外系不良反应　　B. 急性肌张力障碍　　　C. 迟发性运动障碍

    D. 药源性帕金森综合征　E. 恶性综合征

14. 患者女，精神分裂症。护士遵长期医嘱于下午6点给予氯氮平口服时，患者诉咽喉疼痛、寒战不适，护士应采取的措施是

A. 给患者服用感冒药 　　　　　　　　　B. 立即报告医生

C. 给患者服用卡马西平 　　　　　　　　D. 建议患者多饮水

E. 做好交接班记录,第二天早上报告医生

15. 关于三环类抗抑郁药物(TCAs)的不良反应,**错误**的是

    A. 抗胆碱能不良反应是TCAs治疗中最常见的不良反应

    B. TCAs可以诱发癫痫

    C. TCAs的奎尼丁样作用可能与药物所致的心律失常有关

    D. 超量服用或误服可发生严重的毒性反应,危及生命

    E. 不引起体重增加

16. 某患者经常有藏药或拒服药行为,**不恰当**的护理措施是

    A. 发药前做好解释工作 　　　　　　　B. 服药时应仔细检查患者口腔、舌下等

    C. 服药后应注意观察患者是否呕药 　　D. 应报告医生改变给药途径或治疗方法

    E. 把患者保护性约束起来

17. 关于电休克治疗的临床应用,**错误**的是

    A. 治疗前8小时停服抗癫痫药和抗焦虑药等,禁食禁水4小时以上

    B. 必要时可于治疗前15～30分钟皮下注射阿托品0.5～1.0mg

    C. 把牙垫放置于两侧上下臼齿间,同时用手紧托下颌,防止下颌脱位

    D. 电极安置在大脑的非优势侧不良反应较大

    E. 可分为潜伏期、强直期、痉挛期和恢复期

18. **不属于**改良电痉挛治疗前准备工作的是

    A. 治疗前禁食禁饮6小时,嘱患者排空大、小便

    B. 治疗前需停用抗癫痫药

    C. 治疗前需由2名助手固定患者肩、肘、膝关节

    D. 治疗前常规测体温、脉搏、呼吸和血压

    E. 治疗前常要静注阿托品等药物

19. 一位急性躁狂发作的患者予以碳酸锂250mg口服,每日3次。当进行血锂浓度检测时,护士抽血应在

    A. 睡前 　　　　　　　B. 早餐后 　　　　　　　C. 午餐后

    D. 早餐前 　　　　　　E. 下午

20. **不属于**应用锂盐治疗躁狂禁忌证的是

    A. 肾功能障碍 　　　　B. 严重心血管疾病 　　　　C. 高盐饮食者

    D. 急性感染 　　　　　E. 孕妇

21. 患者男,42岁。1年前妻子突然车祸去世,近半年出现情绪低落,对任何事情都没有兴趣,经常思念死去的妻子,不做家务,个人卫生也不顾,常常入睡困难及早醒。多次试图自杀未遂。本次因再次服用农药自杀而被送入医院。可用于该病治疗的药物是

    A. 氯丙嗪 　　　　　　B. 抑制5-HT再摄取的药物 　　　　C. 碳酸锂

    D. 卡马西平 　　　　　E. 以上均不正确

22. 下列陈述**错误**的是

    A. 精神障碍的躯体治疗主要包括药物治疗和电休克治疗

    B. 药物是治疗严重精神障碍的主要方法

    C. 电痉挛治疗在精神障碍急性期治疗中具有重要地位

    D. 精神障碍的药物治疗可以说仍然是对症性的、经验性的

    E. 胰岛素休克和神经外科治疗等仍是治疗重性精神障碍的主要措施

23. 在抗精神病药物氯丙嗪的临床应用中,**不正确**的是

A. 既有较强镇静作用,又有抗幻觉、妄想作用

B. 无催乳素水平升高和皮疹等不良反应

C. 口服给药多,也有注射制剂,可用于快速有效地控制患者的兴奋和急性精神病性症状

D. 较易产生直立性低血压、锥体外系反应和抗胆碱能反应等不良反应

E. 第一个用于治疗精神障碍的药物就是氯丙嗪

24. 三环类抗抑郁剂的主要不良反应是

A. 锥体外系不良反应　　　　B. 对肝脏的毒性　　　　C. 抗胆碱能不良反应

D. 粒细胞减少　　　　E. 过敏反应

25. 患者女,精神分裂症,经奥氮平治疗后精神症状明显好转。但自从6个月前服用此药以来,体重出现较为明显的增加,她很在意。最为合适的处理是

A. 建议患者要求她的医生换用别的抗精神病药物

B. 建议患者减少药物剂量至原来的一半

C. 安慰患者不用担心,因为接下来体重不会再增加了

D. 建议患者立即服用减肥药

E. 同患者讨论关于营养、日常饮食与体育锻炼等问题

26. 患者睡前服用多塞平100mg,起床时出现头昏眼花,最为恰当的建议是

A. 建议洗热水澡

B. 卧床休息,直到感觉明显好转后再起床

C. 缓慢起床,并建议在站立之前先坐在床边稍作休息

D. 建议减少饮水

E. 建议改在早上服药

27. 患者女,37岁,急诊入院。主述半小时前突然感到头晕、呼吸困难、心前区疼痛、出汗、认为命在旦夕,请求紧急处理。近来,这种情况发生过2次,每次持续约半小时,发病间期无异常,发病与饮食睡眠无明显相关,无外伤史。最适宜的急诊处理是

A. 输入肾上腺素　　　　B. 输入甘露醇　　　　C. 暗示治疗

D. 抗癫痫类　　　　E. 手术治疗

二、思考题

1. 如何运用护理程序为精神科患者实施精神药物治疗的护理?

2. 简述抗精神病药和抗抑郁药的适应证和禁忌证,不良反应与处理。

第五章

精神科患者危机状态的防范与护理

学习目标

1. 掌握　对精神科患者危机状态的防范和护理。
2. 熟悉　常见危机状态的精神症状。
3. 了解　精神科患者危机状态的评估。
4. 学会运用所学知识进行精神障碍患者危机状态的防范和护理。
5. 具有对精神障碍患者的爱心、耐心和细心。

危机状态(psychiatric crisis state)指突然发生的,个体无法自控的,可能危及自身、他人或物体的一种状态。精神障碍患者常常由于精神症状的影响或严重的精神刺激等原因出现各种急危事件,如患者的暴力行为、自伤自杀行为、出走行为、木僵等。此类事件的发生不仅严重影响了患者自身的健康和安全,也会威胁他人的安全和社会秩序。因此,对精神障碍患者危机状态的防范和护理是精神科护理中非常重要的内容,精神科护士必须掌握如何应用专科监护技能来预防各种急危状态的发生,在急危事件发生后能立即进行有效的处理。

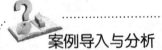
案例导入与分析

案　例　1

患者男,26岁,来院就诊。据患者母亲介绍,患者自16岁患有精神障碍,至今仍在接受治疗。此次来医院要求她给其开具精神病的司法鉴定。医生告诉患者,医院虽有精神病,但不具备开具司法鉴定的资质,建议其到上级医院开具鉴定书。之后患者在其母亲的陪护下离开诊室。可是大约在5点左右,该患者再次单独进入该医生的诊室,并将诊室门反锁,拿出随身携带的水果刀行凶伤人,医生被该患者抓住,用水果刀刺伤了背部、腹部等多个部位。在此过程中患者精神状态有些异样。

请结合本节的学习,思考回答:
1. 本病例中患者属于什么情况?
2. 针对该患者存在的问题应如何防范?

第一节　暴力行为

精神科暴力行为(psychiatric violence)在精神科急危事件中最为常见。它是指在精神症状影响下的精神病患者突然发生自杀、自伤、伤人、毁物等冲动行为,以攻击行为较突出,具有极强的爆发性和破坏性,可对攻击对象带来不同程度的伤害,甚至危及生命。精神科的暴力行为多见于精神分裂症、情感精神障碍、病态人格、药物依赖以及酒中毒、脑器质性精神障碍等患者。暴力行为发生的地点可见家中、社区、医院等。

【护理评估】

暴力行为发生的原因及危险因素评估

1. 病理因素

(1)精神分裂症(schizophrenia):精神分裂症患者最常见的行为是冲动与暴力行为,主要受幻觉和妄想影响导致的。患者有被害妄想时,由于感到害怕可出现“自卫”心理;患者受命令性幻听的支配攻击他人,这类行为是最难以预料的,往往为突发性、缺少明确目的。此外,精神运动性兴奋,药物的严重副作用或患者要求未得到满足也会使其产生暴力行为。

(2)情感性精神障碍(affective disorders):躁狂发作患者如果要求没有得到满足,意见被否定,活动受到限制或被护士要求服药等常规护理均可引起其情绪激动,在急性躁狂状态下可发生严重的暴力行为。抑郁发作患者则可能担心自己死后无人照顾亲人,出现杀死亲人后自杀的行为等。

(3)脑器质性障碍:急慢性的脑器质性障碍引起的患者判断力下降、意识障碍或病理性的激情情绪导致冲动和暴力行为。往往具有突发性、紊乱性、波动性和突然消失的特点。

(4)精神活性物质所致精神障碍:很多精神活性物质都可使患者过度兴奋、激动和多疑,容易引发暴力行为。如酗酒者大量饮酒后,大脑处于“去抑制”状态,可出现性行为脱抑制、冲动行为、判断力下降、共济失调、情绪不稳定等;酒依赖患者突然戒酒,亦可使患者易激惹、激动引发暴力行为。

2. 心理学特征

(1)心理发展:研究证明,早期的心理发育或生活经历与暴力行为密切相关。例如成长期经历过严重的情感剥夺,性格形成期暴露于暴力环境中,智力发育迟滞等,往往会导致患者以自我为中心,对伤害异常脆弱,容易产生愤怒情绪等。

(2)性格特征:个体的性格、心理应对方式、行为反应方式等可影响个体受到挫折或受到精神症状控制时,是采用何种方式如暴力行为、退缩、压抑等来应对。

(3)诱发因素:社会环境、文化等因素会诱发精神疾病患者暴力行为的发生,如强行入院和封闭式的管理环境容易引起患者的怨恨和反感,促使暴力行为的发生;歧视或挑逗患者,管理经验不足,与患者的人际距离掌握不准确等均可能对患者的情绪有消极影响。

(4)人口学特征:男性、年轻、失业、单身、有暴力行为史的患者更容易再次发生暴力行为。

3. 暴力行为发生的征兆评估

(1)行为:兴奋激动往往是暴力行为的前奏。一些早期的兴奋行为包括不能静坐、踱步、握拳或用拳击物等。

(2)情感:异常焦虑、易激惹、愤怒、敌意、异常欣快、激动和情感不稳定可能表示患者将失去控制。

（3）语言：患者在出现暴力行为之前往往会有一些语言的表达，如说威胁性的语言、提无理要求，说话声音大并具有强迫性等。

（4）意识状态：思维混乱、定向力缺乏、记忆力损害等提示暴力行为可能发生。

4. 评估工具　应用"攻击风险评估表（表5-1）"对住院患者的行为进行等级评估，该量表将患者的攻击风险按严重程度由轻到重分为Ⅰ～Ⅳ级。

表 5-1　精神障碍患者攻击风险评估量表

严重程度	主要评估内容	处理
Ⅰ级	患者的一般人口学资料，疾病诊断，症状表现等。其中男性诊断精神分裂症患者评定为Ⅰ级	防冲动，密切观察。遵医嘱，对症治疗
Ⅱ级	有被动的言语性攻击，激惹性增高，无对象的抱怨，交谈有敌意，有命令性幻听等	防冲动，密切观察、安置在重症监护室。遵医嘱使用抗精神病性药物降低激惹性；对症治疗
Ⅲ级	有主动型的言语性攻击，被动的躯体攻击，既往有主动的躯体攻击等	防冲动，安置在重症监护室。遵医嘱实施保护性约束，必要时陪护，使用抗精神病性药物降低激惹性
Ⅳ级	有主动的躯体攻击，攻击行为一天内至少出现两次以上或攻击行为造成他人躯体上的伤害	防冲动，安置在重症监护室。及时报告医生，遵医嘱实施保护性约束，对症处理，必要时陪护，使用抗精神病性药物降低激惹性

【护理诊断】

有对他人施行暴力的危险　与幻觉、妄想、焦虑、器质性损伤等因素有关。

【护理目标】

1. 短期目标　①患者能叙述导致暴力行为的原因和感受；②患者语言攻击性行为减少或消失；③患者能够自我控制暴力行为；④患者没有发生暴力行为。

2. 长期目标　患者能够控制暴力行为，不发生伤人毁物的行为。

【护理措施】

（一）对暴力行为的预防

1. 合理安置　将患者安置在安静、宽敞、明亮、整洁、舒适的环境中，避免不良噪声，减少环境的刺激作用，并与其他兴奋冲动的患者分开安置。

2. 注意观察病情　护士观察病情要细心，在患者出现暴力行为症状之前及时发现及处理。

3. 减少诱因　护士在与患者沟通交流时，态度要和蔼可亲，避免刺激性言语；适当满足患者的合理要求，提供治疗及护理前告知患者，取得同意，尊重患者，不与其发生争执。

4. 提高患者自控能力　鼓励患者以适当方式表达和宣泄情绪，如用语言、文字、图画表达，无法自控时，求助医护人员帮助。同时，明确告知患者暴力行为的后果，设法提高患者的自信，让患者相信自己有控制行为的能力。

5. 控制精神症状　及时将患者的暴力倾向告知医生，以便做出及时有效的处理。

6. 注意沟通交流方式　对待否认有病、拒绝接受治疗的新入院患者，避免使用命令性言语，态度应和蔼、语气温和，从关爱、体贴的角度，迎合患者的心理，让患者能接纳护士，避免暴力行为的发生。

7. 加强人员培训　加强精神科护士对暴力行为评估能力、建立良好护患关系能力、保护性约束等专科技能的培训。

（二）暴力行为发生时的处理

1. 寻求帮助，有效控制局面　当患者出现伤人毁物等行为时，首先要呼叫其他工作人员援助，以求尽快控制场面。保持与患者安全距离约 1m 左右，疏散围观患者，转移被攻击对象，并且医护人员站在有利于治疗护理的位置，从背后或侧面阻止患者的行为，切忌迎面阻拦，以保护患者及自身安全。用简单、清楚、直接的语言提醒患者暴力行为的后果。

2. 解除武装，行动果断迅速　对手持凶器或杂物的患者，护士以坚定、冷静的语气劝导患者将危险物品放在一旁，然后移开或采取转移注意力的方法，乘其不备、行动果断、步调敏捷、快速夺取危险物品。切忌用强制方法，硬行夺取，激起伤人行为。

3. 心理疏导　护士通过语言表达对患者安全及行为的关心，缓解患者心理紧张，取得信任，获得患者的配合。对于有诱发事件引起的暴力行为，应及时处理诱发事件，让患者自行停止暴力行为。

4. 适当运用保护性约束　发生暴力行为，医护人员应齐心协力，迅速实施保护性约束，并开医学保护性约束医嘱，以缓和的语气告诉患者约束目的及时间，并做好患者的安全保护工作，防止遭到其他患者的报复伤害。约束期间注意观察四肢末梢的血液循环情况，定时活动肢体，需要时喂水喂饭，协助大小便等生活及治疗护理。患者安静后及时解除约束，保护器具及时收好。

（三）暴力行为发生后的护理措施

暴力行为控制后，要重建患者的心理行为方式，这是对患者暴力行为的长期治疗性处理，目前采用较多的方法是行为重建，其理论依据是不管惩罚的程度如何，如果被惩罚者知道以后面临同样的激发情景时，采用哪些新的行为方式回报最大，那么原有的攻击行为方式就可能改变。

【护理评价】

1. 患者是否发生攻击行为，有无伤害自己或他人。
2. 患者能否预知失去自制力的征兆，并立即寻求帮助。
3. 患者是否能以建设性的方式处理自己的情绪。
4. 患者能否指出特别的压力源，并能以有效的方法处理压力。
5. 患者的人际关系是否改善。
6. 患者是否能使用有效方法解决问题。

第二节　自杀行为

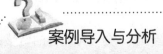
案例导入与分析

案　例　2

患者女，精神一向不正常，数年来常常流露出厌世求死念头。近来，其丈夫将其送某医院做检查，确诊患者患有重度精神抑郁症，且正在发作期，具有明显的自杀倾向。丈夫带其住院治疗,并经反复咨询、斟酌后与医院签订《精神科住院合同》一份,接受由院方推介的住院期间家人不得陪同和干预,患者由医院进行观察、疏导、控制和医疗一体化连续 24 小时不间断的"整体护理"制管理。医院根据患者的病情,专门编制了相应诊疗计划。丈夫对诊疗计划无异议,一个月后的某天清晨,医院值班护士巡房时,突然发现患者悬于其独住病房的窗栏上,忙冲上前解下其颈部的衣服布条并呼叫值班医生。紧急抢救 45 分钟后,患者无任何知觉恢复。经法医检验和公安部门确认,系自缢身亡。

请结合本节的学习,思考回答:

1. 结合病例说出精神科患者自杀的常见原因。

2. 根据该案例请问对自杀患者的的护理措施是什么。

世界卫生组织对自杀定义为"一个人有意识地企图伤害自己的身体,以达到结束自己生命的行为"。按其结果不同,可将自杀分为自杀死亡、自杀未遂、自杀意念。自杀是精神科较为常见的急危事件之一,也是精神障碍患者死亡最常见原因。

据世界卫生组织提供的数据,世界范围内每 40 秒就有一个人自杀,每年有 1000 万到 2000 万人有自杀企图。在精神障碍患者中,自杀率远高于普通人群数十倍。因此,采用适当的措施预防自杀是精神科护理尤其是住院精神障碍患者护理的一个重要任务。

【护理评估】

(一)自杀的原因及危险因素评估

1. **精神疾病**　研究表明精神疾病增加自杀的危险性高。自杀率较高的精神病包括:抑郁症、精神分裂症、酒精和药物依赖以及人格障碍。

(1)抑郁症(depressive disorder):严重的抑郁情绪是导致自杀最常见的精神症状。抑郁情绪是自杀者最常见的内心体验,临床研究资料表明,抑郁症患者中自杀死亡率为 12%～60%;70%自杀的精神分裂症患者中有中度至重度抑郁。抑郁发作患者的自杀,往往事先周密计划、行动隐蔽,甚至伪装病情来麻痹医护人员的警惕性,他们常采用容易致死的方式自杀。因而,对有抑郁发作的患者,需提高警惕,仔细评估有无自杀意念及自杀企图。

(2)精神分裂症:精神分裂症患者常听幻觉的命令下出现自杀行为;有被害妄想的患者也可能采取自杀行动,以避免受到"残酷"迫害;缓解期患者对疾病感到悲观绝望或婚姻受挫,社会歧视等增加了患者的社会隔离和无助感而自杀;传统抗精神病药如果用量过大,副作用严重,可使患者产生明显的焦虑抑郁情绪导致自杀。

(3)精神活性物质所致精神障碍:吸毒和酒精依赖患者在 24 小时内吸食毒品或暴饮,伴有严重的抑郁情绪及人格障碍,出现戒断综合征或酒精性幻觉及妄想等,都可以引发自杀行为。

(4)心理因素或生活事件:自杀的原因包括:①感情受到伤害;②不会应付痛苦的情感;③希望对上级或某人表达自己的愤怒或受伤的感情;④为了引起他人的注意;⑤为了逃避或解脱某种困境;⑥生活事件、失去亲人或被亲人遗弃、失业、失学、失去名誉、失去财产等都可以促发自杀行为,患者借以摆脱困境,表达受伤的感情或唤起他人的注意。

2. **其他生物学与社会心理学因素**

（1）遗传因素：自杀行为的家族史是自杀的重要危险因素。这往往与家庭成员对自杀的认同和模仿，家庭压力大，遗传物质的传递有关。

（2）心理社会因素：不良的心理素质和个性特征与自杀有一定关系，如偏执、敌意、心胸狭隘、嫉妒、自卑或自尊心过强、孤僻、依赖、回避社交等，这些人没有良好的人际关系，缺少社会支持，加上感情、事业受挫而绝望，使患者产生强烈的难以摆脱的精神痛苦，为摆脱社会的重压，摆脱自己的痛苦而选择自杀来解脱。

（二）自杀行为发生的征兆评估

约80%的有自杀倾向的患者在实施自杀行为前都曾表现过一定的自杀先兆，患者会自觉或不自觉地发出语言或非语言信息，护士可从以下几个方面进行评估：

1. 有企图自杀的病史。

2. 语言信息　如患者可能会说"我不想活了"，"这个世界没什么可留恋的"。问些可疑的问题，如"这楼房距地面有多高"，"这种药吃多少会死"等。

3. 行为信息　如清理物品信件，嘱托未了事宜或分发自己的财产；收集刀具、玻璃片、药片等可用来自杀的物品等。

4. 情感信息　如情感低落、紧张、常哭泣、无助、绝望、易激惹或在抑郁了很长一段时间后，突然无原因的表现开心，对亲人过分关心或疏远、冷淡等均有可能是自杀行为的信号。

（三）自杀危险性的评估

1. 自杀意向　有自杀意念者不一定采取自杀行动，有自杀企图者很有可能采取自杀行动，有自杀计划者则可能一有机会就采取自杀行动。

2. 自杀动机　个人内心动机者危险性大于人际动机。

3. 进行中的自杀计划　收集刀具、玻璃片、药片等可用来自杀的物品等。均是十分危险的征象。

4. 自杀方法　跳楼、自缢、服毒、撞车等。

5. 遗嘱　有对后事的安排，留有遗嘱者很可能立即采取自杀行动。

6. 隐蔽场所或独处　隐蔽场所危险性大，单独一人时更可能采取自杀行动。

7. 自杀时间　如夜深人静时及工作人员交整班时及趁着家人外出或上班时自杀危险性大。

8. 自杀意志坚决者，危险性大　如自杀未遂者为没有死而感到遗憾，表明患者想死的坚决意志。

（四）评估自杀危险性的辅助工具

在临床实际工作中，护士还可借助于一些量表来评估患者自杀风险及预测自杀的危险性，常用的有贝克的抑郁量表、自杀意向表、巴比与布里克自杀评估量表等。

【护理诊断】

1. 有自伤、自杀的危险　与严重的悲观情绪、无价值感、幻听等有关。

2. 应对无效　与社会支持不足、处理事物的技巧缺乏有关。

【护理目标】

1. 短期目标　①患者在治疗期内不再伤害自己；②患者人际关系有所改善；③患者能够表达自己痛苦的内心体验，并向医护人员讲述。

2. 长期目标　①患者不再有自杀意向，无自我伤害行为；②能够掌握良好的应对技巧以取代自我伤害的行为；③对自己的生活有正向的认识，并能维持良好的身体状况。

【护理措施】

1. 心理护理

(1)与患者建立治疗性信任关系:多与患者交流沟通,解除患者疑虑,给予支持性心理护理,使患者放弃自杀打算,勇敢地面对生活,帮助患者掌握解决问题的方法,提高患者自信心和自尊感。

(2)患者在住院期间尽量安排患者与家属及朋友多接触,减少患者与他人隔离的感觉。指导家属共同参与对患者的治疗和护理,期间应严密观察患者情绪及病情变化。

(3)及时解决患者的心理压力,随时进行心理咨询,让其充分表达内心情感,提高发泄、内疚等情感机会,同时护士要给予真诚的关心和同情。

(4)根据患者的病情和具体情况,可与患者讨论自杀的问题及如何面对挫折的方式,这种坦率的交谈可大大降低患者自杀的危险性。

2. 安全护理

(1)严格执行病区安全管理与检查制度:将自杀企图明显或易激惹的患者分开活动与居住。可将患者安置在重病室,在护士视线范围内,病室安全、光线明亮,空气流通,整洁舒适。护士要有高度的责任感,对有危险倾向的患者要做到心中有数,重点巡视。尤其在夜间、凌晨、午睡、节假日等病房医务人员少的情况下,注意防范。要加强对病房设施安全检查,有问题及时维修,严格做物品的保管工作,杜绝不安全因素。

(2)密切观察患者自杀的先兆症状:患者出现焦虑不安、失眠、忧郁、拒食,卧床不起等表现,护士应重视,避免患者单独活动,可陪伴患者参加各种娱乐活动;接触患者时给予心理上的正向支持,避免意外事件的发生。

(3)发药时应仔细检查口腔,严防患者藏药或蓄积后一次吞服。

(4)密切观察患者的睡眠情况,对于入睡困难和早醒者,护士应了解原因,设法诱导患者入睡,无效的要报告医生处理。

3. 对严重自伤自杀行为患者的护理

(1)将患者安置在重病室,进行一对一的守护,活动范围在护士的视线内,清查各种危险物品。并经常检查患者身上及床单位有无危险物品或遗书等。

(2)连续评估自杀的危险性:对有计划的患者,要详细询问时间、地点、方法等,评估发生自杀行为可能性的大小。

(3)保证患者遵医嘱按时服药,确保各种治疗的顺利进行。

(4)患者一旦发生自伤自杀,应立即隔离患者进行抢救。对自伤自杀后的患者应做好自伤自杀后的心理疏导,了解患者心理变化,制订进一步的防范措施。

4. 生活护理　要保证患者的睡眠治疗,适当休息及参加活动,在生活上给予关心照顾。

5. 健康教育

(1)向患者讲解心情低落、悲观绝望是由于抑郁发作所致,指导患者正确表达内心体验和感受;介绍患同种疾病已痊愈的患者,以现身说法消除患者的负面情绪,树立战胜疾病的信心。

(2)教会患者沟通交流的技巧,获得家属理解,请求专业帮助。

(3)帮助患者树立健康的人生观,培养健康的人格。

(4)教会患者健康的心理防御机制,掌握心理健康的标准。

(5)讲解疾病的发病因素、临床表现及治疗用药。

(6)与患者一起分析压力源,评估患者对压力的承受能力和应对能力,协助患者改变其对压力的片面认识与感受,寻求有效的调适方法。

(7)引导患者认识自己的疾病,审视自我存在的价值,以欣赏的态度看待自己的长处和优点。

(8)向患者及家属宣教如何早期确认自杀意图的征兆,针对患者个体分析的早期征象,指出患者自杀危险因素所在。

【护理评价】

1. 患者能否自己述说不会自杀,或出现自杀意念时,能积极寻求帮助。

2. 患者的抑郁情绪是否好转,能否建立和保持一个更为积极的自我概念。

3. 患者能否学会更多的向他人表达情感的有效方法,人际关系是否成功。

4. 患者是否有良好的支持系统,有归属感。

第三节　出走行为

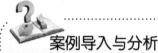

案例导入与分析

案 例 3

患者女,在某院住院,其丈夫因有事外出向护士请假,在此期间患者出走,医护人员毫无察觉,等丈夫返回时,已不知患者去向,于是报告医院,医院却未采取任何寻找措施。数日后,患者家属接到公安机关通知,患者因溺水死亡。

请结合本节的学习,思考回答:

1. 结合病例中说出出走行为的原因及危险因素评估内容。

2. 根据该案例请问有出走倾向的患者应如何护理。

对精神障碍患者而言,出走行为(flee behavior)是指患者住院期间,未经医生批准,擅自离开医院的行为。由于患者自我保护能力差,出走可能造成严重后果,因此,精神科护士必须掌握患者出走行为的防范和护理。

【护理评估】

(一)出走的原因及危险因素评估

1. 精神疾病

(1)患者缺乏自知力,否认有精神疾病,不愿接受治疗而出走。

(2)受妄想幻觉支配,认为住院是对其迫害而设法离开医院。嫉妒妄想的患者怀疑配偶对自己不忠,自己住院无法监视配偶而脱离医院。

(3)为实现某种病态心理而脱离医院。

(4)有严重自杀观念的患者,由于医院防护严密,为达到自杀目的而寻找机会离开医院。

(5)活性物质滥用的患者,因戒断症状难受而摆脱医院环境。

2. 社会心理因素

(1)强制住院的患者处于封闭式管理,容易使患者感到生活单调、苦闷、受约束和限制,处处不自由,想尽办法脱离此环境。

(2)病情好转的患者,因思念亲人,想早日回家或急于完成某项工作而离开医院。

(3)患者对治疗和住院存在恐惧心理,如害怕被约束,对电抽搐等治疗存在误解等。

(4)医务工作人员态度生硬、对患者不耐心等使患者产生不满情绪而想离开。

(二) 出走的征兆评估

护士应及时评估精神疾病患者出走的危险性,及时发现患者的出走意图,可从以下方面进行评估:

1. 病史中有出走史。

2. 患者有明显的妄想、幻觉。

3. 患者对疾病恐惧和缺乏认识,不愿住院或强迫入院。

4. 患者对住院及治疗感到恐惧,不能适应住院环境。

5. 患者表示思念亲人,急于回家。

6. 患者有寻找出走机会的表现。

(三) 出走患者的表现

1. 意识清楚的患者多采用隐蔽的方法,平时积极地创造条件,一有机会就马上出走。如主动与工作人员建立良好关系,骗取工作人员的信任,趁工作人员没有防备时出走;四处寻找可以出走的地方,如不结实的门窗、围墙等。

2. 意识不清的患者,出走不讲究方式,也没有目的和计划,不知避讳,会旁若无人的从门口出去,一旦成功出走,寻找困难,危险性也较大。

【护理诊断】

有受伤害的危险　与自我防御能力下降、意识障碍等有关。

【护理目标】

1. 患者能对住院和自身疾病有正确的认识,能安心住院。

2. 住院期间无出走行为。

3. 患者没有因为出走而发生意外。

【护理措施】

1. 出走的预防

(1)与患者建立治疗性的信任关系:关心、积极主动接触患者,了解其出走的原因和想法,耐心细致地做好疏导工作,结合病情给患者讲解精神卫生知识,指导患者正确解决生活中的矛盾和问题,正面引导患者的行为,鼓励患者战胜疾病的信心。督促和组织患者参加娱乐活动,使其心情愉快,消除恐惧和疑虑,促使其主动配合治疗。

(2)提供舒适的病房环境,患者外出活动或做检查要专人陪护,禁止单独外出,避免患者乘机出走。

(3)对可能发生出走行为的患者,适当限制活动范围并严加防范。清楚不安全因素,如损坏的门窗及时修理等;患者活动应控制在工作人员视线范围内,严格交接班。

(4)护士要善于观察患者的病情变化,保证患者按医嘱服药,严防藏药。做好夜间巡视工作,巡视时间不定时,避免患者掌握规律发生外逃。

(5)加强与家属的联系,鼓励家属探视,减少患者的孤独感。

2. 走失后的处理　患者走失以后,应立即组织人员寻找,查找患者走失的原因和患者可能去的地方。同时立即通知家属和单位协助寻找,病发时报告上级领导。工作人员要管理好病室内其他患者。患者返院后切忌埋怨、训斥和责备患者,加强护理,详细记录并严格交接班,分析病室及医院内不安全隐患,防止再次出走。

【护理评价】

1. 患者有无出走想法及其他不安心住院的因素。

2. 患者是否已适应医院的环境,对治疗护理有无焦虑、恐惧。

3. 患者是否对自身疾病及住院治疗有正确的认识,并表示要安心住院。

4. 患者有无出走而受到伤害或伤害他人。

第四节　噎食及吞食异物

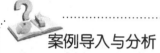

案例导入与分析

案 例 4

患者男,42岁,3年精神病史,一直住院治疗。去年初,因病情加重转入重症病房。患者喜欢到处乱逛,乱拿病友东西,吃饭时抢病友的饭,吃东西的动作幅度很大,易噎食。一次,患者因抢食花卷出现噎食,及时处理后恢复。为了防止患者再出现噎食等紧急情况,按照医院的建议,家属专门给患者请了护工。然而病重的患者还是让人猝不及防。一天晚上,护工陪着患者去卫生间如厕,他突然停下,顺手拿起垃圾桶内的一个馒头就吃并跑离卫生间。护工在后面追赶到病房,患者随即出现呼吸困难的症状,脸色发紫。医护人员立即进行腹部冲击、将患者倒置拍背,并从其口中掏出一小块馒头。随后,心肺复苏术、电除颤术、注射肾上腺素……值班医生进行了一系列急救措施,麻醉医生赶到现场给患者气管插管。最终,患者的生命得以抢救成功。

请结合本节的学习,思考回答:

1. 结合病例中说出噎食的原因及危险因素评估内容。

2. 根据该案例请问有噎食危险的患者应如何护理。

一、噎　食

噎食(choke feed)又称急性食管堵塞,指食物堵塞咽喉部或卡食管的第一狭窄处,甚至误入气管,引起呼吸窒息。噎食在精神疾病患者发生窒息者较多,主要原因是服用抗精神病药物发生锥体外系副作用时,出现吞咽肌肉运动不协调而使食物误入气管所致。患者表现为在进食时突然发生严重的呛咳、呼吸困难、面色苍白或青紫等危象,甚至窒息死亡。

【护理评估】

1. 噎食常见的原因及危险因素评估

(1)精神障碍患者因抢食、暴食、急骤进食所致。

(2)精神疾病:患者长期服用抗精神药物出现锥体外系副反应,引起吞咽肌肉运动不协调,抑制吞咽反射所致;癫痫患者在进食时突然抽搐发作导致咽喉肌运动失调造成噎食;脑器质性疾病患者如帕金森综合征的患者,吞咽反射迟钝,如抢食或进食过急也会发生噎食。

2. 噎食的临床表现　进食时突然发生,轻者不能发音,呼吸困难,呼吸急促,严重者喘鸣,Heimlich 征象:手不由自主的 V 字状地紧贴颈部,面色青紫、双手乱抓;重者口唇、黏膜及皮肤发绀,抽搐,全身瘫痪,四肢发凉,意识丧失,大小便失禁,呼吸停止,心率快弱。如抢救不及时或抢救措施不当,死亡率极高。

【护理诊断】

1. 吞咽障碍　与抗精神病药物的副作用或脑器质性疾病有关。

2. 有窒息的危险　与进食过急有关。

【护理目标】

1. 患者住院期间不发生噎食。

2. 患者注重进食时细嚼慢咽。能有效防止噎食。

【护理措施】

1. 噎食的预防

(1)加强饮食护理:精神疾病患者应集体用餐,严密观察并防止噎食的发生,禁止将食物带回病室。脑器质性精神障碍患者吞咽发射迟钝,应给予软食或半流质饮食;躁狂症患者极度兴奋,对抢食或不知饥饿者,应单独进食、分量分次进食或专人喂饭;对暴饮暴食者,应适当控制食量,逐步改进其不良的进食习惯;电休克治疗后应等患者完全清醒 2 小时后方可进流质饮食 200 ～ 300ml。

(2)观察病情:严密观察患者病情及有关药物的副作用,对长期服用抗精神病药物的患者如锥体外系反应较明显,可遵医嘱酌情给予拮抗剂,并为患者选用流食半流食,必要时专人护理或给予鼻饲。

(3)预防再次发生噎食窒息,可遵医嘱酌情减少精神药物剂量或换药。

2. 噎食的急救护理

(1)就地抢救、争分夺秒,立即清除口咽部食物,保持呼吸道通畅。

(2)清除口咽部食物:迅速用手指掏出口咽部食物。如患者牙关紧闭可用筷子或开口器等撬开患者口腔掏取食物,患者采用侧卧位或俯卧位,护士迅速解开患者领口,掏取患者口中食物。必要时可采用海氏急救法抢救患者。

海氏急救法有两种:

1)立位腹部冲击法:适用于意识清楚的患者。具体操作:①护士站于患者身后,双臂环绕患者腰部,患者弯腰,头部前倾;②护士一手握空心拳,拳眼顶住患者腹部正中线脐上方两横指处;③护士另一手紧握此拳,快速向内、向上冲击五次,挤压动作迅速、挤压后随即放松;④患者配合抢救、低头张口,方便异物排出。

2)仰卧位腹部冲击法:适用于意识不清的患者。具体操作:①患者仰卧位,护士骑跨在患者髋部两侧;②护士一只手的掌跟置于患者腹部正中线、脐上方两横指处,不可触及剑突,另一只手放于第一只手的手背上,两手掌跟部重叠;③两手合力快速向内、向上有节奏冲击患者腹部,连续五次,重复若干;④检查口腔,查看有无异物被冲出,如有,迅速用手将异物取出;⑤检查患者呼吸、心跳,如没有,立即实施心肺复苏。

（3）如噎食部位较深或已窒息,应采用环甲膜穿刺术。具体操作方法:患者仰卧、头部后仰、颈部伸直,定位甲状软骨下缘和软骨环状的上缘之间的凹陷处,左手固定此部位,右手持环甲膜穿刺针刺入气管内,可有空气排出,暂缓通气,应尽早行气管插管术。

（4）心脏停搏者立即做胸外心脏按压。

（5）如自主呼吸恢复,应立即氧气吸入,专人监护。

（6）食物取出后应防止吸入性肺炎。

【护理评价】

1. 预防措施是否有效,患者有无噎食的发生。

2. 患者是否认识细嚼慢咽的重要性,是否能有效防止噎食。

3. 发生噎食后,患者是否得到及时准确地抢救,抢救措施是否有效,有无并发症的发生。

二、吞 食 异 物

吞食异物是指患者吞下除食物以外的其他物品,这在精神病患者中常见。吞食的物品各种各样、大小不一,如刀、筷子、体温计、布片、塑料或棉絮等。吞食异物发生的后果非常严重,需严加防范,及时发现和正确处理。

【护理评估】

1. 相关因素　精神病患者受幻觉妄想的支配出现自杀、在幻听支配下吞食;痴呆及精神发育迟滞者由于缺乏对事物的分辨能力,不能辨别异物的危害性而吞食;为了达到不住院的目的,威胁家人或医务工作者而吞食;异食症;由于精神疾病影响,动机不明而吞食异物。

2. 吞食异物的表现　吞食异物的不同导致吞食异物的危险性不一。吞食锐利的刀口或尖锐的金属或玻璃片口会损伤重要器官或血管,引发出血,吞食较多的纤维织物可引起肺梗阻,吞食塑料等可引起中毒等。

【护理诊断】

1. 有受伤害的危险　与吞食有锐利的刀口或尖锐的物品有关。

2. 有中毒的危险　与吞食金属,塑料等物品有关。

【护理目标】

1. 患者住院期间没有吞食异物。

2. 患者能认识到吞食异物的后果,改变不良的行为。

【护理措施】

1. 吞食异物的预防　护士要掌握患者的病情、诊断和治疗,对有吞食异物倾向的患者,向其耐心说明吞食异物的不良后果,同时要了解原因,切忌斥责患者,要帮助患者改变不良的行为习惯,同时加强对危险物品的管理,患者如果使用剪刀、针线等物品时,应在护士的视线范围内使用。

2. 吞食异物后的处理　一旦发现患者吞食异物不要惊慌,应沉着冷静,报告医生,根据异物的种类进行处理。

（1）吞食液体异物:遵医嘱立即洗胃,防止异物吸收。

（2）较小异物:较小的异物多可自行从肠道排出。若异物为刀口或尖峰,应让患者卧床休息,进食含纤维较多的食物,给予缓泻剂,以便异物排出。同时进行严密观察,注意患者腹部情况和血压,当患者出现急腹症或内出血症状时,应立即手术取出异物。

（3）吞食长形异物:如吞食的异物为牙刷、体温表等,应到外科诊治,通过内镜取出。如吞食的异物超过12cm,切忌进食粗纤维的食物如韭菜等,因过长异物不容易通过十二指肠或回盲部,经韭菜等包裹后更难通过,容易造成肠梗阻。

(4)如患者咬碎了体温表并吞食了水银,应立即清除口腔内的玻璃碎屑,同时让患者进食蛋清或牛奶,延缓水银的吸收。

3. 特殊护理

(1)不能确定患者是否吞食异物,应及时X线检查确定。如X线阴性仍要密切观察患者的生命体征和病情变化,防患于未然。

(2)在等待异物自行排出时,要指导患者继续日常饮食,观察粪便以便发现排出的异物。

(3)安全管理:严格执行安全制度,经常检查病房环境及危险物品,消除安全隐患,营造安全、舒适的住院环境。入院、家属探视及患者请假出院返院要专人接待,做好安全检查。护士为患者测量体温时,要专人护理。为患者治疗时,要保管好安瓿和消毒剂等,防止患者吞食。

(4)心理护理:护理人员应以耐心、热情的态度与患者建立良好的护患关系。建立信任型的护患关系引导患者通过适当表达和宣泄,并增强其控制行为的能力。

【护理评价】

1. 患者是否吞食了异物,是否发生危险情况。

2. 患者是否认识到吞食异物的危险性,从而改变行为方式。

第五节　木　僵

木僵(stupor)状态表现为患者的动作行为和言语活动的完全抑制和减少,是在意识清晰时出现的精神运动性抑制综合征。轻者言语和动作明显减少或缓慢、迟钝,称亚木僵状态。严重时全身肌肉紧张,随意运动完全抑制、呆坐、呆立或卧床不起、面无表情、不吃不喝,可出现"蜡样屈曲"和"空气枕头"等表现。但需注意的是木僵不同于昏迷,木僵患者一般无意识障碍,各种反射存在。木僵解除后患者可回忆起木僵期间发生的事情。

【护理评估】

1. 木僵的原因与危险因素评估　详细询问病史,需评估木僵发生的时间、过程、起病缓急及发生的原因。严重的木僵常见于精神分裂症,称紧张性木僵;严重抑郁症亦可能出现木僵状态,但程度一般较轻,可引起心因性木僵,维持时间很短,事后对木僵情况不能回忆;药物反应引起药源性木僵;中毒、感染、脑血管病变等引起器质性木僵。

2. 木僵的分类及临床表现

(1)紧张性木僵:患者处于运动性不动状态,主动运动几乎完全消失。轻者动作迟缓,少语少动,长时间保持某一姿势不动。重者终日卧床,不食不动,缄默不语,对周围环境刺激不起反应,肌张力增高,可出现蜡样屈曲及空气枕头的现象。蜡样屈曲指某些严重患者,其肢体可任人随意摆动,如将四肢抬高或弯曲成不同的角度,即使被摆成一种极不舒服的姿势,仍可保持一段时间而不主动改变。空气枕头指有时将患者的头部抬高而将其睡的枕头抽走,患者仍保持睡在枕头上的姿势,持续一段时间也不将头放下。木僵持续时间长短不等,短者数日,长者数年,木僵状况解除后,患者能回忆病程经过。

(2)抑郁性木僵:见于严重抑郁障碍患者。表现缺乏主动行为和动作,反应极端迟钝,缄默不语,经常呆坐不动或卧床不起,不主动流露任何意愿要求。在反复劝导或追问下,可有微弱回答或活动倾向如点头或摇头等。患者表情平淡,但会透露出焦虑、忧郁与痛苦,当有触及其内心的谈话时,抑郁可加重。肌张力增高不明显,一般不出现僵住、违拗、刻板动作及大小便失禁等。

(3)器质性木僵:表现呼之不应,推之不动,不主动进食,抗拒、肌张力增高,可出现面无表情,两眼凝视或眼球随外界物体移动、蜡样屈曲,两便失禁。躯体及神经系统检查或化验检查可发现相应的阳性体征。

(4)心因性木僵:强烈的精神刺激后可出现木僵状态,患者可突然出现姿势不动,推呼不应、呆滞、两眼凝视不动,甚至可呈现僵住状态,可有尿失禁。常伴有自主神经功能失调的症状,如心跳加速,面色苍白,瞳孔散大。维持时间较短,迅速发生和缓,缓解后多有遗忘。

【护理诊断】

1. 营养失调:低于机体需要量　与不能自行进食有关。

2. 便秘　与精神运动抑制有关。

3. 尿潴留　与精神运动抑制有关。

4. 有对他人施行暴力的危险　与突然进入兴奋状态有关。

5. 有失用综合征的危险　与长期卧床有关。

【护理目标】

1. 患者生命体征保持稳定,无并发症发生。

2. 患者木僵解除后,生活自理能力和社会功能恢复正常。

【护理措施】

1. 安全护理　将患者安置于单人房间,并保持病房安静舒适、光线柔和、温湿度适宜、室内陈设简洁,无危险物品。护士应严密观察病情,防止患者冲动伤人、伤己。详细记录,认真做好床边交接。抑郁性木僵患者自杀成功率极高,手段残忍、形式隐蔽,务必做到24小时不离视线,防止意外发生。

2. 基础护理

(1)定时翻身,预防压疮:木僵患者长期卧床不动,易出现压疮,应做好护理,防止压疮形成。

(2)大小便护理:定时给便盆,训练患者规律排便。对于大便干燥、尿潴留及便秘患者应及时处理。

(3)口腔护理:及时清除口腔分泌物,保持口腔清洁,做好口腔护理,避免发生吸入性肺炎。

(4)饮食护理:较轻者可耐心喂食,严重者需鼻饲流质饮食以供给足够的蛋白质、能量和维生素,维持水、电解质平衡。

3. 心理护理　由于木僵解除后患者可回忆木僵期间发生的事情,应实行保护性医疗制度。正确对待患者的病态行为,定时探望,态度和蔼,语言亲切,尊重和理解患者。避免在患者面前谈论病情及其他不利于患者的事情,及时耐心地做好心理疏导。

4. 重视功能锻炼　对于亚木僵状态的患者,应充分调动患者的主观能动性,指导患者主动运动。定时按摩肢体、关节,避免因长期卧床而导致肌肉萎缩。

5. 健康教育　反复诱导患者与现实接触,按时服药。定期复查,教育患者正确对待疾病。鼓励家属配合治疗与护理,特别是在自知力恢复时,应该让家属了解治疗过程,有助于减轻顾虑,增强治愈疾病的信心。

【护理评价】

1. 患者生命体征是否平稳,有无发生并发症。
2. 患者有无发生伤人伤己等意外情况。
3. 患者生活自理能力是否恢复正常。
4. 患者心理社会功能是否恢复正常。

（林书坡）

思 与 练

一、单项选择题

1. 精神科最常见的急危事件是
   A. 出走行为　　　　　　　B. 自伤自杀行为　　　　　　C. 暴力行为
   D. 吞食异物　　　　　　　E. 缄默状态

2. **不属于**精神科常见急危状态的是
   A. 暴力行为　　　　　　　B. 缄默状态　　　　　　　　C. 吞食异物
   D. 自伤自杀行为　　　　　E. 出走行为

3. 处理暴力行为的注意事项中,**错误**的是
   A. 与患者保持一个手臂的距离,预留退路　　B. 保持语言及行为的前后一致性
   C. 从患者后面悄悄接近他　　　　　　　　　D. 集体行动
   E. 严密观察病情

4. 噎食的预防护理中,**错误**的是
   A. 严密观察病情　　　　　　　　　　B. 吞咽反射迟钝者应给与软食
   C. 抢食及暴饮暴食者应集体进食　　　D. 避免带骨、带刺的食物
   E. 严密观察药物的不良反应

5. **不属于**精神疾病患者发生噎食原因的是
   A. 抗精神病药出现锥体外系不良反应　　B. 癫痫患者在进食时抽搐发作
   C. 抢食　　　　　　　　　　　　　　　D. 进食过多
   E. 进食过急

6. 以不至于死亡的自杀行动来表达其真正的目的是指
   A. 自杀意念　　　　　　　B. 自杀未遂　　　　　　　　C. 自杀威胁
   D. 自杀姿态　　　　　　　E. 自杀行为

7. **不属于**抑郁患者自杀行为发生高危特点的是
   A. 有企图自杀的历史　　　　　　B. 情绪低落,表现为紧张、无助、经常哭泣
   C. 失眠、害怕夜晚的来临　　　　D. 经过治疗后情绪逐渐好转
   E. 体重减轻

8. 在出走的危险性评估中,最重要的是
   A. 病史中是否有出走史　　　　　B. 患者是否对疾病缺乏认识
   C. 患者能否适应住院环境　　　　D. 患者是否强烈思念亲人
   E. 不愿住院

9. 预防噎食的护理措施中,**错误**的是

A. 吞咽反射迟钝者应给予软食

B. 吞咽困难者可给予半流质或流质

C. 吞咽困难者应专人守护进食或喂食

D. 对抢食及暴饮暴食者应集体进食,适当控制其进食量

E. 避免带骨、带刺的食物

10. 抑郁性木僵与紧张性木僵的鉴别要点是

　　A. 精神症状是否与环境协调　　　　　B. 表情是否呆板

　　C. 是否成阵发性　　　　　　　　　　D. 冲动性行为

　　E. 是否不吃不动

11. **不会**使患者离院外走的因素是

　　A. 否认有病　　　　　B. 受幻觉的支配　　　　　C. 受妄想的支配

　　D. 医务人员服务态度差　　　　E. 接受住院治疗

12. **不常**出现木僵的疾病是

　　A. 精神分裂症　　　　　B. 抑郁症　　　　　C. 神经衰弱

　　D. 某些脑器质性疾病　　　　E. 急性反应性精神病

13. 当患者发生自杀、自伤行为时,护士首先采取的措施是

　　A. 立即通知医生　　　　B. 立即通知护士长　　　　C. 及时准备抢救用物

　　D. 及时进行应急处理　　　　E. 首先自保

14. 兴奋躁动患者的护理,正确的是

　　A. 安置在光线明亮、色彩鲜艳的病室内　　　B. 交谈中多讲提高患者情趣的话题

　　C. 夜间及时做好安睡处理　　　　D. 鼓励患者积极参加所有的工娱体活动

　　E. 护理人员 24 小时重点监护

15. 约束时护理注意点,**不正确**的是

　　A. 约束患者与非约束患者不能安置一室　　　B. 约束的固定结要适度,以伸 2 指为宜

　　C. 约束固定于床上的接头要隐蔽　　　D. 肩部保护时,腋下要垫棉垫或衣裤

　　E. 护理人员 24 小时重点监护

16. 约束时护理注意点,**不正确**的是

　　A. 患者入睡后不必解除约束带,以防坠床　　　B. 长时间约束者注意肢体位置的变换

　　C. 经常巡视,并做好记录　　　D. 交班时做好详细的床头交班

　　E. 护理人员 24 小时重点监护

17. 护理木僵患者时,应将患者安置在

　　A. 光线明亮的单人隔离室内　　　B. 光线暗淡的单人隔离室内

　　C. 光线明亮、色彩鲜艳的病室内　　　D. 光线明亮、色彩柔和的病室内

　　E. 安置在重症室内

18. 木僵患者的饮食护理,正确的是

　　A. 在患者耳旁高声耐心劝说其进食　　　B. 对主动违拗者,提出相同的要求使进食

　　C. 白天不吃者,晚上给予静脉输液　　　D. 坚决不进食者,给予鼻饲或静脉输液

　　E. 白天不吃者,给予静脉输液

19. 拒食患者的护理,正确的是

　　A. 对被害妄想者,宜单独用膳

　　B. 对木僵者,宜在光线明亮的环境中进食

　　C. 对被幻听吸引者,在患者耳旁以较大声音劝导提醒

　　D. 对罪恶妄想者,应将饭菜分开进食

E. 必须给予静脉输液

20. 出走患者是指

　　A. 出现痴呆状态者　　　　　　　　　　B. 有兴奋躁动行为者

　　C. 出现自杀、自伤意向者　　　　　　　D. 有擅自离院的企图和行为者

　　E. 有暴力行为者

21. 关于出走患者的护理，**不正确**的是

　　A. 丰富患者的住院生活　　　　　　　　B. 鼓励患者积极参加集体活动

　　C. 满足患者的合理要求　　　　　　　　D. 对外走后找回来的患者，应严加批评

　　E. 对外走后找回来的患者，鼓励其回家治疗

22. **不属于**暴力行为的先兆行为表现的是

　　A. 踱步　　　　　　　B. 握拳或用拳击物　　　　　　C. 思维混乱

　　D. 下颌紧绷　　　　　E. 突然停止正在进行的动作

23. **不能**预防暴力行为发生的措施是

　　A. 建立良好的护患关系　　B. 建立适宜的环境　　　　　C. 减少诱发因素

　　D. 提高患者的自控能力　　E. 不用控制精神症状

24. 自杀率较高的精神疾病**不包括**

　　A. 抑郁症　　　　　　B. 精神分裂症　　　　　　　　C. 酒精和药物依赖

　　D. 人格障碍　　　　　E. 神经症

25. **不属于**自杀征兆的是

　　A. 从不谈论死亡与自杀

　　B. 开始分发自己的财产及处理自己的事情

　　C. 失眠、体重减轻，以及害怕夜晚的来临

　　D. 将自己与他人隔离，特别是将自己关在隐蔽的地方或反锁于室中

　　E. 在抑郁了较长一段时间后，无任何理由的突然很开心

二、思考题

1. 什么是暴力？怎样预防暴力行为的发生？

2. 如何预防精神疾病患者的自杀行为？

3. 精神疾病患者出走和哪些因素有关？如何预防？

第六章

器质性精神障碍患者的护理

学习目标

1. 掌握　器质性精神障碍常见综合征的临床表现。
2. 熟悉　器质性精神障碍患者的临床表现，护理评估，护理诊断。
3. 了解　器质性精神障碍的病因。
4. 学会运用护理程序为器质性精神障碍患者实施整体护理。
5. 具有器质性精神障碍发作的急救能力。

　　器质性精神障碍(organic disorder)是指由脑部疾病或躯体疾病导致的精神障碍。前者常称器质性精神障碍，包括脑变性疾病、脑血管病、颅内感染、脑外伤、颅内肿瘤及癫痫所致的精神障碍；躯体疾病所致的精神障碍是由脑以外的躯体疾病所引起的，如躯体感染、内脏器官疾病、内分泌障碍等。需要注意的是脑器质性精神障碍和躯体疾病所致精神障碍不能截然分开。精神疾病通常被分为"器质性"精神障碍和"功能性"精神障碍两大类，但器质性与功能性的区分只是相对的、有条件的、暂时的。

第一节　常见的临床综合征

案例导入与分析

案　例

　　患者女，74岁，一直与丈夫一起生活，能独立完成日常生活的照料。丈夫去世后，患者搬到女儿家和女儿一起住，逐渐需要女儿的帮助才能完成日常生活的料理。半年后，日常生活能力明显下降，如不知道如何使用碗筷、牙刷，如厕后不知道提裤子。白天，患者变得越来越退缩，而到了晚上则整夜不眠，好几次女儿发现患者一个人在院子里漫游。患者的社会交往也越来越少，并开始拒食拒水。几周后，患者的女儿因无法照料而将患者送入医院。请结合本节的学习，思考回答：
　　1. 本病例中患者属于什么情况？
　　2. 该患者存在的护理问题有哪些，应给予什么护理措施？

器质性精神障碍在临床上主要表现为谵妄、痴呆,此外还有遗忘综合征、器质性幻想症、器质性妄想障碍、器质性心境障碍等。此处只着重介绍谵妄和痴呆这两种最常见的临床综合征。

一、谵妄综合征

谵妄综合征(delirium syndrome)是一组表现为急性、一过性、广泛性的认知障碍,尤以意识障碍为主要特征。因急性起病、病程短暂、病情发展迅速,故又称急性脑病综合征(acute brain syndrome)。

(一) 病因

通常情况下谵妄的发生是多种因素的共同作用,单一因素很少引起谵妄的发生。如在临床上,谵妄是器质性疾病的常见并发症,可见于5%~15%的普通内、外科病房患者,重症监护病房则更为常见,为20%~30%。尤其在急诊入院的老年患者中,大约有24%~65%的患者在住院过程中会出现谵妄。主要病因见表6-1。

表 6-1　谵妄综合征的主要病因

中毒	抗胆碱能药、镇静催眠药、抗癫痫药、碳酸锂、洋地黄、鸦片类、酒精及其他工业有毒物质
药物依赖的戒断期	如镇静催眠药
肿瘤	原发性脑肿瘤
外伤	脑挫裂伤,硬膜下血肿
感染	脑感染(如脑膜炎、脑炎、艾滋病病毒感染、梅毒感染),系统性感染(如脓血症、泌尿道感染、肺炎)
心血管性	脑血管(如脑梗死、脑出血、血管炎),心血管(如低流量状态、充血性心力衰竭、休克)
生理性或代谢性	低氧血症、电解质紊乱、肾或肝衰竭、低或高血糖、癫痫发作后状态、内分泌(如甲状腺疾病或糖皮质激素紊乱)、营养性(如维生素 B_1 或 B_{12} 缺乏,如糙皮病)

(二) 临床表现

1. 意识障碍　主要以意识清晰度下降为主,是谵妄的核心症状。意识障碍有明显的昼夜节律变化,表现为昼轻夜重。患者白天交谈时可以对答如流,晚上却出现意识混浊。患者还经常出现定向障碍,包括时间和地点的定向障碍,严重者会出现自我定向障碍。记忆障碍也是谵妄的常见特征,以即刻记忆和近记忆障碍最为明显,患者尤以新近发生的事情难以识记。好转后患者对谵妄时的表现或发生的事大都遗忘。

2. 感知障碍　包括感觉过敏、错觉和幻觉。患者对声、光特别敏感。错觉和幻觉多以恐怖性的错视和幻视为主,患者可因错觉和幻觉产生继发性的片段妄想、冲动行为。

3. 思维障碍　主要表现为思维不连贯,言语凌乱,临床上要注意与思维破裂相鉴别,要注意思维不连贯是在意识障碍的基础上出现的。

另外,可出现精神运动障碍、不自主运动、自主神经功能障碍等。患者可出现精神运动性兴奋,如漫无目的地跳跃、翻滚、喊叫或出现职业性的重复动作,少数患者亦可出现精神运动性抑制。不自主运动如扑翼样震颤、多发性肌阵挛等,自主神经功能障碍如皮肤潮红或苍白、多汗或无汗、恶心、呕吐、腹泻、血压升高或降低、心跳加快或减缓、体温过高或过低等也可出现。

(三) 治疗原则

1. 病因治疗 针对原发脑部器质性疾病的治疗。

2. 支持治疗 一般包括维持水电解质平衡,适当补充营养。而安静的环境与柔和的灯光可减少因光线不足产生的错觉,并可避免因光线过强而影响睡眠。

3. 对症治疗 针对患者的精神症状给予精神药物治疗。为避免药物加深意识障碍,应尽量小剂量、短期治疗。抗精神病药如氟哌啶醇,因其嗜睡、低血压等副作用较轻,可首先考虑。有肝脏疾病者和酒精依赖者应避免使用氯丙嗪,以免引起癫痫发作。睡眠障碍者可给予适量镇静安眠药以改善睡眠。

二、痴呆综合征

痴呆(dementia)是指较严重的、持续的认知障碍。临床上以缓慢出现的智能减退为主要特征,伴有不同程度的人格改变,但无意识障碍。因起病缓慢,病程较长,故又称慢性脑病综合征(chronic brain syndrome)。

(一) 病因

引起痴呆的病因很多,主要病因见表 6-2,如能及时发现、及时治疗,预后相对较好。

表 6-2 痴呆的病因

中枢神经系统变性疾病	阿尔茨海默病、额 - 颞叶痴呆、亨廷顿病、克 - 雅病、帕金森病、路易体痴呆
颅内疾病	脑占位性病变(肿瘤、慢性硬膜下血肿、慢性脑脓肿),感染(脑炎、脑膜炎、神经梅毒、艾滋病痴呆),创伤(脑外伤)
代谢障碍和内分泌障碍	内分泌障碍(艾迪生病、库欣综合征、高胰岛素血症、甲状腺功能低下、垂体功能减退、甲状旁腺功能亢进、甲状旁腺功能减退) 肝衰竭、肾衰竭、肺衰竭、慢性电解质紊乱、血卟啉病、肝豆状核变性、维生素缺乏(维生素 B_1、烟酸、叶酸、维生素 B_{12} 等缺乏)
血管性疾病	血管性痴呆
中毒、缺氧	酒精、重金属、一氧化碳、药物、缺氧等

(二) 临床表现

1. 痴呆的发生多缓慢隐匿,记忆减退是常见症状。早期出现近记忆障碍,学习新事物的能力明显减退,严重者甚至找不到回家的路。随着病情的进一步发展,远记忆也受损,严重的患者常以虚构的形式弥补记忆方面的缺损。思维缓慢、贫乏,对一般事物的理解力和判断力越来越差,注意力日渐受损,可出现时间、地点和人物定向障碍。

2. 患者可出现人格改变,通常表现为兴趣减少、主动性差、社会性退缩,但也可表现为脱抑制行为,如冲动、幼稚行为等。情绪症状包括焦虑、易激惹、抑郁和情绪不稳等,有时表现为情感淡漠或出现"灾难"反应,即当患者对问题不能做出响应或不能完成相应工作时,可能出现突然放声大哭或愤怒的反应。有些患者会出现坐立不安、漫游、尖叫和不恰当的,甚至是攻击性行为,也可出现妄想和幻觉。患者的社会功能受损,对自己熟悉的工作不能完成,晚期生活不能自理,运动功能逐渐丧失,甚至穿衣、洗澡、进食以及大小便均需他人协助。

(三) 治疗原则

1. 病因治疗 应及早治疗可治疗的病因，提高患者的生活质量，减轻患者给家庭带来的负担。

2. 支持治疗 提供充足的营养、适当运动、改善听力和视力问题及躯体疾病的治疗等。尽量使患者处于熟悉的环境，最好是在家里。教育家庭成员，向他们提供切实可行的帮助。

3. 药物治疗 抗精神病药可用于对抗精神病性症状、激越行为或攻击行为。抗抑郁药可用于痴呆伴发抑郁的患者，可明显改善痴呆综合征。但需注意，三环类药物的抗胆碱副作用可加重认知功能的损害。安眠药虽可控制痴呆者的行为问题，但因可引起意识混浊、跌倒和药物依赖等，使用应特别谨慎。

第二节 脑器质性精神障碍患者的护理

脑器质性精神障碍是指一组包括各种病因，如脑部的感染、肿瘤、血管性疾病、中毒、外伤、脑变性疾病等因素，直接损害脑组织所致的精神障碍。其特点是脑部存在肯定的病理生理和结构方面的变化，这些变化与精神异常有明确的因果关系。

一、常见脑器质性精神障碍

(一) 阿尔茨海默病

阿尔茨海默病(Alzheimer's disease, AD)是一组病因未明的原发性退行性脑变性疾病。多起病于老年期，潜隐起病，病程缓慢且不可逆，临床上以智能损害为主。此病因德国的精神病理学家 Alois Alzheimer 于 1907 年首次报道一例女患者而得名。本病起病缓慢，病程呈进行性，最终导致死亡。它是导致老年前期和老年期痴呆的首要原因。女性患病率高于男性。

1. 病因

(1)遗传学：从家系调查、孪生子调查以及遗传流行病学的调查资料表明，AD 具有一定的家族聚集性，说明遗传因素在发病中起着一定的作用。其中，第 14、1 和 21 号染色体与 AD 基因有关。但是，也有调查显示，这种家族聚集性的 AD 只占所有 AD 患者的 10%~15%。

(2)社会心理因素：病前性格孤僻，兴趣狭窄，重大不良生活事件与 AD 的发病相关。有研究发现晚发 AD 的相关危险因素是营养不良、噪声；早发 AD 相关的危险因素是精神崩溃和躯体活动过少。

(3)AD 的神经病理：脑重量常减轻，可有弥散性萎缩、沟回增宽、脑室扩大，组织病理学除额、颞叶皮层细胞大量死亡脱失外，尚有以下显著特征：细胞外老年斑或轴突斑、细胞内神经元纤维缠结和颗粒空泡变性，称三联病理改变。

(4)神经化学：AD 患者脑部乙酰胆碱明显减少，乙酰胆碱酯酶和胆碱乙酰转移酶活性降低，特别是海马和颞叶皮质部位。此外，AD 患者脑中亦有其他神经递质的减少，包括去甲肾上腺素、5-羟色胺、谷氨酸等。

2. **临床表现**　AD 通常起病隐匿,为持续性、进行性病程,无缓解,由发病至死亡平均病程约 8 ~ 10 年,但也有患者认知功能减退症状可持续 15 年或以上。AD 的临床症状分为两方面,即认知功能减退症状和非认知精神症状。

(1)认知功能减退症状:常伴有高级皮层功能受损,如失语、失认或失用等。

1)记忆障碍:是 AD 早期突出症状或核心症状。一般病情在最初 2 ~ 4 年进展缓慢、早期主要累及短程记忆,记忆保存和学习新知识困难。表现为好忘事,丢三落四,严重时告诉某事转身即忘。疾病后期远事记忆也出现明显减退,记不清自己的经历、记不清亲人的姓名和称呼。可出现错构和虚构症。

2)定向障碍:是 AD 早期症状之一,如常在熟悉环境或家中迷失方向,找不到厕所在哪儿,走错自己的卧室,外出找不到回家的路。画图测验不能精确临摹简单立体图,时间定向差,不知道今天是何年何月何日,不知道现在是上午还是下午。

3)语言障碍:痴呆程度较轻的患者尽管有明显的记忆障碍,但一般性的社会交往性语言能力相对保持。当深入交谈后就会发现患者的语言功能损害,主要表现为语言内容空洞、重复和赘述。此外,痴呆患者通常还有语言理解的困难,包括词汇、语句的理解。

4)失认与失用症:失认是指感觉功能正常,但不能认识或鉴别物体,如不能识别物体、地点和面容(不能认出镜中的自我)。失用是理解和运动功能正常,但不能执行运动,如先装好烟斗再打火;不能按指令执行可以自发完成的动作,如穿衣将里外、前后、左右顺序穿错,不会系鞋带,进食不会用筷子。

5)智力障碍:是理解、推理判断、抽象概括和计算等认知功能的全面智力减退。

(2)非认知精神症状

1)妄想:痴呆患者由于容易忘记物品的放置位置,因此认为物品被窃;有些患者由于失认而认为自己的家不属于自己,常要求回家,或认为自己的配偶或亲人系别人装扮;少数患者认为配偶不忠。痴呆患者的妄想往往不系统,结构不严密,时有时无。

2)幻觉:幻听最常见,其次为幻视,多出现在傍晚。应注意的是,幻觉可能为重叠于痴呆的亚急性谵妄状态。

3)错认:患者往往把照片和镜中人误认为真人并与之对话,仿佛镜中的自我为另一陌生人,或认为室内有他人入侵。

4)焦虑、恐惧和抑郁:约 1/3 的痴呆患者伴有抑郁。尽管痴呆患者抑郁症状比较常见,但真正符合抑郁发作标准的患者很少,尤其是中、重度痴呆患者。轻度痴呆时,焦虑比较常见,患者可能担心自己的工作能力和生活能力,或者自己的钱财、生命等。痴呆较重时,情感平淡或淡漠日趋明显。

5)人格改变:多见于额叶、颞叶受累或与以前人格特点有关。表现孤僻、自私、敏感多疑、不负责任、骂人言语粗俗,行为与身份和以前不符合,情绪变化无常,易激惹。

6)行为症状:痴呆患者除动作单调、刻板外还有无目的怪异行为,如藏匿物品、拾破烂、无目的漫游、攻击行为等。行为症状往往随痴呆程度而加重。

7)其他:①睡眠障碍,约半数患者正常睡眠节律紊乱或颠倒。白天卧床,晚上到处活动,骚扰他人。②灾难反应,指主观意识到自己智力缺损,却极力否认,在应激状态下产生继发性激越。③日落综合征,特征为白天烦躁、夜间失眠、定向障碍、激动、猜疑、倦睡、精神错乱、共济失调或意外摔倒。④神经系统症状,轻、中度患者没有明显的神经系统体征,少数患者有锥体外系受损的体征。重度晚期患者出现神经系统原始性反射如强握、吸吮反射等。晚期患者最明显的神经系统体征是肌张力增高,四肢屈曲性僵硬,呈去皮层性强直。

3. 临床分期　根据疾病的发展和认知功能缺损严重程度,可分为早期、中期和晚期。

1)早期:一般持续 1～3 年,以近记忆障碍、学习新知识能力下降、视空间定向障碍和缺乏主动性为主要表现。生活自理或部分自理。

2)中期:病期约为 2～10 年,疾病继续发展,智能和人格改变日益明显,出现皮质受损症状,如失语、失用和失认,也可出现幻觉和妄想。神经系统可有肌张力增高等锥体外系症状。生活部分自理或不能自理。

3)晚期:病期约为 5～12 年,呈明显痴呆状态,生活完全不能自理。有明显肌强直、震颤和强握、摸索及吸吮反射,大、小便失禁,可出现癫痫样发作。

4. 治疗原则

(1)非药物治疗:对轻症患者应加强心理支持与行为指导,鼓励患者参加适当活动;对重症患者应加强生活上的照顾和护理,注意患者的饮食和营养。常用的方法有:回忆疗法、现实定向、记忆训练、认知和行为干预、音乐疗法等。

(2)药物治疗:治疗认知功能障碍的药物较多,但目前尚无特效药物可逆转认知功能受损或有效阻止病情进展。目前疗效比较好的药物包括:①多奈哌齐,用于治疗轻中度 AD;②石杉碱甲(哈伯因),能改善患者的记忆,副作用较少;③重酒石酸卡巴拉汀,用于治疗轻中度 AD。

一般患者不需要服用抗精神病药,如有行为和精神障碍,可给予小剂量抗精神病药,伴有明显焦虑或抑郁的患者,可给予抗焦虑或抗抑郁药,应注意药物的不良反应,症状改善应及时停药。

(二)血管性痴呆

血管性痴呆(vascular dementia,VD)是指有脑血管病变导致的痴呆。由于梗死灶多发,曾称多发性梗死型痴呆。本病约占所有痴呆患者的 15%,是痴呆的第二大原因,多在中老年起病,男性多于女性。病程多呈阶梯式发展,常可伴有局限性神经系统体征。

1. 病因　导致 VD 的危险因素很多,包括高血压、高血脂、糖尿病、吸烟、房颤以及惯于久坐的生活习惯等。目前多数学者认为,VD 的病因是脑动脉硬化,并发生微栓子脱落或缺血,以至引起脑内动脉小分支梗死并造成脑组织器质性病变。病理可见在额叶及白质中心有大小不等的梗死小软化灶,以及软化灶周围发生相应的增生、小囊、瘢痕等改变。

2. 临床表现　VD 的临床表现一般包括早期症状、局限性神经系统症状和痴呆症状。VD 的潜伏期较长,一般不容易被早期发现。早期症状以脑衰弱综合征为主。局限性神经系统症状及体征依据不同部位的脑出血或脑梗死而产生不同的症状,其中较为突出的有假性延髓性麻痹、构音障碍、吞咽困难、中枢性面肌麻痹、不同程度的偏瘫、失语、失用或失认、癫痫大发作及尿失禁等。

VD 主要表现为以记忆下降为主的局限性痴呆。早期痴呆症状不同于 AD,主要表现为,虽然出现记忆障碍,但是患者在相当长的时期内保存自知力或部分自知力,患者知道自己记忆力下降、易忘事。有的患者为此产生焦虑或抑郁情绪;有的患者出现病理性赘述。患者的记忆力、智力虽然有所下降,但是患者的日常生活能力、理解力、判断力以及待人接物的能力均能在较长时期内保持良好状态,人格也保持较为完好。

3. 治疗原则　有高血压及动脉硬化者,可对症处理,同时给予营养和改善脑循环的药物治疗,精神症状较明显时,可合用少量抗精神病药治疗,症状一旦控制,即可停药。

(三)脑外伤伴发的精神障碍

脑外伤伴发的精神障碍是指颅脑遭受直接或间接外伤后,在脑组织损伤的基础上所产生的各种精神障碍。精神障碍可在外伤后立即出现,也可在外伤后较长一段时间后出现。原发性脑损伤包括脑震荡、脑挫裂伤;继发性脑损伤包括脑水肿和颅内血肿。

1. 病因

(1)器质性因素:脑外伤伴发精神障碍的病因比较复杂,与脑损伤的程度、部位、急性期的病理生理改变及修复期后遗病变等多种因素有关。急性期精神障碍多是有脑外伤后弥散性脑损伤所致,如脑损伤区及周围出现脑水肿、颅内压升高、脑疝等,继而引起脑缺氧加重。脑缺氧最易引起脑功能失调。慢性期精神障碍则与大脑神经细胞坏死、胶质细胞增生、瘢痕形成、粘连、囊肿等病变有关。

(2)社会心理因素:除了器质性因素外,还与一些社会心理因素有关,如受伤前的人格特征、对外伤的态度、外伤对生活及工作的影响等。有时脑外伤可能只是一种诱发因素,也可能是两种情况巧合出现在同一患者身上。

2. 临床表现

(1)精神障碍

1)急性期精神障碍:包括脑震荡、脑挫裂伤等伴发的精神障碍。患者往往出现意识障碍,可有意识模糊到昏迷,可持续 24 小时至数日。恢复后会出现暂时性记忆障碍,如顺行性遗忘。意识清晰后有的表现为情绪不稳,甚至有冲动行为。

2)慢性期精神障碍:①脑外伤后神经症性综合征,脑外伤后可遗留程度不等的,部位不固定的头痛,表现为胀痛、钝痛、跳痛等,在变换体位、情绪或睡眠不佳时加重。有的可表现为头晕、睡眠障碍、情绪易激惹、注意涣散、思维迟缓及自主神经功能紊乱等。②外伤性癫痫,可发生在外伤后数日或数年,以大发作为主,小发作和精神运动性发作也不少见。③外伤后人格改变,多见于严重颅脑损伤之后,一般表现为易激动、发脾气、冲动、攻击,难以控制。有的表现为自私、贪小便宜、偷窃,有的变得任性、怪僻。④外伤性痴呆,轻度痴呆者有思维缓慢,理解力、判断力、分析综合能力减退,情感淡漠,行为笨拙。重度则记忆力严重减退,分析综合能力丧失,思维贫乏,表情茫然,生活完全不能自理。

(2)躯体症状和体征:体检可见头部有新鲜伤口、陈旧瘢痕或手术瘢痕。神经系统检查可见与脑外伤有关的相应症状和体征。

3. 治疗原则　脑外伤伴发精神障碍的病程和预后与脑外伤的性质、部位、严重程度等密切相关,所以本病的治疗以治疗脑外伤为主。急性阶段的治疗主要由神经外科处理。危险期过后,应积极治疗精神症状,对于幻觉、妄想、精神运动性兴奋等症状可给予苯二氮䓬类药物或抗精神病药物口服或注射,但对尚有意识障碍者应慎用精神药物。

(四)颅内感染伴发的精神障碍

颅内感染所致的精神障碍是由病毒、细菌、螺旋体、真菌、原虫或其他微生物、寄生虫等直接侵犯脑组织引起的精神障碍。颅内感染患者大多就诊于神经内科,但精神科医生也经常遇到这类问题。颅内感染可分别位于蛛网膜下隙(脑膜炎)、脑实质(脑炎)或局限于脑或脑膜并形成包围区域(脑脓肿),但实际上损害很少呈局限性。

1. 临床表现

(1)病毒性脑炎:病毒性脑炎是指由病毒直接感染所致,可分为流行性脑炎和散发性脑炎。其中以单纯疱疹病毒性脑炎最为常见,一般发病无季节性与区域性,故常为散发性病毒性脑炎。

多为急性或亚急性起病,部分患者病前有上呼吸道或肠道感染史。急性起病者常有头痛、疲惫、可伴脑膜刺激征,部分病例可有轻度或中度发热。精神症状可以是首发症状,也是主要临床表现。精神运动性抑郁症状较多见,表现为言语减少或缄默不语、情感淡漠、迟钝、呆板,甚至不饮不食呈木僵状态。也可表现为精神运动性兴奋,如躁动、言语增多、行为紊乱、欣快、无故哭泣或痴笑等。可有视听幻觉、各种妄想等。记忆、计算、理解能力减退相当常见。多数患者在早期有意识障碍,表现为嗜睡、精神萎靡、神志恍惚、定向障碍、大小便失禁,甚至昏迷或呈去皮质状态。癫痫发作相当常见、以全身性发作最多,有的以癫痫持续状态为首发表现。有的可出现上运动神经元瘫痪、舞蹈样动作、震颤等各种不随意运动。自主神经症状以多汗为常见,伴有面部潮红、呼吸增快等。

(2)脑膜炎

1)化脓性脑膜炎:常见病原菌有脑膜炎双球菌、肺炎双球菌、链球菌、葡萄球菌、流感杆菌和大肠埃希菌等。起病急,可表现为头痛、发热、呕吐、怕光、易激惹、癫痫发作等。精神症状以急性脑器质性综合征为主,患者可有倦怠,可表现为意识障碍,如嗜睡、昏睡甚至昏迷,可伴有幻觉、精神运动性兴奋等。颈部强直及克氏征阳性是诊断的重要依据。

2)结核性脑膜炎:由结核分枝杆菌侵入脑膜引起。在前驱期,以情感症状为主,如情绪不稳,易激惹或缺乏主动性。随后可有发热、头痛、呕吐、意识障碍、脑膜刺激征和脑神经损害等症状。此外,患者还可出现记忆障碍,但大多可在接受治疗后复原。残留的精神症状包括认知障碍与人格改变。

(3)脑脓肿:主要有葡萄球菌、链球菌、肺炎双球菌或大肠埃希菌等引起。可经血液或由头部感染灶直接蔓延入脑。典型症状包括头痛、呕吐和谵妄。脓肿较大者可有颅内高压症状。部分脓肿可潜伏多月才出现病症,此期间患者常仅感到头痛、疲倦、食欲差、体重下降,偶有发冷、抑郁和易激惹。此外,不同部位的脓肿会有不同的症状,如额叶脓肿会表现为记忆障碍和人格改变,颞叶脓肿可造成言语障碍等。

另外,梅毒螺旋体侵犯大脑实质引起的慢性脑膜炎可导致麻痹性痴呆,其通常在感染后15~20年内出现。典型病程常表现为隐匿起病,初时出现构音障碍、反射亢进和癫痫样发作,可伴有记忆障碍、易激惹、情绪波动等。发生痴呆时可有多种症状,如欣快、幼稚的自夸和夸大妄想等。由于本病病理变化侵犯脑实质、脑膜、脑神经及脊髓,患者可出现多种体征,如感觉异常、瞳孔改变、视神经萎缩所致的视力减退、言语及书写障碍、肢体震颤、腱反射异常等。

2. 治疗原则　对于颅内感染所致精神障碍的患者,治疗以抗生素控制感染、消除颅内高压、治疗原发病为主,配合对症治疗和支持疗法。对兴奋躁动、幻觉妄想等症状可给予适当的抗精神病药物对症处理。

(五)颅内肿瘤所致精神障碍

颅内肿瘤可为原发性肿瘤,也可以是由身体其他部位的肿瘤转移而来。颅内肿瘤可损害正常脑组织、压迫邻近脑实质或脑血管,造成颅内压增高,出现局灶性神经系统症状、癫痫发作或精神症状。

1. 病因　肿瘤的原因尚不明确,肿瘤导致精神障碍的机制比较复杂,与脑瘤引起的颅内高压、肿瘤的部位、性质、肿瘤的生长速度以及个体素质有关。

2. 临床表现

(1)常见精神症状

1)智能障碍:颅内肿瘤所致的精神症状中智能障碍最常见。患者可表现为注意力不集中、记忆减退或思维迟缓,严重者可出现类似痴呆的表现。

2)幻觉:不同部位的肿瘤可产生不同种类的幻觉,如枕叶肿瘤可产生简单的原始性视幻觉;颞叶肿瘤可出现较复杂的幻视和幻听,亦可产生幻嗅、幻味;而顶叶肿瘤则可产生幻触和运动性幻觉。但不同部位的肿瘤也可产生相同的幻觉,如额叶肿瘤常因影响邻近的颞叶而出现幻视和幻听。

3)其他精神症状:包括焦虑、抑郁、躁狂、分裂症或神经症性症状。

(2)局限性症状:精神症状的表现与颅内肿瘤的位置有关,但并非绝对。颅内某个区域的肿瘤不一定都会产生特定的精神症状。但若表现为特定的精神症状,却有助于定位诊断。如大部分额叶肿瘤患者会出现精神症状,而且精神症状较其他部位肿瘤多见,症状出现亦较早,容易导致误诊;约一半颞叶肿瘤患者会出现颞叶癫痫,多数颞叶受损患者可伴有智力缺损,也可出现与额叶受损类似的人格改变;顶叶肿瘤较少引起精神症状;枕叶肿瘤最特定的症状是视幻觉,通常是原始性幻觉,也可有比较复杂的视幻觉;第三脑室附近的肿瘤导致的典型症状是遗忘综合征,嗜睡亦是间脑肿瘤的特征性症状;垂体肿瘤可造成内分泌障碍,继而出现相关的精神症状;天幕下肿瘤比天幕上肿瘤较少产生精神症状,患者可出现全面性智能障碍,其程度与颅内压成正比。

3. 治疗原则　确诊颅内肿瘤的患者,应及时转入神经外科进行手术治疗。对不适宜手术治疗的患者,可以通过放射治疗或化学治疗抑制肿瘤的生长和扩散。此外,若出现精神症状可给予精神药物治疗。另外,对于颅内压升高的患者应及时控制颅内压。

(六)癫痫所致精神障碍

癫痫是一种常见的神经系统疾病,是由不同原因引起的脑内异常放电,导致突然发作的短暂的脑功能障碍,出现全身性或局部的抽搐。根据其临床表现的不同可分为大发作、小发作、局限性发作、精神运动性发作和癫痫持续状态等。根据病因的不同,又可分为原发性和继发性癫痫。无论哪一类型的癫痫,均可发生不同程度的精神障碍。

1. 病因　原发性癫痫是指目前原因不明的一类癫痫,而继发性癫痫是指脑部疾病或全身性疾病的临床表现之一。与癫痫有关的原因很多,包括遗传、感染、中毒、脑肿瘤、脑外伤、脑血管病、脑变性病、代谢障碍等。其发病机制尚不明确,但其本质是由脑部细胞受到遗传、外伤、感染、肿瘤、中毒、代谢等原因的作用而发生生化改变,继而产生异常放电的缘故。

癫痫性精神障碍可以发生在癫痫发作之前、发作期、发作之后、发作间歇期,其表现复杂多样,可有意识、运动、感觉、精神、行为和自主神经功能紊乱,而且癫痫性精神障碍诊断相对困难,处理癫痫伴发的精神障碍也较棘手,很多情况下需要精神科、神经内科共同合作,才能达到理想效果。

2. 临床表现

(1)发作前精神障碍:表现为先兆或前驱症状。先兆是一部分发作,在癫痫发作前出现,通常只有数秒,很少超过一分钟。不同部位的发作会有不同的表现。前驱症状发生在癫痫发作前数小时至数天,尤以儿童较多见。表现为易激惹、紧张、失眠、坐立不安,甚至极度抑郁,症状通常随着癫痫发作而终止。

(2)发作时精神障碍

1)精神性发作:发作为时短暂,持续数秒至数分钟,少数患者可持续数小时或数天。可单独发作或以先兆的形式出现。一般无严重的意识障碍,发作后无遗忘。具体表现有感知觉障碍,如幻听、幻视、幻触、幻嗅、幻味等,还可有感知综合障碍,如视物显大症、视物显小症、视物变形症等。思维障碍可见思维松散、思维中断和强制性思维。情感障碍以焦虑、抑郁、恐惧多见,部分患者可有暴怒。有的患者表现为自我意识障碍,如人格解体,伴有旧事如新症或似曾相识症。发作后全部遗忘或模糊记忆。

2)自动症:多数患者有先兆,如躯体感觉异常、错觉、幻觉、感知综合障碍、思维紊乱等。发作突然,主要表现为意识障碍,做一些无目的、反复出现的刻板动作,如伸舌、舔唇、咂嘴、嘴嚼、吞咽、摸索、点头、摇头、走动、旋转、摆弄衣角等动作。又可以出现穿衣、脱衣、搬东西、打扫卫生、奔跑、打球等复杂动作。发作时患者面色苍白、目光呆滞。有的患者可表现为重复语言、刻板言语,称言语性自动症。此外,自动症还可表现为神游症和梦游症。

3)朦胧状态:常突然发作,表现为意识模糊、定向力丧失,不能清晰地感知周围事物,反应迟钝,思维紊乱,答非所问,不能正确地与人交谈。可有幻视和片段妄想,患者可呈现生动、鲜明的幻视,如战争场面、凶恶的野兽向自己扑来,患者可与之搏斗或逃避,称之为癫痫性谵妄状态。情感表现为恐惧、愤怒。行为杂乱无章、无目的性,可发生冲动、伤人、自伤。发作会突然终止,患者对发作过程完全遗忘。

(3)发作后精神障碍:患者发作后可出现自动症、朦胧状态,或产生短暂的偏执、幻觉等症状,通常持续数分钟至数小时不等。

(4)发作间歇期的精神障碍

1)癫痫性人格障碍:癫痫性人格改变被认为是多种因素综合作用的结果,一般认为与社会心理因素的影响、脑器质性损害、长期癫痫发作、长期应用抗癫痫药物有关。主要表现为明显的"两极性",比如一方面患者表现固执、自私、易激惹、纠缠、报复心强、好记仇、暴躁、易怒等;而另一方面又表现为过分殷勤、细腻、温柔恭顺。这种"两极性"可同时在一个患者身上交替出现。有的患者可表现多种人格障碍及反社会行为。约50%的颞叶癫痫患者会出现人格障碍。

2)精神分裂症样状态:通常在癫痫发作十几年以后发生类似精神分裂症的症状。患者可在意识清晰的状态下出现幻觉、妄想,以幻听多见。妄想以关系妄想、被害妄想为主。还可伴有类精神分裂症样的思维障碍,如思维松散、思维中断、思维被剥夺、强制性思维、被控制感等。情感障碍多为焦虑、抑郁、易激惹、恐惧或欣快。本症多呈慢性病程,可持续数月至数年。

3)癫痫性痴呆:是癫痫反复发作导致的缓慢进行性发展的智能减退。患者可表现为思维迟缓、思维贫乏、病理性赘述、重复言语等。同时,患者的理解力、计算力、分析综合能力也明显减退。有的还表现为兴趣日益减少、主动性丧失、自私、冷漠等。晚期患者变得表情呆板、情感淡漠、行为笨拙、消瘦虚弱、生活完全不能自理。

3. 治疗原则

(1)病因治疗:可用一些抗癫痫的药物,如卡马西平、丙戊酸钠等。一般原则是尽可能单一用药,鼓励患者遵医嘱服药。依据癫痫的类型来选择药物,并严格观察不良反应。根据患者情况也可选用手术治疗,必要时进行电休克治疗。

(2)对症治疗:对于精神症状比较重的患者,可以选用一些能有效控制精神症状,不良反应小的药物,尤其注意应选择一些致癫痫作用较弱的药物进行治疗。

二、脑器质性精神障碍患者的护理

【护理评估】

1. 健康史

(1)患者原发疾病的进展情况:包括原发疾病的主要症状表现、发展趋势、治疗情况、疗效以及预后等。

(2)患者的一般情况:包括生命体征、营养状况、进食状况、睡眠状况及大小便是否正常等,对于脑器质性精神障碍的患者,尤其要评估一下患者是否存在神经系统症状,有哪些阳性体征。

(3)患者精神症状的评估:根据脑器质性精神障碍的临床表现与特征,在评估时应特别注意一些症状,如有无注意障碍、记忆障碍、智能障碍、思维障碍、情感障碍、意识障碍等。

2. 心理社会因素　器质性精神障碍的出现除了与原发的器质性疾病密切相关外,还在很大程度上与患者的个性特征、应激事件的强度、社会上的压力、亲属的态度、生活压力等心理社会因素有关,因此在评估过程中应注意心理社会因素的影响,如患者的病前个性特征、病前是否发生过严重的生活事件、患者对自身疾病的态度,以及患者与亲属间的关系,患者的经济状况等。

【常见护理诊断/问题】

1. 急、慢性意识障碍　与各种脑器质性疾病所致脑组织损害有关。

2. 有暴力行为的危险　与兴奋、躁动、幻觉、妄想等精神症状有关。

3. 有受伤害的危险　与意识障碍、感觉障碍、精神症状有关。

4. 营养失调:低于机体需要量　与发热、摄入不足、感染等有关。

5. 生活自理缺陷　与意识障碍、智能障碍、运动障碍等导致患者活动受限或受精神症状影响的行为紊乱等有关。

6. 有感染的危险　与体质虚弱、生活自理能力差有关。

【护理目标】

1. 患者能够保持良好的意识水平,意识清楚或意识障碍无进一步加重。

2. 照顾者和周围人不发生受伤,患者所处环境不受破坏。

3. 患者能够减少或不发生外伤的危险。

4. 患者能摄入足够的营养,不发生营养失调或水电解质平衡紊乱。

5. 患者的自理能力逐步提高。

6. 患者能够保持良好的卫生,不发生二次感染。

【护理措施】

1. 一般护理　为患者提供基础护理,保证患者饮食、睡眠、排泄、个人卫生等生理需要的满足。应特别注意要密切观察病情变化,重视生命体征如体温、脉搏、呼吸和血压的变化。另外,要注意观察患者瞳孔的变化,如果两侧瞳孔时大时小,继而两侧不等大,对光反应迟钝,瞳孔散大一侧的对侧肢体无力或瘫痪,则可能是发生脑疝的前兆。对于脑器质性精神障碍的患者,意识障碍的程度常预示着颅内疾病的严重程度,所以应随时注意观察意识障碍的变化。

2. 心理护理

(1)建立良好的护患关系:尊重和理解患者,稳定其情绪,取得患者的信任,达到配合治疗的目的。

(2)有异常症状的护理:在住院期间,当患者出现焦虑或情绪低落时,要细心观察患者的言行和情绪反应,以缓慢、耐心或非语言的方式表达对患者的关心和支持,鼓励患者表达自己的想法,调动患者积极情绪。

(3)社会技能:教会患者正确处理自己的生活事件和社会矛盾,尽量避免有害的刺激对自身造成的不良影响,鼓励患者与社会接触,建立健康的生活方式。

3. 对症护理 脑器质性精神障碍患者出现的一些躯体及精神症状要做相应的处理并报告医生,以免延误病情,如:①高热患者:应积极采取降温补液措施,在降温过程中严密观察病情变化。②轻度意识障碍患者:因其对周围环境的认知能力下降、定向力不完整、反应迟钝、自理能力出现缺陷,护理人员要监护患者病情发展状况,避免患者单独活动,预防摔伤及意外。③谵妄状态患者:因患者思维紊乱、言语不连贯、生动而丰富的幻觉、定向力障碍等,患者会出现恐惧、躁动不安、紧张、强烈的冲动和攻击行为等。因此,应安排专人护理,防止患者坠床或摔伤,必要时约束患者。④出现精神症状的患者:应加强对患者情绪变化的监护,对焦虑明显的患者,护理人员要重视与患者的沟通,耐心倾听患者的诉说,尽量满足其合理要求;对抑郁状态的患者,要避免其单独居住、单独活动,护理人员要加强巡视,严密观察病情变化,严防患者出现自伤、自杀行为,鼓励患者参加工娱活动;对烦躁不安、类躁狂表现的患者,要将患者安置于单间,专人护理,房间里物品简化、安全、规范,减少不良刺激和环境中对患者潜在的危险因素,密切观察病情,必要时采用保护性约束。⑤智能障碍的患者:安排床位时要与兴奋躁动的患者分开安排,以免被伤及,加强危险物品的管理,减少意外事件的发生。当患者记忆力出现问题时,患者活动时一定要有人陪伴,当出现情绪不稳时,应多劝慰,少激惹。

4. 健康教育

(1)首先告知患者及家属本病与脑部器质性病变的关系,根据原发疾病的性质及轻重程度不同,其精神症状可能是暂时的,当原发疾病得到控制以后,精神症状可以减轻或消失。但部分患者的精神症状可能会持续很长时间,或转为慢性状态。为使精神症状能够尽快恢复,避免导致严重的后果,应积极治疗原发疾病。

(2)在疾病的急性期,精神症状主要以意识模糊、兴奋为主,此时应尽快地带患者到医院介绍治疗,并要防止因兴奋出现的自伤、伤人等冲动行为的发生。在疾病的慢性期,患者主要以记忆减退、智能减退和人格改变为主,此时应主要照顾好患者的日常生活,防止发生营养缺乏、感染、跌伤、骨折等。

(3)关于药物治疗,家属应该了解患者所服药物的名称、剂量、服药方法、常见的不良反应等。指导家属掌握观察病情变化的方法,如发现患者情绪激动、抑郁、焦虑或出现幻觉、妄想等应及时到医院复查。另外,还要指导家属帮助患者进一步恢复生活功能和社会功能。

【护理评价】

患者的精神症状是否得到控制或缓解;患者的营养需求能否维持在均衡状态;是否出现

因冲动行为导致的自伤或伤人的不良后果;是否因生活自理能力下降发生感染、压疮、骨折等并发症等。

第三节 躯体疾病所致精神障碍患者的护理

躯体疾病所致精神障碍(mental disorders due to systematic disease)是指由于中枢神经系统以外的各种躯体疾病,造成中枢神经系统功能紊乱所致的精神障碍的总称。各种躯体疾病所致的精神障碍无特异性症状,不同的躯体疾病可导致相似的精神症状,而同一种躯体疾病也可出现不同的精神综合征。

【病因】

1. 躯体疾病 通常认为各种躯体疾病是该病的主要致病原因,如各种躯体感染、内脏器官疾病、内分泌疾病和代谢性疾病、免疫系统疾病等。

2. 相关促发因素 临床上患某种躯体疾病的患者中只有少数会发生精神障碍,显然,身体疾病并不是唯一的病因,还可能与其他因素有关,包括患者的生物学因素如患者的性别、年龄、遗传因素、个性特征、既往的精神病史等;心理因素如应激、心理冲突等;环境因素如空气污染、环境嘈杂、潮湿拥挤的居住条件等可能都与本病有关。

【临床表现】

(一)躯体感染所致精神障碍

指有病毒、细菌、螺旋体、真菌、原虫或其他微生物、寄生虫所致脑外全身性感染,如流感、肺炎、败血症、梅毒、伤寒、恶性疟疾、血吸虫病、艾滋病等所致的精神障碍,但不包括颅内直接感染时出现的精神异常。

1. 肺炎所致的精神障碍 多为高热谵妄,也可以出现欣快、记忆力减退、定向障碍和虚构,部分可有短暂而片段的幻觉和被害妄想。

2. 流行性感冒所致的精神障碍 前驱期主要表现为头痛、乏力、睡眠障碍等神经症样症状,随病情发展,可出现意识朦胧或谵妄状态,期间部分患者可出现潮湿性幻觉。

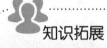

知识拓展

什么是潮湿性幻觉?

潮湿性幻觉是流行性感冒时特有的精神障碍。主要表现为患者感到仿佛有水或其他液体灌入身体或感到仿佛用空针向体内注水以至身体感到肿胀,或看到泛滥的湖泊,在幻觉的同时可出现被水淹没的焦虑、妄想观念等。此症状持续时间不长,一般数小时至数天。

3. 破伤风所致的精神障碍 由破伤风毒素引起的精神症状,表现为嗜睡、抑郁、迟钝、寡言少语、缺乏主动性、常见肌张力增高和抽搐发作等。

4. 伤寒所致的精神障碍 初期多见谵妄,部分患者在意识障碍恢复后可出现短暂的幻听、持久的遗忘,有的出现躁狂表现。

5. 败血症所致的精神障碍 高热时常见嗜睡、朦胧、谵妄、少数患者可有幻觉、错觉。

6. 艾滋病所致的精神障碍 患病初期表现为焦虑、抑郁等,随病情发展可表现为痴呆综合征,如迟钝、健忘、情感淡漠、行为退缩,部分患者可出现缄默症以及昏迷等。

(二) 内脏器官疾病所致精神障碍

指由各重要内脏器官,如心、肺、肝、肾等严重疾病时所引起的精神障碍。

1. 肺性脑病　是指严重的肺部疾病所致的精神障碍。患者有意识障碍,从嗜睡、朦胧、谵妄直至昏迷,患者还常伴有癫痫发作、扑翼样震颤、不自主运动等神经系统体征。

2. 肝性脑病　是指各种严重肝脏疾病所致的精神障碍。精神症状表现为迟钝、少动、寡言或躁动、兴奋,严重时为嗜睡、谵妄、昏睡甚至昏迷。部分患者表现为幻觉、妄想或木僵,少数患者可出现人格改变或智能障碍。

3. 心源性脑病　由各种心脏疾病所致精神障碍。有神经衰弱综合征、谵妄、抑郁状态及幻觉妄想状态等。

4. 肾性脑病　指肾脏疾病所致的精神障碍。精神症状主要有意识障碍,可表现为嗜睡、谵妄甚至昏迷,也可表现为幻觉妄想状态、抑郁状态、狂躁状态或痴呆状态。

(三) 内分泌疾病所致精神障碍

1. 腺垂体功能异常　腺垂体功能的亢进或减退影响生长激素直接导致精神症状或通过中间环节(如代谢)导致精神症状,或由于躯体外形改变作为精神因素等使患者出现精神症状。临床表现如个性的改变、认知功能下降、敏感多疑等。

2. 甲状腺功能亢进　患者可出现情绪易激惹、活动增加、睡眠需要减少等躁狂综合征的表现,有的患者还可出现幻觉、妄想等精神病性症状。

3. 甲状腺功能减退　患者可出现情绪低落、思维迟缓、动作缓慢、记忆下降、注意力不能集中、嗜睡等抑郁综合征症状,严重时可出现木僵、幻觉、妄想、智能障碍等。

4. 库欣综合征　由于肾上腺功能亢进或减退所致精神障碍,其精神障碍发生率高,主要以抑郁综合征最常见,有的患者在抑郁综合征基础上还可出现思维障碍、妄想等精神病性症状。

5. 慢性肾上腺功能减退　患者多数出现记忆障碍、意志力减退、懒散、缺乏主动、易激惹、人格改变等。在艾迪生病病危时,可出现各种类型的意识障碍。

6. 性激素异常　主要指女性在月经、妊娠、分娩、绝经等情况下,由于性激素平衡失调所致的精神障碍,如在月经前期出现的情绪不稳、抑郁、焦虑、睡眠障碍及脑衰弱综合征等症状;妊娠期出现的焦虑、抑郁、睡眠障碍等;围绝经期出现抑郁、焦虑、偏执、脑衰弱综合征等。

(四) 免疫性疾病所致精神障碍

系统性红斑狼疮可能造成多器官损害,特别是中枢神经系统,患者可出现急性脑病综合征、慢性脑病综合征、躁狂综合征、抑郁综合征、各种类型的焦虑、分裂样精神障碍等症状。

另外,还有内分泌疾病、营养、代谢疾病、结缔组织疾病等所致的精神障碍。

【治疗原则】

1. 病因治疗　应及时、准确、充分并尽可能彻底地治疗原发躯体疾病,这是治疗的关键。

2. 对症治疗　对症处理精神症状,如对伴有幻觉、妄想及兴奋不安的患者可用奋乃静、利培酮或喹硫平等药物治疗;对焦虑、抑郁状态的患者可服用小剂量抗抑郁药物;对失眠患者可给予易于代谢、不良反应小的镇静催眠剂。

【护理评估】

1. 健康史　患者的一般状况,如生命体征、营养状况、进食状况、排泄和睡眠状况等;患者的躯体疾病,如起病缓急、主要症状、发展规律,与精神症状的关系;患者的实验室检查及其他辅助检查结果等。

2. 身心状况　评估患者的心理社会功能受损程度,主要包括患者的自我照顾能力、定向与记忆能力、精神症状等,如患者的意识状态有无幻觉、妄想、活动过度、烦恼不安、攻击行为等;评估患者的心理社会相关因素,如发病前的主要生活经历、职业、受教育状况、生活方式等,有无药物或酒精滥用史和精神病史,病情性格特点,家庭关系等。

【常见护理诊断／问题】

1. 营养失调:低于机体需要量　与生活自理能力差导致营养摄入不足有关。

2. 睡眠型态紊乱　与情绪不稳、环境改变、躯体不适等有关。

3. 有受伤害的危险　与意识障碍、神经系统症状、精神症状有关。

4. 焦虑、恐惧　与对疾病缺乏恰当的认识和评价、担心疾病和预后等有关。

5. 生活自理缺陷　与意识障碍、智能障碍、躯体疾病等导致患者活动受限或受精神症状影响的行为紊乱等有关。

【护理目标】

1. 患者能够摄入足够的营养,保证水、水电解质的平衡。

2. 患者的睡眠状态改善,恢复正常的睡眠形态。

3. 患者没有受伤,并能够掌握预防受伤的知识和方法。

4. 患者能对自己和疾病有恰当的认识和评价,负性情绪能够得到缓解和释放。

5. 患者的自理能力逐步提高。

【护理措施】

(一) 一般护理

为患者提供基础护理,保证患者饮食、睡眠、排泄、个人卫生等生理需要的满足。特别是躯体疾病比较严重的患者,要加强对患者躯体疾病的护理。加强患者的安全护理,提供安全的治疗环境,根据病情安排合适的病房,严密观察病情,做好安全巡视和危险物品检查,防止出现自杀自伤行为。

(二) 心理护理

1. 建立良好的护患关系　主动关心患者的身心需要,尽可能给予满足。

2. 给予患者心理支持　鼓励患者表达自己的感受和想法,给予发泄负性情绪和悲伤的机会,从而减轻患者的焦虑和抑郁情绪。

3. 对严重焦虑、抑郁的患者,特别是有自杀自伤企图或行为的患者,应重点关注,提供积极的心理干预。同时,鼓励患者参加集体活动,转移对疾病的注意力,感受集体活动的快感和释放不愉快情绪。而对兴奋状态的患者,应耐心且态度温和,避免不良语言刺激患者,鼓励患者用恰当的方式表达自己的需要和想法,帮助患者控制自己的情绪。

(三) 躯体疾病的护理

密切观察患者的病情变化情况,定时监测生命体征,根据患者的躯体症状进行相应的对症护理,发现异常及时处理并报告医生,以免延误病情。

(四) 健康教育

1. 提供正确的疾病信息,减少患者对疾病不恰当的认知以缓解患者对疾病的紧张和恐惧。

2. 给予心理健康教育,帮助患者认识自身人格中的不足,知道学习处理压力和解决问题、克服不良行为的方法。

【护理评价】

患者的营养及睡眠状况有无改善,患者有无受伤,有无焦虑等不良情绪,对自身的疾病表现能否有较客观正确的认识,患者的社会功能是否得到提高。

（李　莉）

思 与 练

一、单项选择题

1. 急性脑病综合征患者,多表现为
    A. 认知障碍　　　　　　　B. 记忆障碍　　　　　　　C. 意识障碍
    D. 思维障碍　　　　　　　E. 智能障碍

2. 某患者"见到"床上有虫爬(幻视),要求护士清理,护士此时的正确做法是
    A. 帮助患者清除床上的虫　　　　　　　B. 拒绝帮助或否认床上有虫
    C. 告诉患者目前处于病态,医护人员会帮他　　D. 避开话题
    E. 以上都不正确

3. 慢性脑综合征者,多表现为
    A. 意识障碍　　　　　　　B. 行为障碍　　　　　　　C. 情绪障碍
    D. 感觉障碍　　　　　　　E. 认知障碍

4. 谵妄最多见的幻觉是
    A. 听幻觉　　　　　　　　B. 味幻觉　　　　　　　　C. 视幻觉
    D. 本体幻觉　　　　　　　E. 触幻觉

5. 谵妄综合征的主要特征是
    A. 意识障碍昼轻夜重　　　B. 幻视　　　　　　　　　C. 注意涣散
    D. 记忆减退　　　　　　　E. 错觉

6. 慢性脑病综合征一般**不出现**的是
    A. 记忆障碍　　　　　　　B. 思维障碍　　　　　　　C. 人格障碍
    D. 意识障碍　　　　　　　E. 情绪障碍

7. 阿尔茨海默病的病程特征为
    A. 发作缓解型　　　　　　B. 只发作一次　　　　　　C. 缓慢发展,逐渐好转
    D. 进行性发展加重　　　　E. 发作进展型

8. 记忆障碍在脑器质性精神障碍的初期表现为
    A. 顺行性遗忘　　　　　　B. 错构　　　　　　　　　C. 瞬间记忆障碍
    D. 近事遗忘　　　　　　　E. 远事遗忘

9. 患者男,82 岁。远记忆受损,智能活动全面减退,难于胜任简单的家务劳动,不能正确回答家人的名字和年龄,饮食不知饥饱,外出找不到家门,举动幼稚,不知羞耻。此患者最可能的诊断是
    A. 阿尔茨海默病的早期　　B. 阿尔茨海默病的中期　　C. 阿尔茨海默病的晚期
    D. 正常的老年衰退　　　　E. 抑郁性假性痴呆

10. 患者男,74 岁。近 3 天来夜间出现行为紊乱,说房间的地板上有老鼠、有蛇,表情恐惧、紧张,言语令人费解;白天则较安静、喜卧床,对夜间行为难以回忆,生活自理需协助。头颅 CT 示:顶枕叶片状梗死灶。考

虑该患者目前处于

 A. 痴呆状态　　　　　B. 幻觉妄想状态　　　　　C. 谵妄状态

 D. 抑郁状态　　　　　E. 木僵状态

11. 有关血管性痴呆(VD)的治疗,**错误**的是

 A. 对 VD 危险因素的预防和治疗可减少 VD 的发病率

 B. 控制危险因素如高血压、高血脂、吸烟、酗酒等应作为治疗的重要一环

 C. 既往有 TIA 或非出血性脑卒中史者,可使用小剂量阿司匹林

 D. 血管舒张剂和促脑代谢药等可以试用

 E. 抗精神病药物的使用一般不应少于 1 年

12. 阿尔茨海默病轻度时的临床表现**不包括**

 A. 患者对新近发生的事容易遗忘,学习新知识困难

 B. 患者对自己认知功能缺损有一定的自知力,并力求弥补和掩饰

 C. 常有时间定向障碍和计算能力减退

 D. 人格改变,表现为缺乏主动性、少动、孤独、自私、冷淡、情绪不稳等

 E. 患者的个人生活不能自理

13. 有关阿尔茨海默病的临床表现,**错误**的是

 A. AD 通常起病隐袭,波动性发展

 B. 由发病至死亡平均约 8 ～ 10 年

 C. 认知功能减退为主要症状之一

 D. 可表现多种精神症状

 E. 人格改变往往出现在疾病的早期,近记忆障碍常为首发症状

14. 有关痴呆的概念,**不正确**的是

 A. 痴呆是一种常见的慢性脑病综合征　　　　B. 表现为全面的智能减退

 C. 多由于先天的原因所致　　　　D. 有社会功能减退

 E. 大多数是不可逆的

15. 阿尔茨海默病与血管性痴呆的主要鉴别是

 A. 发病年龄　　　　　B. 记忆障碍　　　　　C. 情绪不稳

 D. 病程的波动性特征　　　　　E. 幻觉妄想

16. 关于谵妄患者生理功能方面的护理,最优先考虑的是

 A. 睡眠障碍　　　　　B. 行为紊乱　　　　　C. 维持生命的需要

 D. 安全性　　　　　E. 心理护理

17. 关于痴呆患者的护理目标,最优先考虑的是

 A. 维持最佳功能状态　　　　　B. 维持生命　　　　　C. 保持足够睡眠

 D. 保证足够进食　　　　　E. 安全性

18. 痴呆患者的康复护理中,要帮助患者

 A. 学习新知识　　　　　B. 重建以前生活经验　　　　　C. 提高记忆力

 D. 提高智能　　　　　E. 参加日常生活劳动

19. 照顾痴呆患者的场所,最理想的是在

 A. 专科医院　　　　　B. 社区医疗站　　　　　C. 患者家里

 D. 老人福利院　　　　　E. 成人日间照顾中心

20. 关于躯体疾病所致精神障碍的共同临床特点,正确的是

 A. 精神障碍的表现取决于躯体疾病的种类

 B. 急性期少有意识障碍

C. 精神症状表现在病程中常波动变化,预后一般不可逆

D. 精神障碍病情与原发病病情常有平行关系

E. 不同病因引起的精神症状可能相同,而相同病因也可能引发不同的症状

21. 器质性精神障碍患者的护理目标是

A. 维持生命　　　　　　B. 改善意识状态　　　　　　C. 改善器官功能

D. 原发疾病的护理　　　E. 完全康复

二、思考题

1. 器质性精神障碍的常见综合征包括哪些?

2. 谵妄的临床表现是什么?

3. 简述癫痫所致精神障碍的临床症状。

第七章

精神活性物质所致精神障碍患者的护理

 学习目标

1. 掌握 精神活性物质所致精神障碍基本概念、酒精依赖与慢性酒中毒戒断综合征临床表现及精神活性物质所致精神障碍的护理要点。
2. 熟悉 急性酒中毒和各种药物依赖所致的精神障碍的临床表现。
3. 了解 精神活性物质的类型、产生药物依赖的原因。
4. 学会运用护理程序为精神活性物质所致精神障碍患者实施整体护理。
5. 具有对精神活性物质所致精神障碍急性发作患者进行急救护理能力。

精神活性物质(psychoactive substance)又称成瘾物质,指来自体外,并可导致成瘾的一类化学物质。使用这些物质后,会出现各种心理、生理症状,导致行为或反应方式的改变,使精神活动能力或社会功能明显下降。

第一节 概 述

一、基本概念

1. 依赖(dependence) 指一组由反复使用精神活性物质引起的行为、认知和生理症状群,包括强烈的对精神活性物质的渴求;尽管明知对自身有害,但仍难以控制,还在持续使用,导致了耐受性增加、戒断症状和强制性觅药行为的发生。所谓强制性觅药行为是指使用者不顾后果冲动使用药物,将寻找药物作为自己一切活动的中心,高于任何其他活动如责任、义务、道德等。一般将依赖分为精神依赖和躯体依赖。

(1)精神依赖(psychological dependence):指患者对精神活性物质强烈的渴求,以期获得服用后的特殊快感,驱使使用者为寻求这种感觉而反复使用这类物质。

(2)躯体依赖(physical dependence):指由于反复使用精神活性物质使机体产生了病理性适应状态,以至需要精神活性物质在体内持续存在,否则机体不能正常工作,临床表现为耐受性增加和戒断症状。

2. 耐受性(tolerance) 指长期持续的使用某物质,若欲达到预期的效应,则需要明显增加该物质的剂量,若仅使用原来的剂量则达不到使用者所追求的效果。

3. 戒断状态(state of withdrawal)　指因减少或停用精神活性物质或使用拮抗剂所致的综合征,由此引起躯体症状、精神症状,或社会功能受损。

4. 滥用(abuse)　指一种有悖于社会常规或偏离医疗所需的间断或不间断地自行使用精神活性物质,又称有害使用(harmful use)。滥用并不是错误或不恰当地使用精神活性物质,也不是社交性或境遇性的使用,而是一种适应不良的强制性有害使用方式,常导致物质依赖性的形成。

二、分类

常见的精神活性物质有酒精、阿片类、兴奋剂、催眠药、大麻、致幻剂、挥发性溶剂、烟草等。根据精神活性物质的药理特性,目前将其分为 7 大类,其中有些物质被称毒品。

三、病因

精神活性物质所致精神障碍的原因与生物学因素、个体心理特征、社会环境等综合因素有关。其病程和预后取决于物质种类、环境因素、患者性格特征、使用方式及治疗和护理方法。

第二节　常见的精神活性物质所致精神障碍

一、酒精所致精神障碍

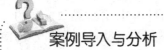

案例导入与分析

案　例　1

患者男,53 岁,无固定职业。有 30 余年的饮酒史,近 10 年每天饮酒 500g,无法控制,常因饮酒影响工作及社会交往,酒后时常出现毁物、打人、骂人,喜怒无常。偶尔停止或减少饮酒量,很快出现出汗、头痛、恶心、心悸、乏力,手、舌或眼睑震颤,走路不稳,情绪急躁。在家人的劝说下停止饮酒 10 天。4 天前出现阵发性头晕、恶心、乱语、手足发抖、经常听到恐怖的声音,说看到弟弟被杀,痛哭流涕。在家人的护送下而入院。体格检查:患者神志模糊,反应迟钝,两瞳孔等大,对光反射弱,营养不良,兴奋躁动,言语增多,肌张力增高,双手震颤明显,两下肢肌力减低,尿液潴留。T 37.2℃,P 116 次 / 分,R 20 次 / 分,BP 130/75mmHg。肝轻度肿大,有轻微触痛,实验室检查血清天门冬氨酸氨基转移酶(AST)、丙氨酸氨基转移酶(ALT)轻度升高,B 超可见肝实质脂肪浸润的改变,肝脏体积增大。其他检查未见异常。

请结合本节的学习,思考回答:

1. 本病例中患者属于什么情况?

2. 该患者存在的护理问题有哪些? 应给予什么护理措施?

【临床表现】

酒精是亲神经物质,被吸收后广泛分布到身体的各器官系统。中枢神经系统是最敏感的器官,心血管系统、胃肠道、肝脏等也会受到影响。当少量饮酒时,可使人产生欣快、健谈、控制能力下降及轻度的行为障碍;一次大量饮酒可引起急性精神神经症状。如果长期反复大量饮酒,则会引起脑功能减退和各种精神障碍。酒精所致的精神障碍主要表现为:

1. 急性酒中毒　又叫急性醉酒,包括普通性醉酒、病理性醉酒、复杂性醉酒。

(1)普通性醉酒(common drunkenness):又称单纯性醉酒,是由一次大量饮酒引起的急性中毒。在醉酒初期,醉酒者自我控制能力减退,出现兴奋话多、言行轻佻、不加思考、情绪不稳等类似轻躁狂的兴奋期症状。随后可出现言语凌乱、步态不稳、困倦、嗜睡等麻痹期症状。可伴有心率增快、呼吸急促、血压降低、皮肤血管扩张、呕吐、意识清晰度下降等,但记忆力和定向力多保持完整。除重症外,这些症状均可自然恢复,无后遗症。中毒症状的严重程度与血中乙醇浓度有关,但存在明显的个体差异。

(2)病理性醉酒(pathological drunkenness):是指少数有特异性体质的人一次少量饮酒引起的对酒精过敏反应。表现为出现较深的意识障碍,定向力受损,多伴有紧张惊恐、片段的幻觉妄想,常突然产生目的不明的攻击性行为。病理性醉酒发生突然,持续时间数分钟到数小时,多以深睡告终,醒后患者对发作过程多不能回忆。

(3)复杂性醉酒(complex drunkenness):是介于普通性醉酒和病理性醉酒之间的一种中间状态。这类患者常有脑器质性疾病或躯体疾病,患者对酒精耐受力下降,当饮酒量超过以往的酒量时,便发生急性中毒反应,出现明显的意识障碍,伴错觉、幻觉或被害妄想,可出现攻击和破坏行为。发作常持续数小时,清醒后对事件经过可存在部分回忆,而不是完全遗忘。

2. 慢性酒中毒　长期饮酒可导致精神和躯体方面的受损,同时影响社会功能。慢性酒中毒临床表现及相关并发症如下:

(1)酒依赖(alcohol dependence):俗称“酒瘾”,是由于长期反复饮酒所致的对酒强烈渴求的一种特殊心理状态。其特征有:

1)对饮酒的渴求:这种渴求导致的行为已极大地优先于其他重要活动,不顾事业、家庭和社交活动,无法控制,强迫饮酒。

2)固定的饮酒模式:患者必须在固定时间饮酒而不顾场合,以避免或缓解戒断症状。

3)耐受性逐渐增加:饮酒量增多,但酒依赖后期耐受性会下降。

4)反复出现戒断症状:当患者减少饮酒量或延长饮酒间隔,血中乙醇浓度下降明显时,就出现手、足和四肢震颤,出汗、恶心、呕吐等戒断症状。若饮酒及时,此戒断症状迅速消失。此现象常发生在清晨,称之为“晨饮”。

5)反复出现戒酒后重新饮酒:并会在较短的时间内再现原来的依赖状态。

(2)戒断综合征:慢性酒中毒者停用或减少饮酒后,可引起的一系列躯体和精神症状,或社会功能受损。

1)单纯性酒精戒断反应(uncomplicated alcohol withdrawal):酒依赖者停止或骤然减少饮酒量,数小时后出现自主神经功能亢进,如出汗、心动过速与血压升高,双手粗大震颤,失眠,厌食,焦虑,头痛,恶心,呕吐,短暂的视、触、听幻觉或错觉。一般在戒酒后8小时内出现,24～72小时达高峰,2周后明显减轻。

2)震颤谵妄:慢性酒中毒者在长期酒依赖的基础上,突然停酒或减少酒量时,引发的一种历时短暂并有躯体症状的急性意识模糊状态。大约在停饮 48 小时后出现。表现为生动幻觉或错觉的谵妄、全身肌肉震颤和行为紊乱的经典的三联征。幻觉以恐惧性幻视多见,如小动物、丑陋的面孔等,因而出现极度恐惧或冲动行为。常伴有自主神经功能亢进,昼轻夜重的规律。严重时可危及生命。震颤谵妄持续时间不等,一般 3 ~ 5 天,恢复后部分或全部遗忘。

(3)酒中毒性幻觉症(alcoholic hallucinosis):长期饮酒引起的幻觉状态。幻听多为评论性和命令性,内容对患者不利,如责骂、威胁等;幻视多为小动物。一般在突然停饮或减少酒量之后 48 小时内发生,病程,长短不定,可为数小时、数天或数周,但不超过 6 个月。

(4)酒中毒性妄想症(alcoholic delusiveness):慢性酒中毒患者在意识清晰情况下出现嫉妒妄想与被害妄想,受其支配可出现攻击、凶杀等行为。起病缓慢,病程迁延,如长期坚持戒酒可能逐渐恢复。

(5)酒中毒性脑病(alcoholic encephalopathy):长期(一般多于 5 年)大量饮酒引起严重的脑器质性损害,临床以谵妄、记忆力缺损、痴呆和人格改变为主要特征,绝大部分患者不能完全恢复正常。

【治疗原则】

对于酒精所致精神障碍,尤其是慢性酒中毒的治疗多采用综合性疗法。

1. 戒酒　戒酒是治疗能否成功的关键,应根据患者酒依赖和中毒的严重程度灵活掌握戒酒进度,轻者可尝试一次性戒断,对严重酒依赖者可采用递减法逐渐戒酒,以避免出现严重的戒断症状。戒酒过程要密切观察与监护,尤其在戒酒开始的第 1 周,特别注意患者的体温、脉搏、血压、意识状态和定向力,及时处理可能发生的戒断反应。

2. 拮抗剂治疗　目前尚无成熟的戒酒药物。二乙基硫代氨基甲酰,又称戒酒硫(tetraethylthiuram disulfide,TETD)能抑制乙醛脱氢酶,服药后再饮酒,5 ~ 10 分钟之后体内乙醛聚积产生恶心、呕吐、心悸、焦虑、胸闷、脸红等"潮红反应",使患者厌恶饮酒;环丙甲羟二羟吗啡酮,又称纳曲酮(naltrexone)是长效阿片类受体拮抗剂,它可以降低嗜酒者对饮酒的渴求,是一种较安全、有效的戒酒巩固治疗药物。此外,抗抑郁药物(如选择性 5- 羟色胺再摄取抑制剂)不仅能治疗酒依赖伴发的抑郁及焦虑症状,也能降低对酒的渴求。

3. 对症治疗　针对患者出现的焦虑、紧张和失眠症状,可用抗焦虑药;若患者出现明显的兴奋躁动、幻觉妄想等,可给予小剂量抗精神病药;对情绪抑郁者,可给予抗抑郁剂治疗。

4. 支持治疗　多数患者有神经系统损害,躯体营养状态较差,可给予神经营养剂,同时补充大量维生素,特别是 B 族维生素,改善患者的营养状态,维持水、电解质平衡。对合并有胃炎和肝功能异常的患者,一般常规使用治疗胃炎药和保肝药物。

5. 心理治疗　临床实践证明,行为疗法对帮助患者戒酒有一定的作用。支持心理治疗、认知心理治疗等也有助于戒酒和预防复发。

【护理评估】

1. 健康史　患者的家族史、既往疾病史;治疗效果、评估患者以往用药情况、有无药物不良反应等;患者的常规化验以及特殊检查结果。

2. 身心状况　评估患者是否有酒精所致精神障碍的表现。有无定向力障碍,与周围环境接触能力,对周围的事物是否关心,有无意识障碍、错觉、幻觉、妄想等。

【常用护理诊断/问题】

1. 急性意识障碍　与酒精过量中毒、戒断反应等有关。

2. 营养失调:低于机体需要量　与消化功能障碍、缺乏食欲、或以酒、药取代摄取营养的食物等有关。

3. 感知改变　与酒精过量中毒、戒断反应等有关。

【护理目标】

1. 保持患者生命体征的平稳,避免发生并发症。

2. 改善患者的营养状况。

3. 患者戒断症状得到控制,睡眠形态、感知过程等逐渐恢复正常。

【护理措施】

1. 一般护理

(1)饮食护理:护士应每餐观察患者进食情况,尽量保证充足营养,必要时鼻饲或静脉给予营养支持。

(2)睡眠护理:酒依赖戒断后往往存在顽固性失眠,如不及时纠正,患者的注意力就会集中在躯体的不适感上,易诱发反复饮酒。因此要根据个人的实际情况,合理用药,每种药物使用时间不宜过长,最好是强弱间断用药,以充分发挥药效减少副反应。采取措施协助患者改善睡眠状况,如指导患者建立规律的作息时间;改善睡眠的环境,要保持宁静、舒适、光线适中、空气清新,避免着凉;睡前不宜太饿或太饱,不宜大量饮水;睡前避免剧烈运动,过度兴奋或其他刺激,放松心情,控制情绪,听一些轻柔的音乐,睡前用温水洗澡,注意足部保暖等。

(3)个人卫生护理:加强皮肤护理、口腔护理、排泄护理,保持床单位清洁、干燥、舒适。护理时操作应轻柔,尽可能减少患者的不适感。

2. 心理护理　多数酒中毒者常常有心理障碍,对其采用有效的心理护理可以缓解病情,获得令人满意的效果。

(1)建立良好的治疗性护患关系:尊重但不迁就患者,采取接受的态度,耐心倾听患者叙述,并表达给予患者支持和帮助,消除患者顾虑。

(2)加强认知干预:让患者认识酒精的危害,自觉减少饮酒或戒酒。

(3)指导患者正确运用应对机制:建立正确的心理防御机制,正确处理患者的常见心理问题,如否认、依赖、低自尊、易激惹、觅酒和再犯行为等。

大部分患者即使问题已经相当严重,但仍否认失去自制,否认给个人和家庭带来的痛苦。一个人往往不愿把"酒瘾"的名词加在自己身上。而"承认"问题是改变行为的第一步,可利用集体治疗的机会,指出患者的酒依赖行为以引发改变行为意愿,但使用时必须小心,以免引起患者的反抗。护理时可使用行为约定方式对患者进行约束。

行为契约(behavioral contracts)是指行为的目标是由护理人员和患者双方讨论和同意而订定。最好以书面方式记录下来并由双方签名,大部分的治疗都在契约内容中会强调,患者在参加治疗的期间必须完全戒除该成瘾物质,此点传达了治疗的信念,即患者能控制自己的行为且采用正向的行为。

由于患者借以建立自尊的人际关系或活动已遭破坏,他们常常已失去工作、朋友及家庭,因此自尊较低,常利用饮酒产生的松弛、欣快感及压抑解除来暂时驱除个人的自卑感,甚至会产生冲动或伤害行为。护理人员应协助患者确认其现存的力量及资源,以提高其自尊。此外,肯定训练(assertiveness training)技巧也可用来协助患者增强自尊。

(4)鼓励患者参加有益的活动:如文体活动、简单劳动,以转移对酒的渴求心理。

3.社会支持

(1)提高家庭、社会支持:照顾者提供可靠的支持对酒依赖者的恢复非常重要,但家人常会对患者的行为感到沮丧失望,所以必须由有经验的工作人员做家庭咨询,以协助家人适应患者的行为,给予患者重要的社会支持。

(2)参加自助团体:自助团体是帮助物质依赖者及其家人的另一种方法。"匿名戒酒会"(AA)是自助团体的标准模式,它完全由戒酒者所组成的一个组织,主要是帮助众多的酒依赖者彻底戒酒,重新过上正常生活。

(3)利用过渡性安置机构:许多社区有暂时性的安置计划,例如酒瘾者的"中途之家"。这些机构提供患者在戒断期到完全康复返回社区的过渡期有个生活的地方。在这些机构中通常会提供个体的和团体的咨询,指导患者有关成瘾问题和康复方面的问题,帮助患者调整自己慢慢适应社区生活。

4.健康教育　加强酒精所致精神障碍的精神卫生宣传工作,宣传文明饮酒、不酗酒、不空腹喝酒。严格执行未成年人法,控制未成年人饮酒。提倡生产低度酒、水果酒,减少生产烈性酒。

【护理评价】

1.患者是否保持生命体征的平稳,是否发生并发症。

2.患者营养状况是否得到改善,有无发生躯体感染性疾病。

3.患者能否纠正不正确的认知,出院后能认真执行戒毒、戒酒计划并主动配合。

二、阿片类物质所致精神障碍

案例导入与分析

案　例　2

患者女性,32岁,离婚,酒店服务员。22岁时因受好奇心驱使及朋友唆使下吸食海洛因,开始时将海洛因粉末加入香烟中抽吸,不久改为烫吸。患者吸食后感觉全身舒服,精神振奋,大脑反应灵敏,有一种常人难以体验到的愉快感。不吸则心烦、失眠、流涕、头晕、脑胀、腹痛、恶心、呕吐、坐卧不宁,并出现情绪低落及自杀念头等。28岁开始静脉注射海洛因,每天注射3～4次,用量1～2g/d。患者知道吸毒有害,但难以控制而入院接受脱毒治疗。体格检查:患者呈恶病质状,甲状腺无异常,四肢有数条静脉穿刺形成的静脉条索及数个陈旧性针眼,余无异常。精神检查:意识清楚,定向力尚可,无幻觉、妄想。情绪低落,易激惹。对海洛因仍有强烈欲望。实验室检查无异常。

请结合本节的学习,思考回答:

1.本病例中患者属于什么情况? 该患者的护理诊断有哪些?

2.针对患者目前的状况,可采取哪些主要的护理措施?

阿片类物质是指对人体产生类似吗啡效应的一类药物,有天然的,也有人工合成的。主要包括阿片(opium,又译鸦片),阿片中提取的生物碱吗啡(morphine),吗啡衍生物海洛因(heroin),以及人工合成的哌替啶、美沙酮等。这些物质通常也是主要的吸毒药品。阿片类药物具有特殊的改变心情、产生强烈快感的作用;镇痛、镇静作用;能抑制呼吸、咳嗽中枢及胃肠蠕动,同时能兴奋呕吐中枢和缩瞳作用;止泻、扩张皮肤血管、改变内分泌等作用。医疗上使用阿片类物质的目的,主要是利用它们强有力地镇痛作用,但由于其欣快和抗焦虑作用而被滥用。镇静和改变心境的作用很易产生耐受性和依赖,减量或断药后出现戒断综合征的表现。

【临床表现】

1. 物质依赖　常见为海洛因依赖,以中青年男性多见。吸食后极易产生依赖。一旦形成依赖,个体的心理特征、精神状态、社会功能出现特征性的变化。吸食这类物质成为生活中的唯一目标,最终沦为缺少情感、没有社会生产能力、违法犯罪的瘾君子。常见临床表现包括:

(1)精神症状:情绪低落,易激惹;性格变化明显,自私、说谎、诡辩、缺乏责任感;记忆力下降,注意力不集中,主动性及创造性减低;不工作,活动减少;服用药物后则情绪高涨、思维活跃。

(2)躯体症状:失眠、睡眠质量差、昼夜节律颠倒,夜间用药,白天睡觉;一般营养状况差,体重下降、食欲丧失、便秘、皮肤干燥;性欲减退,男性患者出现阳痿,女性患者出现月经紊乱、闭经;自主神经方面可有头晕、冷汗、心悸,体温升高或降低,白细胞升高,血糖降低;可见震颤,步态不稳,缩瞳,腱反射亢进等。

2. 戒断症状　戒断反应在停止或减少用药或使用拮抗剂后 8 ～ 12 小时出现,36 ～ 72 小时达高峰,持续 3 ～ 10 天后明显减轻或逐渐消失。最初表现为哈欠、流涕、流泪、寒战、出汗等。随后陆续出现各种戒断症状,如厌食、恶心呕吐、腹泻、腹痛、瞳孔扩大、全身骨骼和肌肉酸痛及肌肉抽搐、心跳加速、呼吸急促、血压升高,以及失眠、抑郁,烦躁不安、意识障碍、嗜睡、谵妄,伴有鲜明生动的幻觉等。在戒断反应期间,患者可出现强烈的心理渴求和自主性行为,如抱怨、恳求、不择手段的求药行为。此时若恢复使用阿片类物质,能迅速消除症状。

3. 过量中毒　过量吸食此类物质可出现中毒反应,表现为呼吸极慢,甚至每分钟 2 ～ 4 次;皮肤冰凉、体温下降、血压下降;瞳孔缩小,当缺氧严重时、瞳孔可扩大,对光反射消失;肌肉松弛,下颚松弛,舌向后坠阻塞气道等;严重病例的特征性表现是昏迷、呼吸抑制、针尖样瞳孔三联征。常因休克、肺炎、呼吸衰竭导致死亡。

4. 并发症　营养不良、便秘和感染性疾病较为常见。静脉注射阿片类物质引起的并发症多而严重,如肝炎、肺炎、梅毒、破伤风、皮肤脓肿、蜂窝织炎、血栓性静脉炎、败血症、细菌性心内膜炎、艾滋病等。孕妇滥用阿片类物质可发生死胎、早产、婴儿体重过低、新生儿死亡率高等。

5. 复吸　是阿片类物质依赖者在经历主动或被动的躯体脱毒后重新开始吸毒的行为,往往发生在脱毒后 1 ～ 2 周。依赖者的吸毒模式为吸毒 - 脱毒 - 复吸 - 再脱毒 - 再复吸这样反复循环、不断加重的有害方式。

【治疗原则】

阿片类物质依赖的患者应进行脱毒治疗。脱毒（detoxification）指通过躯体治疗减轻戒断症状，预防由于突然停药可能引起的躯体健康问题的过程。对阿片类物质依赖者的脱毒治疗一般在封闭环境中进行。

1. 替代治疗　利用与毒品有相似作用的药物来替代毒品，以减轻戒断症状的严重程度，使患者能较好地耐受，然后在一定的时间（14～21天）内将替代药物逐渐减少，最后停用。目前常用的替代药物有美沙酮和丁丙诺啡等。

2. 非替代治疗　可乐定（clonidine）主要用于脱毒治疗的辅助治疗，可以抑制撤药后出现的流泪、流涕、打哈欠、骨肌肉酸痛、恶心、呕吐、厌食、出汗、寒战、心动过速等症状。此外还可用中草药、针灸进行治疗。

3. 对症支持治疗　对出现精神症状者可采用对应抗精神病药治疗；对营养失调应加强营养和各种维生素（B族维生素、维生素C、烟酸等）补充，还可用能量合剂促进大脑细胞代谢。

4. 过量中毒的处理　首先保证足够的肺通气，必要时气管插管、气管切开或使用呼吸机；其次，给予缓慢静脉注射阿片类拮抗剂纳洛酮，疗效迅速出现，表现呼吸增快、瞳孔扩大。必要时可数分钟后重复给药。

【护理评估】

1. 健康史　患者的家族史、既往疾病史；治疗效果、评估患者以往用药情况、有无药物不良反应等；患者的常规化验以及特殊检查结果。

2. 身心状况　评估患者生命体征，神经系统体征，躯体戒断症状及有无并发症等。

【常用护理诊断/问题】

1. 有暴力行为的危险（针对自己或针对他人）　与酒精或药物中毒、戒断综合征，或个人应对机制无效有关。

2. 焦虑　与调适机制发生严重的困难，需要未获满足，或戒断症状等有关。

3. 个人应对无效　与认知歪曲、支持系统缺乏等有关。

【护理目标】

1. 防止暴力行为的发生。

2. 患者症状减轻或消失，焦虑减轻，舒适感增加。

3. 患者对自身的疾病表现有较客观正确的认识，能正确认识心理因素和社会因素与疾病的关系；患者的社会功能基本恢复正常；建立正确的行为模式和人际关系。

【护理措施】

物质依赖者常常由于戒断反应、应用过量、中毒反应等导致躯体问题而来求助。这些情况包括营养不良、水电解质紊乱，感染或器官的损害，护理中对躯体症状的处理应列为优先考虑。

1. 一般护理

(1)饮食护理：尽量保证充足营养，必要时鼻饲或静脉给予营养支持。

(2)睡眠护理：物质依赖戒断后往往存在顽固性失眠，如不及时纠正，患者的注意力就会集中在躯体的不适感上，易诱发复吸。因此要根据个人的实际情况，合理用药，具体参照酒精所致精神障碍的护理。

(3)个人卫生护理：加强皮肤护理、口腔护理、排泄护理，保持床单位清洁、干燥、舒适。护理时操作应轻柔,尽可能减少患者的不适感。

2. 安全护理

(1)防止暴力行为发生:对于有精神症状的患者,护理人员必须以平静、同情的态度给予保证及介绍环境,以减轻患者恐惧。因为由于害怕,患者可能做出冲动性的伤害自己或他人的行为。应根据病情设立专人护理,必要时给予隔离或保护性约束。患者入院3～5天后,大多数戒断反应严重,难以克制生理上的痛苦和心理上的依赖,要求提前出院,或想逃跑,因此要密切关注他们言谈举止,分析掌握心理活动,保证病区的安全。

(2)防止交叉感染:长期吸食海洛因的患者多伴有栓塞性静脉炎、肝炎、性病等。入院时,护士应注意患者全身检查情况,操作中严格无菌规程,实行一人一针一管,扫床时做到一人一巾。每个患者一份一次性生活用品,防止交叉感染。治疗室、诊疗室、病房每天用消毒液擦拭用物。发现各种传染病,及时隔离,及时报告,及时处理各种用物。出院或死亡患者床单位要做彻底的终末消毒。

3. 症状护理

(1)过量中毒护理:病房内备好抢救药品及器械,积极配合做好危重患者的抢救和护理。首先要确认是何种药物,再给予适当的处理方法,如洗胃、给予拮抗剂等。密切观察患者的生命体征变化,保持水电解质及能量代谢的平衡。保持呼吸道通畅,做好口腔护理及皮肤护理,预防并发症。

(2)戒断症状护理:护理时要密切观察,尽早准确发现症状,防止戒毒者夸大症状,以求最好的给药时间,减轻患者痛苦。

4. 用药护理　严格遵守服药制度,按时给药;静脉用药时注意及时调整液体的滴速,并观察心率、呼吸、血压、瞳孔、意识的变化;病房内备好抢救药品及器材。密切观察药物副作用并采取相应措施。

5. 心理护理

(1)尊重患者,接纳患者:采取接受的态度,耐心倾听患者叙述不适的感受,并很自然传递出愿意帮助患者的愿望,建立良好的治疗性护患关系。

(2)努力规范患者的行为,防止患者因渴求药物而出现觅药行为。

(3)同患者一起分析、识别及运用更有效的正确应对方式,来对待和处理心理问题,建立良好的应对方式。

(4)帮助患者重新认识自己,对患者好的品质、行为给予肯定,让患者改变对自己负向的评价,以积极的态度看待自己,提高自尊,建立正性的自我概念。

(5)针对具体情况,向患者及家属提供有关精神活性物质滥用和成瘾的知识,让患者能主动认识物质滥用的危害。

(6)鼓励患者参加有益的活动,如各种工娱治疗,编织、绘画、下棋、运动、音乐等,以转移对物质的渴求心理。

(7)帮助患者认识复吸的高危因素及采取处理的方法,如回避与以往滥用药物相关的人、地点、事物。

(8)鼓励患者自我料理自己的生活,对生活和工作做出计划和安排。

(9)协助家属了解疾病知识,强化家庭功能,给予患者重要的家庭和社会支持。

(10)介绍患者加入一些康复组织,从而获得一定的咨询和帮助,协助其调整慢慢适应社会生活。

6. 社会支持

(1)争取家庭、社会支持:照顾者提供可靠的支持对物质依赖者的恢复非常重要,必须由有经验的工作人员做家庭咨询,以协助家人适应患者的行为,给予患者重要的社会支持。

(2)利用过渡性安置机构:提供患者在戒断期到完全康复返回社区的过渡期有个生活的地方。在这些机构中通常会提供个体的和团体的咨询,指导患者有关成瘾问题和康复方面的问题,帮助患者调整自己慢慢适应社区生活。

7. 健康教育

(1)加强精神活性物质的精神卫生宣传工作,提高对有成瘾性的精神药物如镇静催眠药物和抗焦虑药物成瘾的警惕性。

(2)严格执行药政管理法,加强药品管理和处方监管,加强这方面的法律宣传和检查工作,严格掌握这类药物的临床适应证。

(3)预防和控制对成瘾药的非法需求,打击非法种植和贩运毒品的违法行为。

(4)加强心理咨询和健康教育,减少生活事件和家庭及环境不良影响导致的物质滥用。重点加强对高危人群的宣传和管理。

【护理评价】

1. 患者营养状态、睡眠状况等是否得到改善。

2. 患者的戒断症状是否得到控制,能否控制不良情绪,纠正不正确的认知,认真执行戒毒、戒酒计划,没有发生暴力行为。

3. 患者是否建立正向的自我概念和积极的应对机制,生活自理能力有无提高,是否可以与他人有效沟通,建立有效的人际关系。

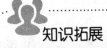
知识拓展

国际禁毒日

联合国于1987年6月12日至26日在奥地利维也纳举行了"联合国麻醉品滥用和非法贩运问题国际会议"。会议提出了"爱生命,不吸毒"的口号,与会138个国家的三千多名代表一致同意将每年的6月26日定为"打击麻醉品滥用和非法贩运国际日",简称"国际禁毒日",以引起世界各国对毒品问题的重视。

三、镇静催眠药物和抗焦虑药物所致精神障碍

镇静催眠药物包括巴比妥类药物及非巴比妥类药物。抗焦虑药物特别是苯二氮䓬类药物在临床上应用广泛,此类药物安全性较好,目前应用范围已远远超过巴比妥类药物。使用此类药物不当易产生依赖现象,停用后易出现戒断综合征,大量使用又会出现中毒反应,严重可致死亡。

镇静催眠药物及抗焦虑药物所致精神障碍的治疗:

1. 急性中毒　抢救巴比妥类药物中毒的关键在于洗胃和增加排泄。氟马西尼(安易醒)可用作地西泮类药物的过量中毒,效果显著。

2. 戒药治疗　首先换用长效的同类药物替代,如苯二氮䓬类药物依赖可换用地西泮或氯硝西泮,然后逐渐减低替代药物剂量,在 2 ～ 4 周内撤完。并对症处理减药过程中常见的失眠、焦虑、抑郁等症状。

四、烟草所致精神障碍

烟草燃烟中含有化学物质高达四千多种,包括许多有害物质,其中至少有 40 余种为已知的一级致癌物。尼古丁(nicotine)是烟草成瘾的主要成分,烟草依赖的实质就是尼古丁依赖,具有物质成瘾的全部特征。尼古丁对人体最显著的作用是对交感神经的影响,它可以刺激肾上腺分泌肾上腺素,导致呼吸兴奋、血压升高,短期内会使吸烟者感觉喜悦、头脑敏捷、脑力增强、焦虑减轻和食欲抑制等,长期吸入会导致烟草依赖,戒烟后会出现较明显的戒断症状。

烟草依赖的治疗需要足疗程系统治疗,包括药物治疗、心理咨询、综合治疗方案可提高吸烟者戒烟的成功率。

（刘忠民）

思与练

一、单项选择题

1. 精神活性物质是指
   A. 来自体外可影响精神活动,但不易成瘾的物质
   B. 来自体内可影响精神活动,并可导致成瘾的物质
   C. 来自体外可影响精神活动,并可导致成瘾的物质
   D. 来自体内可影响精神活动,但不易成瘾的物质
   E. 来自体内外可影响精神活动,并可导致成瘾的物质

2. 戒断症状是指
   A. 一次摄入大量精神活动性物质后产生的症状
   B. 由于依赖,表现为情绪上、行为上、生理上对所依赖物质的强烈需求
   C. 使用精神活性物质过程中引起的损害
   D. 对精神活性物质产生依赖之后,一旦停用所产生的症状
   E. 是指反复使用某物质后,导致明显的不良反应。

3. **不属于**酒瘾者特点的是
   A. 渴望饮酒或努力觅取酒　　　　　　B. 可以控制饮酒量
   C. 多数曾多次试图戒酒而失败　　　　D. 常在清晨饮酒,或随身带酒频繁饮用
   E. 固定的饮酒模式

4. 有关普通醉酒状态,正确的是
   A. 由一次过量饮酒后出现　　　　　　B. 只饮用少量的酒即出现醉酒状态
   C. 症状的轻重与患者的体质有关　　　D. 多见于对酒精耐受性很低的人
   E. 一般患者均有器质性疾病

5. **不符合**慢性酒中毒所致谵妄的是
   A. 突然停饮酒后发生　　　　　　　　B. 有全身肌肉粗大震颤
   C. 有思维奔逸　　　　　　　　　　　D. 有意识障碍

　　E. 有生动的幻觉或错觉的谵妄

6. 阿片类物质**不包括**
　　A. 吗啡　　　　　　　　　　B. 海洛因　　　　　　　　　C. 美沙酮
　　D. 可卡因　　　　　　　　　E. 哌替啶

7. 关于酒依赖综合征的描述,**错误**的是
　　A. 对饮酒的渴求,无法控制
　　B. 固定的饮酒模式
　　C. 耐受性逐渐增加
　　D. 戒断后重新饮酒,很少再出现依赖综合征的全部症状
　　E. 戒断综合征反复出现

8. 药物中毒反应为精神障碍的依赖性药物是
　　A. 泼尼松　　　　　　　　　B. 阿托品　　　　　　　　　C. 异烟肼
　　D. 哌替啶　　　　　　　　　E. 颠茄

9. 酒中毒指饮酒后所致的
　　A. 精神障碍　　　　　　　　B. 躯体障碍　　　　　　　　C. 精神障碍和躯体障碍
　　D. 意识障碍　　　　　　　　E. 戒断症状

10. 慢性酒中毒治疗多采用的治疗方法是
　　A. 戒酒　　　　　　　　　　B. 心理治疗　　　　　　　　C. 对症治疗
　　D. 支持治疗　　　　　　　　E. 综合性治疗

11. 我国的毒品**不包括**
　　A. 阿片类　　　　　　　　　B. 可卡因　　　　　　　　　C. 大麻
　　D. 兴奋剂　　　　　　　　　E. 酒精

12. 酒精在体内的主要代谢部位是
　　A. 肝脏　　　　　　　　　　B. 肾脏　　　　　　　　　　C. 脾脏
　　D. 胃肠道　　　　　　　　　E. 呼吸道

13. 有关酒精的代谢吸收,**错误**的是
　　A. 主要在小肠上部吸收
　　B. 主要代谢场所在肝脏
　　C. 最终代谢产物是乙醛
　　D. 代谢中需要一些酶及辅酶参加
　　E. 参与酒精代谢的是乙醛脱氢酶系统和微粒体乙醇氧化系统

14. 在临床上常用来缓解酒依赖戒断症状的是
　　A. 苯二氮䓬类　　　　　　　B. 小剂量抗精神病药物　　　C. 大剂量维生素
　　D. 能量合剂　　　　　　　　E. 新型抗抑郁药

15. 关于单纯酒戒断症状的处理,正确的是
　　A. 一般不需要处理,或使用苯二氮䓬类药物
　　B. 常规使用抗精神病药物预防精神症状
　　C. 一般不需要补充维生素类药物
　　D. 常规使用抗癫痫药物以预防癫痫发生
　　E. 应长期使用苯二氮䓬类药物以防戒断症状反跳

16. **不符合**酒精性震颤谵妄的是
　　A. 在戒酒后发生　　　　　　B. 有意识障碍　　　　　　　C. 有大量的感知异常
　　D. 全身肌肉有粗大的震颤　　E. 症状多迁延,可持续数月

17. 关于精神活性物质滥用的认知行为治疗,**不是**其主要目的的是
    A. 改变导致适应不良行为的认知方式　　B. 改变导致吸毒的行为方式
    C. 帮助患者应付急性或慢性渴求　　D. 促进患者社会技能、强化不吸毒行为
    E. 缩短其急性脱毒期的时间

18. 患者男,55岁,有长期饮酒史,近期出现情绪低沉,想死,由家属送来急诊,当时呼吸有明显酒味。对这样有自杀意图的酒依赖者,最合适的处理是
    A. 耐心说服,劝其不要自杀　　B. 立即住院治疗
    C. 每日一次心理治疗　　D. 每日一次群体心理治疗
    E. 使用大剂量镇静剂

19. 不属于酒依赖特征的是
    A. 强烈的饮酒欲望　　B. 耐受性增加
    C. 难以控制自己的饮酒行为　　D. 无戒断症状
    E. 明知饮酒会导致各种不良后果,仍坚持饮用

20. 在终止饮酒2天后,患者出现激越症状,凭空听到其他患者称他是同性恋,而意识清晰,定向力完整。患者出现的症状为
    A. 精神分裂症　　　　B. 震颤谵妄　　　　C. 酒精性幻觉症
    D. 药物中毒　　　　　E. 焦虑障碍

21. "冰毒"是指
    A. 哌替啶　　　　　　B. 地西泮　　　　　C. 甲基苯丙胺
    D. 麦角酸二乙酰胺　　E. 尼古丁

22. 属于阿片类的药物是
    A. 哌替啶　　　　　　B. 地西泮　　　　　C. 甲基苯丙胺
    D. 麦角酸二乙酰胺　　E. 尼古丁

23. 精神活性物质又称成瘾物质,**不能**影响人类的
    A. 情绪　　　　　　　B. 思维　　　　　　C. 行为
    D. 改变意识状态　　　E. 提高智力

24. 依赖可出现耐受性和戒断症状,**不具有**的行为特征是
    A. 在使用精神活性物质上失去控制　　B. 将成瘾物质视为第一需要
    C. 虽出现社会、心理和躯体损害,但欲罢不能　　D. 具有复发倾向
    E. 出现精神病性症状

25. **不属于**导致药物滥用社会因素的是
    A. 成瘾物质的难获得性　　B. 家庭因素　　　　C. 同伴影响、同伴间压力
    D. 文化背景　　　　　　　E. 社会环境等因素

二、思考题

1. 简述精神活性物质、耐受性、戒断症状、药物依赖、滥用的概念。
2. 简述精神活性物质所致精神障碍的类型及临床表现。
3. 试述精神活性物质所致精神障碍的护理程序。

三、情景案例分析

患者男,26岁,离异。患者于15岁因好奇在朋友唆使下吸食一支夹带有海洛因的香烟,吸食后出现恶心、呕吐、头疼,随后出现舒适和有飘飘欲仙的感觉。为了寻求这种感觉,持续吸食约半月。患者停用这种香烟后,出现哈欠、流泪、流涕、无力、出汗、寒战、关节及肌肉疼痛、心情烦躁、失眠等不适症状,并产生情绪低落及自杀念头。患者再次吸食一段时间后自觉快感出现不如以前明显,随即开始加大海洛因的使用剂量。20岁时开始静脉注射海洛因,每日使用剂量为1~2g。患者自使用海洛因至今先后6次停药或者住院脱毒,

但均因种种原因,如失眠、烦躁,或者不顺心的事再次使用。自理能力逐步下降,无法正常工作,亲友也与之逐渐疏远。体格检查:患者营养较差,消瘦,双上肢可见注射痕迹,双上肢静脉呈条索状。实验室检查:尿液吗啡检测阳性,肝转氨酶高于正常。精神检查:意识清楚,定向力尚可,情绪低落,易激惹,对海洛因具有强烈渴求。

请问该患者护理评估、主要的护理诊断、护理计划及护理评价。

第八章

精神分裂症及其他精神病性障碍患者的护理

学习目标

1. 掌握　精神分裂症、妄想性障碍的临床表现及护理措施。
2. 熟悉　精神分裂症、妄想性障碍的概念、护理评估、护理诊断。
3. 了解　精神分裂症、妄想性障碍的病因。
4. 学会运用护理程序为精神分裂症、妄想性障碍患者实施整体护理。
5. 具有护理精神分裂症、妄想性障碍患者的能力。

第一节　精神分裂症患者的护理

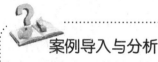

案例导入与分析

案　例

　　患者男,22岁,未婚。自笑,砸电话和在地上睡觉2年余;加重3个月,懒散,疑心有人议论自己,伤人毁物而首次住院。

　　精神检查:意识清楚、定向力完整。接触被动,对外界漠不关心。生活尚能自理。饮食正常,夜眠欠佳。否认能凭空听到声音或看到形象。有明显的难以理解的谈话内容,问:"你每天在哪里睡觉?"答:"我在地上睡,因为床立在地上,地便是床,地床更大,我喜欢在地上睡觉"。当问及患者为什么殴打自己的舅舅时,患者称:"他(指他舅舅的朋友)来我家和我舅舅议论我,他来我家的目的就是来监视我"。患者对问话很难引起注意,常不回答问题而发笑。记忆和智能基本正常。患者对所患疾病无自知力,要求回家,认为自己没病,认为父母犯傻把自己送住院。

　　请结合本节的学习,思考回答:

　　1.本病例中患者属于什么情况?

　　2.该患者存在的护理问题有哪些,应给予什么护理措施?

　　精神分裂症(schizophrenia)是一组病因尚未完全阐明的精神障碍,具有感知觉、思维、情感和行为等方面的障碍,以精神活动与环境不协调为特征,通常无意识及智能障碍。多起病于青壮年、常缓慢起病,病程多迁延。

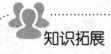

知识拓展

精神分裂症的由来

　　19世纪,现代精神病学的奠基人E.Kraepelin(1856～1926),对名称各异的症状群进行了分析,认为是同一疾病过程的不同临床表现。尽管有的表现出妄想、兴奋跳动,有的情感淡漠、行为退缩,但最后结局均趋向于痴呆(事实上不完全是这样)。因而提出了"早发性痴呆(dementia praecox)"这一疾病名称,第一次对精神疾病进行了分类。瑞士医生E.Bleuler从心理学角度分析了精神分裂症的病理现象,他认为这一疾患的本质是由于病态思维过程中所导致的人格分裂,首次将"精神分裂症"这一术语引入精神病学。

【病因】

　　精神分裂症的病因目前还不十分清楚,可能与遗传、心理社会等多种因素有关。

　　1. 遗传因素　国内外有关精神分裂症的家系调查,发现本病患者近亲中的患病率要比一般人群高数倍,且血缘关系越近,发病率越高。双生子研究发现同卵双生的同病率是异卵双生的4～6倍。寄养子研究发现精神分类症母亲所生子女从小寄养出去,生活于正常家庭环境中,成年后仍有较高的患病率,提示遗传因素在本病发病中的主要作用。

　　2. 心理社会因素　尽管有越来越多的证据表明生物学因素,特别是遗传因素在精神分裂症的发病中占有重要地位,但心理社会因素在其病因学中仍可能具有一定的作用。除了前述的精神分裂症与社会阶层、经济状况有关外,临床发现,大多数精神分裂症患者的病前性格多表现为内向、孤僻、敏感多疑,很多患者病前6个月可追溯到相应的生活事件。

【临床表现】

(一)前驱症状

　　1. 个性改变　可表现为对亲属、同事或同学的态度从热情变得冷淡,生活中从勤快逐步变得懒散,性格变得反常、孤僻、无故发脾气、执拗、难于接近。

　　2. 类神经症症状　患者可表现为不明原因的焦虑、抑郁、失眠、头痛、易疲劳、注意力不集中、工作缺乏热情以及学习和工作能力下降等症状。

　　3. 言行古怪　有的患者可出现不可理解的言行。例如:有一名女患者,病前职业为护士,在精神分裂症典型症状出现前6个月,她将科室内的体温表均编上号,试表时必须床号与编号相对应,如果不对应就要重新试。有的患者可以突然做出一些出乎周围人意料、不可理解的决定。

　　4. 多疑、敌对及困惑感　有的患者可以出现对周围环境的恐惧、害怕,虽然从理智上自己也觉得没有什么不妥,但就是感到对于周围环境的恐惧和对某些人的不放心。患者往往在日常生活中表现多疑,对家人及朋友有敌对情绪,并与他们疏远。

（二）感知觉障碍

精神分裂症最突出的感知觉障碍是幻想，以幻听最为常见。精神分裂症的幻听内容多半是言语性的，有的幻听内容为争论性的，如有声音议论患者的好坏；或评论性的，声音不断对患者的所作所为评头论足；幻听也可以是命令性的，此种幻听最应该引起工作人员注意，患者可以在幻听的支配下做出违背本性，而且通常患者是很难违抗幻听命令的。如：不让患者吃饭，让患者跳楼等。评论性幻听和命令性幻听是精神分裂症具有的特征性幻听。其他类型的幻觉虽然少见，但也可在精神分裂症患者身上见到。如一位患者拒绝进食，因为闻到食物里有毒药的味道（幻嗅）；有的患者感到恐惧，经常看到有人在她面前来来往往，欲对她施暴（幻视）；一位患者一坐到床上就感到有一种被电的感觉（幻触）等。

（三）思维及思维联系障碍

1. 妄想　可见于其他许多精神疾病，并不是精神分裂症的特征性症状。精神分裂症的妄想具有内容荒谬、泛化的特点，且多不愿意暴露其病态体验而加以隐蔽。以关系妄想、被害妄想和影响妄想最常见。患者认为其所到之处，不论在街上、公共汽车、商场里人们的谈论都在议论他。甚至报纸新闻、广播内容也含沙射影地说他，周围人的一言一行、一举一动，咳嗽、吐痰、关门等都是"信号"，暗示他，要害他，有的患者坚信有外力在控制、干扰和支配他的思想和行为（被控制感）。甚至认为有某些特殊仪器、电波、电子计算机在操纵或控制他（影响妄想）。有时则坚信自己的内心体验，所想的事已被人知道（被洞悉感）。被控制感、影响妄想和被洞悉感是精神分裂症的特征性症状。

2. 思维障碍　思维过程缺乏连贯性和逻辑性是本病的特征性症状。其特点是在意识清楚情况下，患者虽然语句文法正确，但语句之间或上下文之间缺乏内在意义上的联系，因而缺乏中心内容，交谈时可表现为对问题的回答不切题，对事物叙述不中肯，使人感到不易理解，称思维松弛。严重时，言语支离破碎，甚至个别语句之间也缺乏联系，称破裂性思维。有时患者可以无外界原因的影响下，思维突然中断，称思维中断，或涌现大量思维并伴有明显不自主感，称思维涌现（强制性思维）。有些患者用一些很普通的词或动作，表示某些特殊的，除患者自己以外别人无法理解的意义，称病理性象征性思维。或将两个或几个完全无关的词拼凑起来，赋予特殊意义，称语词新作。这些都是精神分裂症患者思维联想过程中带有特征性的症状。

（四）情感障碍

情感淡漠、情感不协调也是精神分裂症的特征。情感淡漠最早涉及的是较细腻的情感，如对同志、朋友欠关心，对亲人欠体贴等。病情加重后，患者可对周围事物的情感反应变得迟钝，对生活和学习的兴趣减少。随着疾病的发展。患者情感日益淡漠，甚至对巨大痛苦的事情，也表现惊人的平淡，最后患者可丧失与周围环境的情感联系。在情感淡漠的同时，可出现情感反应与环境不协调，与思维内容不配合。患者可为琐事而勃然大怒，或含笑叙述自己的不幸遭遇，后者称情感倒错。

（五）意志与行为障碍

1. 意志减退　患者在坚持工作、完成学业、料理家务方面有很大困难，往往对自己的前途毫不关心、没有任何打算，活动减少，可以连坐几个小时而没有任何自发活动。有的患者自称"我就喜欢在床上躺着。"患者忽视自己的仪表，不知料理个人卫生。一位青年男性患者连续 3 年从来没有换过衣服，入院后给患者洗澡，头几盆水都是黑的。

2. **紧张综合征**　以患者全身肌张力增高而得名,包括紧张性木僵和紧张性兴奋两种状态,两者可交替出现,是精神分裂症紧张型的典型表现。木僵时以缄默、随意运动减少或缺失以及精神运动无反应为特征。严重时患者保持一个固定姿势,不语不动、不进饮食、不自动排便,对任何刺激均不起反应。在木僵患者中,可出现蜡样屈曲,特征是患者的肢体可任人摆布,即使被摆成不舒服的姿势,也较长时间似蜡塑一样维持不变。如将患者的头部抬高,好像枕着枕头,患者也能保持这样的姿势一段时间,称之为"空气枕头"。木僵患者有时可以突然出现冲动行为,即紧张性兴奋。

【临床分型】

精神分裂症依据稳定的临床症状群分成了若干个临床亚型。各型的划分并非绝对的,也并非固定不变的,患者可从一个类型转变成另一个类型,也可以具有几种类型的特征。根据患者的临床症状特点,可将其划分为:偏执型、青春型、单纯型、紧张型、未分化型。下面将精神分裂症的临床分型介绍如下:

1. **偏执型**　是精神分裂症最常见的类型,多在青壮年、中年或更晚些年龄起病。临床表现以妄想为主,常伴有幻觉,以幻听较多见。妄想内容以关系妄想、被害妄想、影响妄想和夸大妄想最多见,绝大多数患者有数种妄想同时存在。幻觉和妄想的内容多较离奇、抽象、脱离现实,而情感、行为则常受幻觉、妄想的支配。部分患者情感反应与妄想内容不协调,缺乏相应的情感反应。该型患者具有较好的病前功能,发病较晚,病程较其他类型缓慢,人格变化较轻,精神衰退常不明显。对抗精神药物反应较其他型好,预后较好。

2. **青春型**　发病年龄早,常在青年期起病,持续病程,以思维、情感、行为障碍或紊乱等症状为主要表现。患者可出现言语增多、凌乱,内容荒诞离奇,思维破裂;情感喜怒无常,表情做作,好扮鬼脸;行为幼稚、怪异,常有兴奋冲动,也可有意向倒错。此型病程发展较快,对抗精神病药物反应尚好,但易复发。预后较偏执型稍差。

3. **单纯型**　较少见,常在青少年期起病。病情进展缓慢,持续,病程至少2年。本型常以不知不觉发展起来的离奇行为、社会退缩和工作能力下降等为临床特征。常以思维贫乏、情感淡漠,或意志减退等阴性症状为主,无明显的阳性症状;早期似"神经衰弱"症状,如易疲劳、失眠、工作效率下降等,逐渐出现日益加重的孤僻、被动、生活懒散、感情淡漠、社交活动贫乏、生活毫无目的。早期常不引起重视,较严重时才被发现,患者往往社会功能严重受损,趋向精神衰退,预后较差。

4. **紧张型**　多起病于青年或中年,急性起病多见。临床表现为紧张性木僵与紧张性兴奋交替或单独出现。紧张性木僵的患者肌张力增高,缄默不语,不食不动,呈木僵状态或蜡样屈曲;紧张性兴奋时患者行为冲动,不可理解,言语内容单调刻板。如患者突然起床,砸东西,伤人毁物,无目的地室内徘徊,可持续数日或数周,转入木僵状态。在精神分裂症的各个类型中紧张型治疗效果理想,预后最好。

5. **未分化型**　此型患者应符合精神分裂症诊断标准,但不符合上述任何一种亚型的标准,或为偏执型、青春型,或紧张型等分型的混合形式,有明显阳性症状。此型患者在临床较多见。

另外,英国学者提出了Ⅰ型和Ⅱ型综合征的概念。Ⅰ型精神分裂症患者通常表现为急性的阳性症状,他们对抗精神病药物有很好的反应,在症状缓解后,患者的社会功能不受到明显的损害。Ⅱ型精神分裂症的患者是慢性病程、更多的证据表明智力损害的患者。他们对精神病药物反应差,并且主要以阴性症状为主。

【治疗原则】

（一）药物治疗

1. 治疗原则　早发现、早诊断、早治疗、降低未治率;足量足程,提高治疗依从性;尽量单一用药,提高用药安全性;以促进患者回归社会为治疗最终目标。

2. 抗精神病药物种类

（1）经典抗精神病药物:常用的有氯丙嗪、奋乃静、氟哌啶醇、舒必利等。临床上治疗幻觉、妄想、思维障碍、行为紊乱、兴奋、激越、紧张综合征等阳性症状具有明显疗效。此类药物能够有效地控制急性症状,减少精神分裂症复发或恶化,大约60%～70%有效。但是此类药物也存在一定的局限性;①不能改善认知功能;②对阴性症状及伴发抑郁症状疗效不确切;③引发锥体外系和迟发性运动障碍的比例高,常导致患者服药依从性差。

（2）非典型抗精神病药物:常用的有氯氮平、利培酮、奥氮平和喹硫平等。此类药物不但对阳性症状疗效较好,而且对阴性症状、认知症状和情感症状有效。此外该类药物中绝大多数药物的不良反应相对较少,特别是所产生的锥体外系副作用、过度的镇静作用等均明显轻于经典抗精神病药物,因此增加了患者对药物的依从性,提高了患者的生活质量。这对于减少精神分裂症的复发,减少再入院率有重要帮助。

（二）电抽搐治疗

可用于治疗精神分裂症患者中极度兴奋躁动、冲动伤人者,拒食、违拗和紧张性木僵者。精神药物治疗无效或对药物治疗不能耐受者。在药物治疗的基础上合并电抽搐治疗,可以缩短对患者阳性症状治疗的时间,减少患者的住院期,对患者尽快康复和出院有利。电抽搐治疗大概能缓解5%～10%难治性精神分裂症的症状,但要注意的是电抽搐治疗会引起短暂的记忆损害。

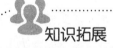
知识拓展

什么是电抽搐治疗?

电抽搐治疗(electric convulsive therapy, ECT)又称电休克治疗(electric shock therapy, EST)是在安全范围内使一定量的电流通过大脑,引起意识丧失或痉挛发作以治疗精神疾患的方法。ECT始于30年代,在40～50年代曾是治疗精神分裂症及其他精神疾病的主要方法。随着精神药物的广泛应用,ECT在精神分裂症治疗中的地位已逐渐让位于抗精神病药,应用渐少。

（三）心理社会干预

心理社会干预是治疗精神分裂症的另一种重要手段。药物结合心理社会干预可以降低复发率、促进功能恢复、提高生活质量,改善结局。精神分裂症的心理社会干预方法主要包括家庭干预、社会技能训练、职业康复训练、认知行为治疗等。同时。家庭成员对患者的不正确态度,生活中的不良心理应激均可影响患者的病情、预后或导致复发。通过对患者家庭的心理教育或对患者进行社交技能训练等干预措施,可减少来自家庭社会中的不良刺激,降低复发率。当前,精神病的防治工作正逐渐从医院转向社区,以期促使慢性精神病患者及早返回社会,以利于精神病患者的心理社会康复。

【护理评估】

1. 健康史　患者的家族史、既往疾病史:治疗效果、评估患者以往用药情况、有无药物不良反应等;患者的常规化验以及特殊检查结果。

2. 身心状况　评估患者是否有精神分裂症的表现。是否有感知性障碍、思维障碍、情感障碍等,患病感觉及开始时间;患者行为有无异常,有无自杀行为,是否四处求医,有无自知力。

【常用护理诊断／问题】

1. 有对他人施行暴力的危险　与幻觉、妄想、精神运动性兴奋、意向倒错及自知力缺乏等因素有关。

2. 有自杀的危险　与命令性幻听、自罪妄想、意向倒错及焦虑抑郁状态而产生的羞耻感有关。

3. 不依从行为　与幻觉妄想状态、自知力缺乏、木僵、违拗、担心药物耐受性及新环境的不适应有关。

4. 营养失调:低于机体需要量　与幻觉、妄想、极度兴奋、躁动,消耗量明显增加,紧张性木僵而致摄入不足及违拗不合作有关。

5. 睡眠型态紊乱　与幻觉、妄想、兴奋、警惕性高及睡眠规律紊乱有关。

【护理目标】

1. 患者在住院期间不发生冲动伤人、自伤及毁物行为,能合理控制情绪。

2. 患者在病情不稳定时,24小时由护士看护,不得离开工作人员视线范围,不发生自杀行为。

3. 患者尽快地熟悉环境,愿意配合治疗及护理,主动服药,并可以说出自身服药后的反应。

4. 患者能够自行进食,保证躯体需要量,对不能自行进食者,协助其进食,必要时给予补液治疗。

5. 患者睡眠得到改善,能按时入睡,保证睡眠约7～8小时／天,并学会一些应对失眠的方法。

【护理措施】

(一)安全护理

1. 病房的安全管理　做好安全检查工作,保证患者安全,禁止将危险物品带入病房,以防意外发生。危险物品包括:玻璃制品、绳索物品(鞋带、腰带、购物袋等)、刀具(水果刀、削皮刀、剪指甲刀等)、打火机等。对于危险物品应在患者入院、外出活动返回、探视返回时进行检查,并在此前向患者家属做好宣教工作。在每日晨间护理时,再次检查到床头桌、床下、床垫下、衣物内有无危险物品。严格执行安全检查制度,如病房门窗、锁、桌椅等物品损坏时,及时进行维修。对于护士办公室、患者活动室等地,人走锁门,防止医疗器械成为危险物品。

2. 严密观察,掌握病情　在日常生活中,护理人员要对每位患者的病情、诊断、护理要点做到心中有数,对于高护理风险的患者做到合理到位的评估。严格遵守分级护理制度,每15～30分钟巡视病房一次,对于重点患者要做到心中有数,24小时不离视线。

（二）生活护理

1. 饮食护理

（1）拒绝进食或严重摄入不足患者的护理：分析患者拒绝进食的原因，对症处理。如：对于被害妄想的患者，可采取集体进餐制，或者采取示范法，让患者看到其他患者取走食物的场景；对于自责自罪的患者，可以把饭菜拌在一起，让其感觉是剩饭，以达到诱导进食的作用；对于不合作、木僵患者，诱导进食无效时应采取必要措施，如通过医生，给予静脉输液或鼻饲，以保证患者机体营养需要量。

（2）防噎食的护理：对于兴奋躁动可能出现抢食、暴饮暴食的患者，应尽量安排其单独进餐，专人看护，以防噎食，并适当限制患者进食量，以防营养过剩而导致患者肥胖。由于服用精神科药物或年龄较大导致吞咽功能较差的患者，应专人看护，给予软食或流食，并适当限制患者进餐速度，以防噎食。

2. 保证充足睡眠　精神分裂症患者多伴有睡眠障碍，如：失眠、早醒、入睡困难、多梦、睡眠过多等。对于精神分裂症患者，睡眠质量的高低常预示病情的好坏，严重的睡眠障碍会使患者焦虑、紧张、愁苦、郁闷，并可发生意识，良好的睡眠可促进病情早日康复。

3. 卫生护理　①做好晨晚间护理；②帮助患者做好日常个人卫生；③保持床单清洁、整齐、干燥，防止压疮；④根据天气变化及时给患者增减衣物、被服，防止受凉；⑤预防患者继发感染；⑥认真检查患者皮肤情况，发现皮肤破溃、擦伤要及时处理；⑦对兴奋不合作的患者，应做好患者的晨晚间和日常生活的护理；⑧行为退缩、生活懒散的患者，应采取督促指导方法，保证患者按时洗漱、定时更衣、沐浴，必要时做口腔护理及皮肤护理。

（三）心理护理

1. 入院阶段　加强与患者的心理沟通，建立良好的护患关系，取得患者的信任。找出主要问题。由于不适应住院环境，患者可出现焦虑、恐惧、紧张，不接受住院治疗引起的精神症状等护理问题。采取主动热情、耐心细致的工作方法，用适当的言语技巧为患者解决所出现的症状，体贴尊重患者，使患者体会到医院的温暖，安全住院，为治疗奠定良好的基础。

2. 治疗阶段　掌握病情动态变化规律。对兴奋、冲动、毁物的患者，以亲切耐心的态度，镇静而温和的言语，了解患者的需要，帮助患者建立社会能接受的行为模式，指导患者而非破坏性行为表达和发泄。对其在幻觉、妄想支配下出现的过激行为要及时疏导和阻止。对不合作的患者，要耐心解释劝说，讲解治疗的目的和方法，帮助患者稳定情绪，将患者不配合治疗的行为降到最低限度。对严重自杀的患者，要了解患者内心体验，帮助患者分析病态的思维方式，鼓励患者参加集体活动，消除自杀想法，积极配合治疗。

3. 康复阶段　康复期患者的心理变化和精神负担是多种多样的，如疾病对生活的不良影响，担心出院后社会、同事朋友甚至家人不能接纳自己，担心自己能否继续工作、学习、结婚，过正常人的生活等。要重视患者的心理问题，注意使用倾听的技巧，及时做好心理上的疏导。指导患者制订近期、远期的康复目标，让其学会如何尊重他人，克服自己性格中的缺陷，掌握一些科学适宜的方法完善性格，教会患者正确处理与自己有关的社会矛盾和生活事件，避免有害的应激源造成对自身不良影响，协助患者维持心身平衡，使其在生理、心理各方面都处理接受治疗和管理的最佳状态，达到维护健康、预防疾病、促进康复目标。

（四）特殊症状的护理

1. 自伤、自杀

（1）密切观察病情：对存在幻觉、妄想的患者，要对其症状类型、内容、频度等做到心中有数，密切观察患者的言语、情绪及行为表现；对有自杀病史、消极言行、情绪低落、自罪自责，以及有藏药史的患者，要时刻掌握其行动，应予以重点监护。对于具有自杀先兆的患者，护士应保证患者 24 小时不离视线，并注意观察患者的情绪变化，提高警惕，如遇患者睡眠不好时，更应加以防范。

（2）适当讨论自杀问题：根据患者的病情和具体情况，可与患者讨论自杀的问题（如计划、时间、地点、方式、如何获得自杀的工具等），并讨论如何面对挫折和表达愤怒的方式，这种坦率的交谈可大大降低患者自杀的危险性。

2. 幻觉状态的护理

（1）密切观察病情：首先护士要加强护患交流，建立治疗性信任关系，了解患者言语、情绪和行为表现，以掌握幻觉出现的次数、内容、时间和规律，掌握幻觉的类型和内容，并评估幻觉对患者行为的影响。有的处于幻觉状态的患者当听到斥责、侮辱、命令性的言语性幻听时，可引起相应的情感与行为反应，发生冲动、自伤等行为，对此要加强护理，确保患者安全。

（2）设法诱导，缓解症状：有的患者因幻觉而焦虑不安，此时护士应主动询问，提高帮助。根据不同的幻觉内容，改变环境，设法诱导，缓解症状。如有的患者听到病房门外有人叫他的名字，常在病房门口徘徊，可带其出去证实有无声音存在；对因幻嗅、幻味而不愿进食的患者，应对患者解释，采取集体进餐或示范的方法，消除其顾虑。在患者幻觉中断期，护士可以向患者讲解关于幻觉的基本知识，并指导患者学会应对幻觉的方法，如：寻求护士帮助，看电视或收音机，打枕头宣泄情绪，大声阅读，散步，做手工，睡觉等。

3. 妄想的临床表现多种多样，在护理过程中应避免引导患者反复重复其妄想的体验，以免强化其病理联想，使症状更加顽固。对于不同妄想内容的患者，应根据症状特点，采取不同的护理措施。具有妄想的患者在做出决定时，往往很少经过疑问的过程，而是直接跳跃至结论，患者也容易将生活中的负性事件加以妄想性解释。护士要了解患者妄想产生的原因，让患者依据原因重要性排序，然后与患者共同讨论其他可能的解释方法。同时护士还要根据患者妄想的内容及涉及的范围，以及患者对妄想内容的反应，并根据病情合理安排病室。

4. 木僵状态的护理

（1）合理安置：对于木僵的患者，为保证患者的安全，满足其基本要求，应将患者单独安置，最好安置在单间内，室内环境舒适、整洁，与其他患者分开管理，专人照顾下完成日常生活。

（2）密切观察病情：木僵状态的患者，有时突然出现短暂的紧张性兴奋、冲动、伤人等行为，因此应注意观察病情变化，及时采取措施，保证其他患者的安全，同时，还应防止木僵患者被其他患者伤害。

5. 药物治疗的护理

（1）口服用药：防止患者藏药，服药后检查患者口腔，观察用药后不良反应，如患者出现锥体外系反应、心血管反应、皮肤过敏、精神方面的症状等应与医生及时取得联系，给予对症处理。

(2)注射用药:①遇有不合作的患者需耐心解释劝说,尽量争取得到患者的配合;②准确执行医嘱,核对药物剂量;③做人工冬眠治疗时,用药后患者应卧床睡眠,减少活动,不要频繁探视,防止环境因素的干扰;④定时为治疗中的患者测量生活体征,观察用药后的情况,记录睡眠时间,记录出入量。

6. 预防及健康指导　精神分裂症的复发率很高,且复发次数愈多,疾病所造成的精神缺损也越严重,给患者、家庭、社会造成的负担也就越大。因此,精神分裂症患者的护理中,预防疾病复发是非常重要的。具体措施包括:①彻底治疗,特别是首次治疗要听从医生的意见,足疗程治疗;②坚持服药,是目前认为减少复发的最有效办法;③正确对待自己的疾病,罹患精神病之后,要有乐观主义精神,要树立战胜疾病的信心;④保持和谐的家庭关系和良好的家庭气氛,多和家人沟通,适当的参加一些家务劳动;⑤注意复发的早期症状,如失眠、早醒、多梦等睡眠障碍;头痛、头晕、疲乏、心悸等;烦躁易怒、焦虑忧郁等情绪障碍时,及时到医院就诊,听从医生指导;⑥养成规律的生活和卫生习惯,戒除不良嗜好,多参加社交活动,提高社会适应能力。

【护理评价】

1. 患者有无意外事件和并发症的发生。

2. 患者是否学会控制情绪的方法,在住院期间有无意外发生。

3. 患者是否学会简单的疾病知识,配合护理工作。

4. 患者最基本的生理需求是否可以得到满足。

5. 患者是否学会促进睡眠的方法,能否保证睡眠的正常需求。

第二节　妄想性障碍患者的护理

妄想性障碍(delusional disorder)又称偏执性精神病。通常没有幻觉、情绪失控或人格解体等症状,但他们的思维与现实是割裂的。主要特点是出现一个或多个虚幻的信念,持续至少1个月。妄想可以是非怪诞的,可包括一些确乎能发生的事情,如被跟踪、被下毒、被感染、被远方某人爱恋或被爱人伴侣欺骗。妄想性障碍的主要特征是,患者头脑中存在某些根深蒂固的错误信念。

【病因】

妄想性障碍的病因不明,一般认为是在个性缺陷的基础上遭受刺激而诱发。由于自负和敏感对所遭受的挫折做歪曲的理解逐渐形成妄想。

【临床表现】

妄想性障碍发病缓慢逐渐形成一种或一整套的相互关联的妄想,包括被害、妨忌、诉讼、钟情、疑病等常持久发生,少见幻觉,不出现精神分裂症状,被害妄想往往与诉论妄想相伴随。

1. 钟情妄想型　认为自己被某人所爱,尤其是被名人或地位较高的人所爱。多见于未婚中年女性。

2. 夸大妄想型　认为自己能力非凡、知识渊博或洞察一切,但怀才不遇。认为自己与某个重要人物或上帝有特殊关系。认为自己是某个名人(如果那个真正的名人健在,患者会认为那是冒名顶替者)。

3. 嫉妒妄想型　非常强烈并毫无根据地认为自己的配偶或情人对自己不忠。多见于男性。

4. 被害妄想型　认为有人对自己暗算、欺骗、监视、跟踪、下毒、诽谤或骚扰。

5. 躯体妄想型　认为自己的身体有病、正在腐烂、被毒虫侵害、被寄生虫感染、或身体某些部位有缺陷。

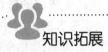

知识拓展

精神分裂症与妄想性障碍鉴别

精神分裂症属于精神科疾病的一种,是精神疾病里最严重的一种,是以基本个性改变,思维、情感、行为的分裂,精神活动与环境的不协调为主要特征的一类最常见的精神病。而妄想性障碍(妄想症)是一种不理性、与现实不符的错误信念,主要包括事情错误的判断与逻辑推理,即使把事实或已经被完全论证的理论摆在妄想者的面前,也很难动摇他的信念,妄想大都出现在精神病状态下,正常人会在奇怪的知觉体验下,引发妄想。

【治疗原则】

研究显示妄想性障碍一般不会导致人格严重受损或改变,但妄想情况可渐进发展。大多数患者可以继续工作。治疗的目的是建立有效的医患关系,防止问题复杂化,如经评定患者有危险性,须予住院治疗,尽管有时抗精神病药物可以抑制症状。但尚无充分数据表明存在一种针对性药物。治疗的长期目的之一是将患者的思维从妄想中转移到更有建设性,更令人愉快的领域。这一目的虽然非常合理,但实践起来有一定的难度。

偏执型妄想障碍患者极少接受治疗。对这些患者而言,承认自己需要帮助几乎是不可能的。一旦谁说他们有"问题",谁就被认为是参与了要对他进行迫害的"阴谋"。有偏执妄想的人常常是过着孤独、与世隔绝且毫无幽默感的生活,生活中充满对他人的不断怀疑和敌意。妄想性障碍病程多呈持续性,有的可终生不愈。但老年后由于检查体力与精力的日趋衰退症状停诊可有所缓解,个别患者经治疗缓解较彻底。

【护理评估】

1. 健康史　患者的家族史、既往疾病史;治疗效果、评估患者以往用药情况、有无药物不良反应等;患者的常规化验以及特殊检查结果。

2. 身体状况　评估患者具有妄想的类型,评估患者的行为是否异常。

【常见护理诊断/问题】

1. 有对他人施行暴力的危险　与妄想有关。

2. 思维过程紊乱　与妄想的出现有关。

3. 社会交往障碍　与症状反复出现有关。

【护理目标】

1. 尽量把患者对他人发生暴力的危险降到最低。

2. 逐渐恢复患者的认识与正常的思维能力。

3. 患者能表达内心感受,并愿意参与社会活动。

【护理措施】

(一)一般护理

对有被害妄想的患者,护士应对患者进行良好沟通,合理解释。使其有正确的认识,鼓励进食。促进饮食与睡眠,为患者创造良好的睡眠环境,安排合理的作息时间,养成良好的睡眠习惯。

(二)安全护理

为患者提供安全舒适的生活环境,减少外界刺激,加强危险品及不安全因素的管理,及早发现冲动行为的先兆,防患于未然。安全护理患者在妄想支配下,有时可发生自杀、自伤、伤人、毁物或外走行为,家属要加强观察,防止意外情况的发生;家属不要在爱患者面前低声交谈,以免引起患者猜疑强化患者妄想内容,当家中其他人被涉及妄想怀疑对象时,应及时将其分开,并避免再次接触,防止意外发生,保护其他人的安全。

(三)心理护理

1. 对理智和兴趣没完全丧失的患者采用心理治疗的文娱疗法,让其参加感兴趣的文艺娱乐活动;爱好音乐的用音乐疗法,让其听合适的音乐;爱好交流的就多交流。体育疗法,爱好运动的就让其参加适当的体育活动;作业疗法,爱好劳动的就让其做一些力所能及的手工作业。通过这些方面,引导患者的妄想注意力转向其他方面,这对改善患者的病态症状,提高社会适应能力大有益处。

2. 对理智和兴趣完全丧失的患者采用镇定和压制类药物,使其不致恶化,再慢慢去尝试用什么药或手段来恢复患者的一些理解和兴趣。

(四)症状护理

1. 如果认为饭里有毒而拒食时,不能让患者单独进食,应带患者去餐厅,与其他人进食同样的饭,也可以让患者自己挑,或是让别人去吃一口,再让患者吃,解除患者的顾虑。当家属被涉及时切忌做过多解释,应尽量减少接触,并注意安全。

2. 注意不要为稳定患者的情绪而迎合患者的妄想,有的人为了稳定患者的情绪,承认自己对患者的迫害,并承认错误,这样并无助于患者病情的改善,而且加重和巩固的患者的妄想。

3. 鼓励患者参加各种娱乐活动。可根据妄想状态患者的爱好和特长,鼓励其参加各种娱乐活动,以分散注意力,减轻妄想。

【护理评价】

患者的症状是否得到改善,是否发生意外事件。患者的生活自理能力是否提高,基本生理需要是否得到满意,患者的社会交往技巧的恢复情况。

(张　姝)

思与练

一、单项选择题

1. 护士正在同一位精神分裂症患者的家属交谈。家属问"这个病是如何得的?"目前最广泛被接受的解释是

A. "来自于社会和生活事件的巨大压力"　　　　B. "出生前和产后的中枢神经系统损害"

C. "围生期和分娩过程中的细菌感染"　　　　　D. "环境因素激发了生物性的易患素质"

E. "婴儿期限缺乏关爱导致今后的压抑"

2. 一位精神分裂症的住院患者在看电视,他告诉护士电视上的内容是针对他的。能描述这种信念的是

  A. 内向性思维　　　　　　B. 牢固性思维　　　　　　　　C. 幻觉

  D. 偏执性思维　　　　　　E. 关系性思维

3. 能提示迟发性运动障碍的体征是

  A. 不随意运动　　　　　　B. 嗜睡　　　　　　　　C. 烦躁不安

  D. 视力模糊　　　　　　　E. 突然发热

4. 最符合急性精神分裂症反应的护理诊断是

  A. 无望感　与敌意和恐惧有关　　　　　　B. 社会交往障碍　与不信任有关

  C. 睡眠型态紊乱　与思维障碍有关　　　　　D. 对他人潜在的暴力行为　与认知歪曲有关

  E. 个人应对无效　与不现实的认知有关

5. 护士发现一名患者站在病房的角落,嘴唇不停在动,似乎在自言自语。护士最合适的做法是

  A. 问患者为什么自言自语　　　　　　　　B. 别理患者,直到他停止讲话

  C. 告诉患者自言自语对他不好　　　　　　D. 邀请患者跟护士一起打牌

  E. 告诉患者你懂他的意思

6. 患者问护士是否听到了哪位不存在的女人正在跟他讲话的声音。最恰当的回答是

  A. "除你之外你房间里没有任何人"

  B. "是的,我听到她的声音,但我不听她的"

  C. "不,你根本不可能听到她的声音"

  D. "她告诉你什么了? 是有益的建议吗? "

  E. "不,我没听到他的声音,但我知道你听到了,她说什么了? "

7. 对治疗幻觉的患者,最恰当的护理措施是

  A. 提供一个与产生幻觉竞争的刺激物

  B. 限制患者不离开房间直到他感觉舒服

  C. 以不鼓励的态度理解幻觉的产生

  D. 支持患者错误的认知直到他放弃自己的看法

  E. 解释幻觉是根本不存在的

8. 对于一个处于稳定期的精神分裂症患者,对预防复发最重要的措施是

  A. 参加集体治疗协会　　　B. 参加社会技能训练协会　　　　C. 参加家庭支持会议

  D. 咨询心理医生　　　　　E. 坚持遵处方服药

9. 最符合偏执型精神分裂症护理措施的是

  A. 向患者解释你要做的每一件事　　　　　B. 触摸患者,提供一个热情的接触方法

  C. 澄清患者妄想的内容　　　　　　　　　D. 当患者对你充满敌意时,保护好自己

  E. 建立信任的、可接受的关系

10. 在会谈期间,一个有妄想障碍的患者出现的情况或活动是

  A. 稀奇古怪的行为　　　　B. 焦虑不安　　　　　　　C. 情感障碍

  D. 短时记忆受损　　　　　E. 明显正常功能状态

11. 一位长期住院的精神分裂症患者微笑着向护士诉说"我现在感到很难过。"根据这句话,护士可以判断该患者最有可能存在下的症状是

  A. 情绪障碍　　　　　　　B. 自知力缺乏　　　　　　C. 情感不适切

  D. 超价观念　　　　　　　E. 妄想

12. 经典抗精神病药物疗效最显著的是

    A. 情感淡漠   B. 幻觉   C. 妄想

    D. 社会退缩   E. 注意障碍

13. 一位患者告诉护士:"我听到一个声音,他说我有罪,应该去死。"可描述患者知觉障碍是

    A. 妄想   B. 胡言乱语   C. 幻觉

    D. 牵连观念   E. 错觉

14. 一个治疗小组的人数最好是

    A. 1 ～ 4 人   B. 4 ～ 7 人   C. 7 ～ 10 人

    D. 10 ～ 15 人   E. 15 ～ 20 人

15. 患者讲话明显不符合逻辑关系,并问护士是否理解他所讲的话。此时护士最好的回答是

    A. "为什么我们不等到以后再来讨论这个问题？"

    B. "你现在不理智,我不想与你谈这个问题"

    C. "是的,我理解你的意思"

    D. "我很想知道你说的什么,但我现在理解不了你的意思"

    E. "不,我不理解你是什么意思"

16. 服氯丙嗪患者的护理措施,正确的是

    A. 如果感到病情好转就减少剂量   B. 偶尔少量喝酒不会有害

    C. 出现不良反应立即停药   D. 有计划的常规药物检查

    E. 口服盐酸苯海索以对抗其产生的副反应

17. 一位在家服氯氮平治疗的患者,告诉护士他已经有 5 天感到很疲倦了,护士在检查该患者时发现:体温 38.6℃;脉搏:110 次 / 分;呼吸:20 次 / 分,对这位患者最恰当的处理是

    A. 与牛奶一起服药   B. 立即停药并去看内科医生

    C. 只要休息,这些症状会消失   D. 逐渐减药,下周去看医生

    E. 用抗生素治疗

18. 在精神分裂症患者出院前的准备中,护士要让其学会防止复发的自我症状管理。表明患者已经学会自我症状管理的是

    A. "当我听到声音时,我担心我要复发了"

    B. "我的父母不是很关心我,如果我复发时他们是不会引起注意的"

    C. "如果我让我的家人不管我的病,他们将更好受到保护"

    D. "当我感到紧张时,我独自来到一间安静的房间画图"

    E. "我独自去精神门诊看医生"

19. 一位患精神分裂症的患者告诉护士,他计划去见"所罗门"国王,没有时间去吃饭。为了劝该患者吃饭,护士最好说

    A. "吃饭的时间到了,让我们一起去吃饭吧？"

    B. "所罗门国王让我告诉你,叫你去吃饭"

    C. "你的医生希望你执行作息计划"

    D. "这个病区内不吃饭的人是不受欢迎的"

    E. "你不去吃饭,我就不让你去见国王"

20. 一位精神障碍患者的儿子因担心其父亲在家不安全,在其父亲不愿意的情况下将患者送来住院。这位儿子告诉护士,他父亲为此很生气,拒绝与他讲话。儿子为此内心很矛盾和内疚。最能体现护士对这位患者家属同情和理解的回答是

    A. "你父亲在这儿,因为他需要帮助"

    B. "当他病好时,他会改变对你的看法"

C. "这对你是有压力的, 不过一旦你父亲病情好转你就没事了"

D. "你不用内疚, 你已经尽力了"

E. "把你父亲留在这里, 似乎让你很内疚"

二、思考题

1. 精神分裂症的临床分型有哪些? 分别有什么临床表现?

2. 简述如何为不同临床表现的精神分裂症患者提供护理措施。

第九章

心境障碍患者的护理

学习目标

1. 掌握　躁狂发作和抑郁发作的临床表现；心境障碍患者的护理措施。
2. 熟悉　心境障碍的概念、临床分类、护理评估、护理诊断。
3. 了解　心境障碍的病因、治疗与预后。
4. 学会运用护理程序为心境障碍患者实施整体护理。
5. 具有处理心境障碍患者暴力行为和自伤自杀行为的急救能力。

案例导入与分析

案　例

患者女，38岁。

主诉：话少流泪，整天唉声叹气4个月。

患者自述约在4个多月前，感觉脑子变笨，不想说话，活动也比以前减少，不愿出门，心情相当不好，整天唉声叹气，有时独自流泪，家人问及时偶尔低声回答，说脑子没用了，想事情想不出来了，病治不好了，自己做错事，有罪，应该死。以前喜欢看的电视连续剧也不感兴趣了。称胃口差，每天只吃一顿，体重明显下降，睡眠减少，早上3～4点钟即醒来。就诊时，由家人搀扶入室，低着头，愁眉不展，问多答少，声音低沉缓慢，或点头、摇头示意。谈到病情时，流着泪说："我该死，我不应该拿国家的钱，我应该死"。

请结合本章节的学习，思考回答：

1. 本病例中患者属于什么情况？
2. 该患者存在的护理问题有哪些，应给予什么护理措施？

心境障碍（mood disorder）也称情感性精神障碍（affective disorder），是指由各种原因引起的以显著而持久的情感或心境改变为主要特征的一组疾病。临床上主要表现为情感高涨或低落,伴有相应的认知和行为改变,可有幻觉、妄想等精神病性症状。多数患者有反复周期发作倾向,间歇期精神状态基本正常,发作多可缓解,大多数患者预后较好,部分可有残留症状或转为慢性。心境障碍还包括以心境高低波动,但幅度不高为特征的环性心境障碍(cyclothymia)和以持续心境低落的慢性抑郁为主要特点的恶劣心境(dysthymia)两种持续性心境障碍。

【流行病学】

1982 年我国 12 个地区精神疾病流行病学调查显示,心境障碍终身患病率为 0.76‰。1993 年对其中 7 个地区进行的复查显示,心境障碍终身患病率为 0.83‰。2009 年费立鹏对中国 4 个省 6 万余名受试者的一项大型分析研究显示,各种精神疾病的患病率高达 17‰,其中心境障碍的现患率为 6.1‰,总体看来均有增加的趋势。西方国家可能因调查方法与诊断标准的采用不同,其报道的终身患病率一般为 20‰～ 250‰之间,远高于我国报道的数据。

抑郁障碍的患病率女性高于男性 1 倍以上,而双相情感障碍患病率男女之比为 1∶1.2。研究显示,这种差异可能与激素水平的差异,妊娠、分娩和哺乳,心理社会应激事件及应对方式有关。

世界卫生组织(WHO)有关全球疾病总负担的统计显示,1990 年抑郁障碍和双相情感障碍分别排在第 5 位和第 18 位,抑郁障碍与自杀加起来一起共占 5.9%,列第 2 位。预计到 2020 年抑郁障碍的疾病负担将上升至第 2 位。

【病因】

目前病因未明,现有的研究发现可能涉及遗传、神经生化、神经内分泌、神经电生理、神经影像、神经发育及社会心理因素等方面。

1. 神经生化改变　生物胺与心境障碍的关系是迄今为止研究最多、了解较深的领域之一。不少研究报道心境障碍患者存在生物胺水平或生物胺神经通路功能和结构的异常。其中去甲肾上腺素(NE)和五羟色胺(5-HT)被认为相关性最大。

5-HT 功能活动降低与抑郁发作患者的抑郁心境、食欲减退、失眠、昼夜节律紊乱、内分泌功能紊乱、性功能障碍、焦虑不安、不能对付应激、活动减少等密切相关。临床研究发现,5-HT 功能活动降低为 NE 功能改变所致的情感障碍提供了基础,抑郁发作患者中枢 NE 明显降低,躁狂发作患者中枢 NE 水平比对照者或抑郁发作患者增高,这种增高与躁狂程度相关。

2. 遗传因素　心境障碍的发病中遗传学因素具有重要作用,但遗传学影响的作用方式则十分复杂。心境障碍患者的生物学亲属的同病率为一般人群的 10 ～ 30 倍,血缘关系越接近,患病几率也越高。在双相障碍中,这种趋势尤为明显。有关资料显示,双亲中有一位患有双相障碍,其子女发生心境障碍的几率为 25%而如果双亲均有双相障碍,其子女发生心境障碍的几率则增加到 50%～ 75%。而双生子研究发现,双卵双生子的同病率显著高于异卵双生子。

3. 心理社会因素　创伤性生活事件与心境障碍发病关系密切,尤其与抑郁发作关系密切。抑郁发作前 92%有促发生活事件。生活事件的严重程度与发病时间有关,遇有意外灾害、至亲亡故、较大经济损失等重大负性生活事件者,1 年内抑郁发作危险性比正常人群高。慢性心理社会刺激如失业、慢性疾病等也会导致抑郁发作。另外经济状况差,社会阶层低者下易患本病。

【临床表现】

（一）躁狂发作

躁狂发作（manic episode）的典型临床表现是"三高"症状，即情感高涨、思维奔逸和意志行为增强。

1. 情感高涨　这是躁狂状态的主要原发症状。患者表现自我感觉良好，主观体验特别轻松、愉快；整日兴高采烈、洋洋自得、无忧无虑。这种情感反应生动鲜明，与内心体验和周围环境协调一致，具有一定的感染力。症状轻时可能不被视为异常，但了解他（她）的人则可以看出这种表现的异常性。有的患者也可以易激惹的情绪为主，因细小琐事而大发雷霆，尤其当有人指责他的狂妄自大或不切实际的想法时，严重者可出现破坏或攻击行为，但很快转怒为喜或赔礼道歉。

2. 思维奔逸　是指思维联想速度的加快，思维内容丰富多变。患者主观感觉非常聪明，常常表现为言语增多，口若悬河、高谈阔论，感到自己说话的速度远远跟不上思维速度。有时可出现音韵联想，即音联或意联，可出现注意力不集中，常随境转移。

3. 意志行为增强　即协调性精神运动性兴奋。其内心体验与行为，行为反应与外在环境均较为统一。患者自觉精力旺盛，喜交往，爱凑热闹。主动与人交往，与人一见如故，好管闲事，好抱不平。但做事虎头蛇尾，一事无成。乐于助人但往往有始无终。行为轻率不顾后果，处事鲁莽欠深思熟虑，行为具有冒险性。行为轻浮，且好接近异性，如女性患者打扮艳丽，说话及行为失去女性羞涩，大胆接触男性。

4. 夸大观念与夸大妄想　患者认为自己聪明异常、才华出众、能力无比、出身名门、权位显赫、腰缠万贯及神通广大等，并可达到妄想的程度。有时可在夸大基础上产生被害体验或妄想，其内容一般并不荒谬，但肤浅不深刻，给人以信口开河的感觉，持续时间也较短暂。

5. 睡眠需求减少　由于患者活动增多，常伴有睡眠需要减少，终日奔波而不知疲倦，是躁狂发作的特征之一。

6. 伴随症状　可有食欲增强、性欲亢进，有时可在不适当的场合出现与别人过分亲热而不顾别人的感受。体格检查可发现瞳孔轻度放大，心率加快，且有交感神经兴奋等。大多数患者在疾病早期就已经丧失自知力。

（二）抑郁发作

抑郁发作（depressive episode）的典型临床表现是"三低"症状，即情感低落、思维迟缓、意志活动减退。这三种症状是典型的重度抑郁发作的症状，不一定出现在所有的抑郁症患者，甚至并非出现于多数抑郁发作中。现今将抑郁发作的表现分为核心症状、心理症状群与躯体症状群三个方面。

1. 核心症状　抑郁的核心症状包括心境或情绪低落，兴趣缺乏以及乐趣丧失。这是抑郁的关键症状，诊断抑郁状态时至少应包括此三种症状中的一个。

（1）情绪低落：患者自觉情绪低沉，苦恼忧伤。情绪的基调是低沉、灰暗的。患者常常诉说自己心情不好，高兴不起来、活着没意思。典型病例常有昼轻夜重改变的特点，即情绪低落在早晨最为严重，傍晚时则有所减轻。

（2）兴趣缺乏：是指患者对各种以前喜爱的活动缺乏兴趣，如文娱、体育活动，业余爱好等。

（3）乐趣丧失：患者丧失了体验快乐的能力，不能从平日从事的活动中得到乐趣。

以上三主征是相互联系的,可以在一个患者身上同时出现,互为因果。但也有不少患者只以其中某一两种突出。

2. 心理症状群 抑郁发作包含许多心理学症状,可分为心理学伴随症状(焦虑、自责自罪、精神病性症状、认知症状以及自杀观念和行为,自知力等)和精神运动性症状(精神运动性兴奋与精神运动性激越等)。在抑郁发作的基础上患者会感到无望、无助与无用。从而继发自杀观念和行为。自杀行为是严重抑郁的一个标志,有的患者会出现"扩大性自杀"。如一个抑郁症的母亲认为她自己的孩子活着也会很痛苦,就先杀死婴儿后再自杀。

3. 躯体症状群 表现为睡眠紊乱,食欲紊乱,性功能减退,精力丧失,非特异性躯体症状如疼痛、周身不适、自主神经功能紊乱等。

(1)睡眠紊乱:是抑郁状态最常伴随的症状之一,也是不少患者的主诉。表现为早段失眠、中段失眠、末段失眠、睡眠感缺失等。其中以早段失眠最为多见,而以末段失眠(早醒)最具有特征性。少数抑郁症患者表现为睡眠过多。

(2)食欲紊乱:主要表现为食欲下降和体重减轻。轻者表现为食不甘味,但进食量不一定出现明显减少,此时患者体重改变在一段时间内可能不明显;重者则完全丧失进食的欲望,体重明显下降,甚至导致营养不良。不典型抑郁症患者则可见有食欲亢进和体重增加。

(3)性功能减退:有较大部分患者出现性欲减退、阳痿、闭经等。

(4)精力丧失:表现为无精打采,疲乏无力,懒惰,不愿见人。有时与精神运动性迟滞相伴随。

(5)其他躯体不适:可有非特异性疼痛、头痛或者全身性疼痛;可有躯体不适如恶心、呕吐、心慌胸闷、出汗、尿频、尿急等。有的患者其抑郁症状为躯体症状所掩盖,而抗抑郁治疗有效,故有人称之为"隐匿性抑郁障碍"。

(三)混合发作

躁狂发作和抑郁发作可在一次发作中同时出现,如抑郁心境伴以连续数日至数周的活动过度和言语迫促,躁狂心境伴以激越、精力和本能活动降低。

【临床分型】

1. 抑郁障碍 抑郁障碍(major depressive disorder,MDD)以显著而持久的心境低落为主要临床特征,临床表现可从闷闷不乐到悲痛欲绝,多数病例有反复发作的倾向,每次发作大多数可以缓解,部分可有残留症状或转为慢性。抑郁症是最常见的抑郁障碍,表现为单次发作或反复发作,病程迁延。约 3/4 的患者有终生复发的风险,发作间隙有不同程度的残留症状。

2. 双相障碍 既有躁狂发作,又有抑郁发作的一类心境障碍,称双相障碍(bipolar disorder,BPD)双相障碍的特点是反复(至少两次)出现心境和活动水平的明显改变,有时表现为心境高涨、精力充沛和活动增加,有时表现为心境低落、精力减退和活动减少。发作间隙通常完全缓解。最典型的形式是躁狂和抑郁交替发作。

3. 持续性心境障碍

(1)环性心境障碍(cyclothymia):主要特征是持续性心境不稳定。心境高涨与低落反复交替出现,但程度都较轻,心境波动与患者的人格特征有密切关系。波动幅度较小,每次波动均不符合躁狂或者抑郁发作的标准。

(2)恶劣心境(dysthymia):原称抑郁性神经症,是一种以持久的心境低落状态为主的轻度抑郁,从不出现躁狂。抑郁常持续2年以上,期间无长时间的完全缓解,如有缓解,一般不超过2个月。恶劣心境与社会事件和性格都有较大关系。

多数心境障碍患者预后较好,经治疗临床症状可基本或完全消失,社会功能恢复。但其有明显的复发倾向或趋于慢性化。有15%~20%的患者可慢性化,残留有易激惹,心情不好和躯体不适等症状。社会功能不能恢复到病前状态。

【诊断标准】

心境障碍的诊断主要应根据病史、临床症状、病程及体格检查和实验室检查,典型病例诊断一般不困难。密切的临床观察,把握疾病横断面的主要症状及纵向病程的特点,进行科学的分析是临床诊断的可靠基础。

1. 躁狂发作 在ICD-10中,躁狂发作患者常常以心境高涨或易激惹为主。其他常见症状为:①注意力不集中或随境转移;②话量增多;③思维奔逸;④睡眠需要减少;⑤自我评价过高或者夸大;⑥鲁莽行为;⑦性欲亢进。病程至少持续1周。排除器质性精神障碍或精神活性物质和非成瘾物质所致的类躁狂发作。

2. 抑郁发作 在ICD-10中,抑郁发作是指首次发作的抑郁障碍和复发的抑郁障碍。患者常常具有心境低落,兴趣和乐趣感丧失,精力不济或疲劳感等典型症状。其他常见症状为:①集中注意力和注意的能力降低;②自我评价降低;③自罪观念和无价值感;④认为前途暗淡无光;⑤自伤和自杀的观念和行为;⑥睡眠障碍;⑦食欲下降。病程至少持续2周。可存在某些精神分裂症症状,但不符合精神分裂症的诊断标准。若同时符合精神分裂症的症状标准,在精神分裂症缓解后,满足抑郁发作标准至少2周。

3. 双相障碍 在ICD-10中是指临床发作符合某一型躁狂或抑郁标准,以前有相反的临床相或混合性发作,例如在抑郁发作后又有躁狂发作或混合发作。

4. 环性心境 是指反复出现轻度心境高涨或低落,但不符合躁狂或抑郁发作的症状标准。心境不稳定至少持续2年,其间有轻度躁狂或轻度抑郁的周期,可伴有或不伴有心境正常间歇期,社会功能受损较轻。

5. 恶劣心境 是慢性的心境低落,无论从严重程度还是一次性发作的持续时间,目前均不符合轻度或中度复发性抑郁标准,同时无躁狂症状。至少2年内抑郁心境持续存在或反复出现,期间的正常心境很少持续几周,社会功能受损较轻。

【治疗原则】

(一)药物治疗

1. 抗躁狂药 用于早期治疗、急性发作期治疗及预防复发时的治疗。锂盐是躁狂发作患者的首选治疗药物,临床常用碳酸锂。卡马西平和丙戊酸盐可以作为一线药物,治疗和预防躁狂的发作,也可用于对碳酸锂无效或不能耐受其不良反应的患者。氯丙嗪、氟哌啶醇、氯氮平等,对躁狂时的兴奋、冲动症状,伴有精神病性症状(如幻觉、妄想、怪异行为等)有治疗作用,且对躁动不安等症状的控制起效时间比锂盐快。

2. 抗抑郁药 抗抑郁药物品种繁多,临床选择用药应谨慎。目前一般推荐SSRIs、SNRIs、NaSSAs作为一线药物选用。75%~80%的患者多次复发,故需进行预防复发性治疗。有人主张若第一次发作,维持治疗时间需6个月到1年,若第二次发作,维持治疗时间需3~5年,若第三次或以上发作者,需长期服药,甚至终身用药。当然,要根据患者的具体情况来制订"个性化"的治疗方案并随时调整。

（二）无抽搐电休克治疗

治疗对重症躁狂发作或对锂盐治疗无效的患者有一定疗效,可单独使用或合并药物治疗。对有强烈自杀观念及使用药物治疗无效的抑郁症患者,无抽搐电休克疗法可起到立竿见影的作用。无抽搐电休克治疗后仍需要药物维持治疗。一般隔日一次,8～12次为一疗程。

（三）心理治疗

药物治疗的同时常合并心理治疗,尤其是有明显心理社会因素作用的抑郁障碍患者及轻度抑郁或者恢复期患者。目前常用的心理治疗有支持性心理治疗、认知疗法、行为治疗、精神分析、婚姻及家庭治疗等。

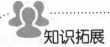 知识拓展

如何劝慰、安抚处于危机状态的患者

对于伴有激越症状、自杀观念的抑郁症患者,要让其较早获得信心。即使是采用以药物治疗为主的方案,也得让其了解治疗的前景,对治疗药物可能产生的副作用做出解释,告诉其这些副作用能够克服,不会留下持久的后遗症。有的患者对其病理心理体验感到羞耻、有罪孽感。这是可以告诉他"这不过是精神科常见病、多发病,是疾病的症状,有治愈的案例",帮助其树立合作的信心。也可以请已有好转的患者现身说法。

【护理评估】

（一）躁狂发作的护理评估

1. 健康史　患者的个人史、家族史、既往史、疾病史;治疗经过及效果、评估患者以往用药情况、有无药物不良反应等;患者的常规化验以及特殊检查结果。

2. 生理功能方面　患者有无入睡困难、早醒、多梦等情况;患者的大小便情况,有无便秘、尿潴留等情况;患者的营养状况,有无营养失调;患者有无躯体外伤;患者个人卫生,衣着是否有奇装异服等情况。

3. 心理功能方面　患者病前个性特点、生活事件、应对悲伤的方式、对住院的态度等。特别是对患者的伤人、毁物等危险行为要进行重点评估。

4. 社会功能方面　患者社会参与能力、人际关系、社会支持系统等。

（二）抑郁发作的护理评估

1. 健康史　患者的个人史、家族史、既往史、疾病史;治疗经过及效果、评估患者以往用药情况、有无药物不良反应等;患者的常规化验以及特殊检查结果。

2. 生理功能方面患者睡眠情况,有无入睡困难、早醒、多梦等情况;患者的大小便情况;患者的营养状况,有无营养失调;患者有无躯体外伤;患者个人卫生,衣着是否整洁,生活是否自理等。

3. 心理功能方面　患者病前个性特点、生活事件、应对悲伤的方式、对住院的态度等。特别是对患者的自杀观念和行为等要进行重点评估。

4. 社会功能方面　患者社会参与能力、人际关系、社会支持系统等进行全面分析。

【常用护理诊断/问题】

(一)与躁狂发作有关的护理诊断

1. 有对他人施行暴力的危险　与失去正常的社会控制能力、意识障碍所致谵妄和错乱、激惹状态等有关。

2. 营养失调:低于机体需要量　与活动过多、消耗量增加、摄入量不足有关。

3. 睡眠型态紊乱　与持久兴奋对睡眠无要求有关。

4. 自我认同紊乱　与思维联想和思维内容障碍有关。

5. 知识缺乏　与自知力缺乏有关。

(二)与抑郁发作有关的护理诊断

1. 有自伤的危险　与悲观情绪、自责自罪观念、自杀企图和行为、无价值感有关。

2. 营养失调:低于机体需要量　与自责自罪、食欲不振、卧床不动、木僵状态等所致摄入量不足有关。

3. 睡眠型态紊乱　与有悲观情绪而入睡困难、早醒、醒后难以入睡有关。

4. 自我认同紊乱　与认知障碍、思维联想受抑制有关。

5. 焦虑　与情绪抑郁、自责等因素有关。

【护理目标】

(一)躁狂发作的护理目标

1. 患者学会控制和疏泄自己高涨或焦虑的心境,不发生因行为不当而造成的躯体或物品的损害,住院期间不会伤害他人和自己。

2. 患者饮食和睡眠改善,能适当维持营养和水分摄入、排泄、休息和睡眠等方面的生理功能。

3. 患者能按计划完成日常活动,减少过度活动及体力消耗。

4. 患者能描述与躁狂发作的有关因素,认识和分析自己的病态行为,学会恰当应对方式,人际关系和行为方式改善。

(二)抑郁发作的护理目标

1. 患者住院期间不伤害自己,恢复生活自理能力。

2. 患者饮食和睡眠改善,能适当维持营养和水分摄入、排泄、休息和睡眠等方面的生理功能。

3. 患者能主动在病房与病友和医护人员相处,并协助其建立良好的人际关系。

4. 患者能用言语表达对于自我、过去和未来的正向观点,出院前自我评价增高。

5. 患者对疾病有所认识,并有适宜的应对方式。

【护理措施】

(一)躁狂发作的护理

1. 一般护理　为患者提供一个安全和安静的病室环境,室内物品力求简单,室内物品颜色淡雅、整洁,可帮助患者地西泮情绪。维持其足够的营养、睡眠和个人卫生。

2. 症状护理　教给患者控制和发泄情绪的技巧,控制兴奋冲动行为。如焦虑时从1数到10,冲动时可做操、跑步、撕纸片等。引导患者参与其喜爱的活动,如打球、唱歌、跳舞、小手工制作、参与病室卫生的打扫等,并给予支持和鼓励,既增强患者的自信心,又使其过剩的精力得以发泄。一旦患者出现兴奋冲动行为,应将其安置在安静的隔离房间,加强巡视,班班交接,禁止患者单人活动,必要时加以约束。

3. 心理护理　建立良好的护患关系,不用刺激性的语言,对患者的过激言论不辩论,也不轻易迁就,对其打抱不平的行为必须婉言劝阻。帮助患者正确认识自我,正确评价自己的能力。为患者创造条件和机会,学习和训练社交技巧,如病区生活会、娱乐活动等,使患者与建立起正常的人际关系,学会关心其他患者,助人为乐。

4. 药物疗效的观察及护理 遵医嘱给予对症治疗,注意观察药物疗效与不良反应。护士应教育患者坚持服用药物,说明服药的重要性和必要性,强化服药意识,保证药物治疗的顺利完成。对药物不良反应应密切观察,特别是服用锂盐的患者。

5. 健康教育 对患者及家属进行相关知识的宣传教育,使他们了解疾病的表现、治疗药物、不良反应的观察及处理,强调坚持服药的重要性;教育患者及家属如何识别疾病复发的早期征象。

(二) 抑郁发作的护理

1. 一般护理 满足患者的生理需求,维持适当的营养、排泄、睡眠、休息活动与个人生活上的照顾。

2. 预防患者自杀行为 自杀观念和行为是抑郁症患者最严重的情况,可出现在疾病的发展期,也可出现在早期和好转期。抑郁症自杀的预防关键在于准确及时评估患者的自杀危险,清除所有危险物品,以免患者将其作为自杀工具。注意与自杀患者的沟通,鼓励他们在出现自杀意念时能够及时向工作人员寻求帮助。有利于医务人员采取及时恰当的护理措施,防止自杀行为的发生。

3. 心理护理 由于抑郁症患者消极被动,不愿意说话,沉默呆坐,护士很难与其交流,注意应用沟通技巧:热情接待新患者,主动介绍病室的医护人员和生活环境,消除其陌生感;以亲切友善的态度关心患者,耐心帮助患者,使患者产生安全感和信任感;加强心理疏导,每天同患者谈话不少于 2 次,每次不少于 10 分钟,即使患者不说话,也要陪他一会儿;说话尽量用简单、具体、形象的词语;专心倾听患者的述说,即使其语速缓慢,也要耐心,使患者感到工作人员在关心和理解他(她);鼓励患者的情绪表达或疏泄其心理痛苦或逆境感受,分担患者的痛苦。护理人员可同患者共同回顾他的优点和成就,取代其负性思考;根据患者的兴趣爱好,鼓励其参加有益的活动,使其从负性情感中解脱出来,认识到自身存在的价值;对患者的进步及时表扬、鼓励。

4. 药物疗效的观察及护理 护士应告诉患者遵医嘱服药的重要性,确保患者每次药物全部服下,对发现有藏药、吐药意图的患者,应用合适的方法检查其口腔和药杯,服后注意观察其行为。

5. 健康教育 帮助患者及家属认识疾病的性质、症状,正确对待疾病;讲解药物治疗的重要性,一定在医生的指导下用药,不擅自增量或减药;讲解药物不良反应的表现及处理措施;教会患者及家属早期识别复发的前兆,及时就医;帮助患者正确评价自我、过去和未来,保持乐观的心情。

【护理评价】

(一) 躁狂发作的护理评价

1. 患者的基本生理需要,如饮食、睡眠、排泄和卫生等是否得到满足。

2. 患者是否发生了冲动、伤人、自伤、自杀等意外行为。

3. 患者躁狂情绪反应是否得到改善。

4. 患者是否可以正确认识疾病,是否了解疾病的相关知识,能否正确面对今后的生活、学习和工作。

5. 患者的人际交往方式、沟通交流能力是否得到改善。

（二）抑郁发作的护理评价

1. 患者的基本生理需要，如饮食、睡眠、排泄和卫生等是否得到满足。

2. 患者是否发生了自伤、自杀等意外行为。

3. 患者抑郁情绪反应是否得到改善。

4. 患者是否可以正确认识疾病，是否了解疾病的相关知识，能否正确面对今后的生活、学习和工作。

5. 患者的人际交往方式、沟通交流能力是否得到改善。

（罗劲梅）

思 与 练

一、单项选择题

1. 预计到 2020 年抑郁障碍的疾病负担将上升至
    A. 第 1 位　　　　　　　B. 第 2 位　　　　　　　C. 第 3 位
    D. 第 4 位　　　　　　　E. 第 5 位

2. 关于心境障碍的病因，**不正确**的是
    A. 抑郁发作患者中枢 NE 明显升高
    B. 躁狂发作患者中枢 NE 明显升高
    C. 心境障碍患者的生物学亲属的同病率为一般人群的 10~30 倍
    D. 抑郁发作前 92％有促发生活事件
    E. 5-HT 功能活动降低与抑郁发作患者的抑郁心境、活动减少等密切相关

3. 躁狂发作的典型"三高"症状是指
    A. 情感高涨、思维奔逸和注意增强　　　B. 情感高涨、思维化声和意志行为增强
    C. 情感高涨、思维奔逸和意志行为增强　　D. 情感暴发、思维奔逸和意志行为增强
    E. 情感低落、思维奔逸和意志行为增强

4. 躁狂发作患者最常见的睡眠情况是
    A. 睡眠多　　　　　　　B. 睡眠少　　　　　　　C. 入睡困难
    D. 维持睡眠困难　　　　E. 完全不能睡觉

5. 抑郁发作的核心症状是
    A. 情感低落、兴趣缺乏、乐趣丧失　　　B. 情感低落、记忆力减退、活动减少
    C. 情感低落、自我评价低、自杀行为　　D. 头脑迟钝、兴趣缺乏、入睡困难
    E. 情感低落、记忆力减退、自我评价低

6. 抑郁发作患者常见的睡眠特征为
    A. 睡眠浅　　　　　　　B. 夜间醒来　　　　　　C. 入睡困难
    D. 早醒　　　　　　　　E. 完全不能睡觉

7. 抑郁发作患者最常见的睡眠障碍是
    A. 睡眠过多　　　　　　B. 维持睡眠困难　　　　C. 入睡困难
    D. 早醒　　　　　　　　E. 完全不能睡觉

8. 关于心境障碍病程标准的描述，**错误**的是

A. 抑郁发作为至少 2 周   B. 躁狂发作为至少 2 周

C. 环性心境为至少 2 年   D. 恶劣心境为至少 2 年

E. 双相障碍患者至少有一次典型躁狂和抑郁发作病史

9. 躁狂发作患者的首选药物是

  A. 丁螺环酮   B. 利培酮   C. 帕罗西汀

  D. 氯硝西泮   E. 碳酸锂

10. 严重抑郁症自杀观念强烈者应首先考虑使用

  A. 阿米替林   B. 丙咪嗪   C. 多塞平

  D. 无抽搐电休克   E. 氟西汀

11. 对治疗抑郁发作公认有很好治疗效果的心理疗法是

  A. 生物反馈疗法   B. 家庭治疗   C. 森田疗法

  D. 认知疗法   E. 支持性心理治疗

12. 抑郁发作患者再次发作药物维持治疗时间一般在

  A. 半年～1 年   B. 1～2 年   C. 2～4 年

  D. 3～5 年   E. 5 年以上

13. 抑郁症首次发作后的几年内自杀率最高

  A. 1 年   B. 2 年   C. 3 年

  D. 4 年   E. 5 年

14. 护理抑郁性木僵患者时,应注意

  A. 安排在光线明亮的单人隔离室内   B. 安排在光线柔和的单人隔离室内

  C. 安排在光线明亮、色彩鲜艳的病室内   D. 患者拒食时强行喂食,保证营养

  E. 安排患者在大厅

(15～20 题共用题干)

患者男,32 岁,未婚。近半月来自觉聪明过人,能力非凡,精力旺盛,遇人打招呼,整天喜气洋洋。每天早起出门,很晚回家。交谈时,滔滔不绝,自觉思维加快,脑子里一个念头接一个念头出现,写文章一挥而就。好管闲事,做事虎头蛇尾,举止轻浮,不顾后果,情绪不稳,常为小事而勃然大怒。

15. 此患者在情感方面存在的症状是

  A. 情感暴发   B. 情感倒错   C. 情感高涨

  D. 情感低落   E. 情感不稳

16. 此患者在思维方面存在的症状是

  A. 思维迟缓   B. 思维奔逸   C. 思维化声

  D. 思维被洞悉   E. 强制性思维

17. 此患者在意志行为上存在的症状是

  A. 意向倒错   B. 意志活动减退   C. 意志活动增强

  D. 意志缺乏   E. 违拗

18. 此患者属于的心境障碍是

  A. 环性心境   B. 恶劣心境   C. 抑郁发作

  D. 躁狂发作   E. 双相障碍

19. 治疗此患者首选的药物是

  A. 卡马西平   B. 利培酮   C. 帕罗西汀

  D. 氯硝西泮   E. 丁螺环酮

20. 此患者首优的护理诊断是

A. 有冲动、暴力行为的危险　　B. 营养失调　　　　　　　　C. 睡眠型态紊乱

D. 思维过程障碍　　　　　　　E. 不合作

二、思考题

1. 简述心境障碍的概念。

2. 简述抑郁发作和躁狂发作的主要表现。

3. 简述抑郁发作的护理措施。

第十章

神经症性障碍患者的护理

学习目标

1. 掌握 神经症性障碍的临床表现及护理措施。
2. 熟悉 各种神经症性障碍的概念、护理评估、护理诊断。
3. 了解 神经症性障碍的病因。
4. 能运用护理程序为神经症性障碍患者实施整体护理。
5. 具有急性焦虑发作的急救能力。

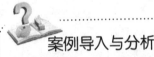

案例导入与分析

案 例

患者女,36岁,大专文化。发作性心慌、极度恐惧、濒死感8个月。1年前其父因突发心肌梗死亡故,8个月前患者在办公室加班,突感心慌、胸闷、出冷汗、憋气,极度恐慌,有濒死感。急诊入院,心电图显示"窦性心动过速",给予心得安、安定治疗。之后反复多次发作,频繁时每周发作3～4次,少则每月2～3次,持续20分钟左右,间歇期无明显不适,但由于担心发作,不能单独外出,总要有人陪伴,后发展至办公室无其他人时,即紧张害怕。体格检查:生命体征及神经系统检查无异常,各项化验结果阴性。排除心、脑的器质性疾病和其他躯体疾病。

请结合本节的学习,思考回答:

1. 本病例中患者属于什么情况?
2. 该患者存在的护理问题有哪些,应给予哪些护理措施?

神经症(neurosis),又称神经官能症或精神神经症(psychoneurosis),为一组轻型精神障碍的总称。主要表现为精神活动能力下降、烦恼、紧张、焦虑、恐惧、强迫或各种躯体不适等。1769年,英格兰医生 Cullen 提出了神经症的概念。200多年来,神经症的概念发生了很大变化,但神经症在理论上仍是目前精神医学界争论最多、分歧最大的一组疾病。根据国际疾病分类第 10 次修订（international classification of diseases，ICD-10）的有关标准，本章介绍的神经症包括焦虑症、恐惧症、强迫障碍、神经衰弱。各种类型的神经症具备以下共同特征：

1. 发病经常与心理社会因素有关　包括灾难性应激事件、持续的生活事件，如人际关系、婚姻关系紧张、长期而持续的工作压力、经济压力等。

2. 病前多具有一定的易感素质和人格基础　常见于情绪不稳定和性格内向者，具有严肃孤僻、多愁善感、悲观保守、焦虑不安等个性特征的人更容易罹患神经症。

3. 症状无可证实的器质性病变　神经症患者常表现出许多躯体症状，依目前的诊疗手段和技术，没有可证实的器质性病变作为其症状基础。

4. 临床表现多样，但无明显或持续的精神症状　患者一般无明显或持续的幻觉、妄想等症状。

5. 有自知力　患者对自己的疾病有相当的自知力，有主动求治要求。

6. 社会功能相对完好　行为一般保持在社会规范允许的范围内。

【病因】

神经症是精神科的常见病，多发病，其发病机制尚不清楚。一般认为，精神刺激常为诱因，起病与遗传因素、神经生化因素有关系。

1. 遗传因素　研究发现惊恐障碍的患者一级亲属中约有 15% 患有此类疾病，约为一般人群的 10 倍。女性惊恐障碍的患病率高于男性，可能与性别相关的遗传因素有关。一项女性双生子研究推测社交焦虑障碍（social anxiety disorder，SAD）的遗传度为 28%。强迫障碍患者的一级亲属有较高的患病率，比例为 5%～7%。

2. 神经生物学因素　研究发现，各类神经症患者出现相应症状时体内某些物质含量会有所改变。神经症发病与乳酸盐、去甲肾上腺素（NA）、5-羟色胺（5-HT）、血浆肾上腺素水平有关。

动物实验发现，电刺激脑干的蓝斑可以引起明显的恐惧和焦虑反应。磁共振（MRI）研究发现急性焦虑的患者颞叶尤其是海马存在结构上的改变，如当强迫症状加重时，双侧额叶眶区、前颞部、扣带回、豆状核、右尾状核活动加强。

3. 心理社会因素　19 世纪初，美国心理学家用条件反射理论来解释恐惧症的发生机制，广场恐惧常起源于自发的惊恐发作并与相应的环境偶联，逐渐产生期待性焦虑和回避行为；焦虑症是对某些环境刺激的恐惧而形成的一种条件反射；强迫障碍是一种对特定情境的习惯性反应，强迫行为和强迫动作被认为是减轻焦虑的手段。神经衰弱与神经系统功能过度紧张、长期心理冲突和精神创伤引起的负性情感体验、生活无规律、过分疲劳等，引起大脑皮层兴奋和抑制功能紊乱有关。

【临床表现】

（一）惊恐障碍

惊恐障碍（panic disorder，PD）：又称急性焦虑发作。占焦虑症的 41.3%，为临床常见神经症。起病常在青少年和 35～40 岁，最近也有儿童期发病的病例。症状突发突止，不可预测，患者常体验到将发生灾难性结局的恐怖，有濒死感。临床上常常被误诊为心脏病。

1. 惊恐发作　患者常在日常生活中无特殊的恐怖性处境时，突然感到一种突如其来莫名的惊恐体验。常伴濒死感或失控感，自觉濒临末日、即将死去，故痛苦万分，难以承受。同时伴心悸、胸闷或胸痛、过度换气或喉头梗塞感，有的伴有冷汗、头晕、震颤、面部潮红或苍白、手脚麻木、胃肠道不适等自主神经症状,患者会呼救、惊叫或逃离所处环境。可有现实解体、人格解体等痛苦体验。一般发作突然,10 分钟内达到高潮,历时 5～20 分钟,一般不超过 1 小时即可自行缓解,患者意识清晰,事后能够回忆。

2. 回避及求助行为 发作时极度的恐惧感使得患者做出各种求助行为,包括向周围人群和医疗机构求救。大约有 60% 的患者在发作间期因担心再次发作时无人在侧,或发作时被围观的尴尬,而采取明显的回避行为,如不去热闹的地方,不能独处,甚至不愿乘坐公共交通工具。

3. 预期焦虑(anticipatory anxiety) 大多数患者会一直担心是否会再次发作、再发作的时间、地点等,从而在发作间期表现紧张不安、担心害怕等明显的焦虑情绪。

惊恐发作部分病例会在几周内完全缓解,约半数患者伴有抑郁发作,约 7% 的患者有自杀未遂史,应引起重视。

(二) 恐惧症

恐惧症(phobias)又称恐惧性神经症,是以恐惧症状为主要临床相的一种神经症。患者对某种客观事物或情境产生强烈、不必要的恐惧、紧张,伴有回避行为。恐惧的对象可以是单一的或多种的,如动物、广场、登高或社交活动等。

1. 单一恐惧症(simple phobia) 又称特定恐惧症(specific phobia),指对某一特殊的情境、物体或活动,产生持续的、过度的、不合情理的恐怖。患者恐怖的对象可分为以下几类:①动物:猫、狗、老鼠、蛇或昆虫等,最常见;②自然环境:高度、黑暗、风、雷电、水等;③血液-注射-损伤:血液、外伤、注射或损伤性治疗手段等;④情景:交通工具、隧道、桥梁、电梯、封闭空间等。单纯恐惧症的症状恒定,多只限于某一特定对象,既不改变,也不泛化,以女性多见,如不加干预,可持续数十年。

2. 广场恐惧症(agoraphobia) 主要对特定的场所或环境产生恐惧,如车站、商场、剧院、幽暗封闭的场所等。患者既怕外出又怕独处,不敢到喧闹拥挤的地方,害怕乘坐公共交通工具,害怕到空旷的场所等。患者担心从这些场合脱离是困难的,令人尴尬或不可能的,为此产生极度焦虑、紧张不安,出现明显的头晕、心悸、胸闷、出汗等自主神经症状,发作时常伴有抑郁、强迫、人格解体或晕厥。有人陪伴时这些症状会减轻一些,是广场恐惧症的一大特点。严重者甚至常年在家闭门不出,显著影响其社会及家庭功能。

3. 社交恐惧症(social phobia) 又称 SAD,表现对社交场所和活动的恐惧,当处在公共场所或与人打交道时出现显著而持久的害怕,担心在他人面前出丑或遭遇尴尬,因而尽力回避。最常见的是害怕当众说话和操作性恐怖,如当众弹琴、表演、吃东西等。患者自觉脸红,不敢抬头与人对视,自感局促不安,想借机逃跑。严重者可发展至惊恐发作,回避社交往往十分明显,极端的情况下可引起完全的社会隔离。

(三) 广泛性焦虑障碍

广泛性焦虑障碍(generalized anxiety disorder,GAD)是焦虑障碍最常见的表现形式,终身患病率约为 4.1%～6.6%,可见于任何年龄段,以 45～55 岁最多见。常缓慢起病,其主要临床特点是经常或持续存在的、无明确对象或固定内容的焦虑不安,包括紧张、害怕、过分担心等。这些表现与现实环境很不相称,患者常知道是自己过分忧虑,但仍然感到十分痛苦难受且无法摆脱,这种心情几乎占据了个体的整个思维活动,伴有自主神经功能紊乱症状,临床上根据不同的症状概括如下:

1. 精神性焦虑 主要是对未来几乎不可能发生的事件,表现出过度担心和害怕。患者自己根本不知道担心或害怕什么,整日忧心忡忡、心烦意乱、坐卧不安,总担心会有不好的事情发生,这种担心既没有明确的对象和内容,也与患者的现实情况不符合,称自由浮动性焦虑(free-floating anxiety)。例如经常担心小孩放学会发生车祸,亲人外出会遇上强盗或骗子,甚至小孩哭泣时担心会窒息等。这种焦虑的程度及持续的时间与现时的情况严重不符。患者因此注意力难以集中,记忆力下降,心情急躁,易激惹或情感脆弱,工作和学习效率明显降低。

2. 躯体性焦虑　患者小动作增多、不能静坐、搓手顿足,或者自感战栗。表情紧张、眉头紧锁、姿势僵硬、肌肉紧张或抽搐。注意力难以集中、对外界刺激敏感、易受惊吓、易激惹。

3. 自主神经功能紊乱　患者常有自主神经功能亢进,如面部发红、心悸、气促、多汗、口干、腹部不适、恶心、腹泻、尿频、尿急等,病程较长的患者可出现性冷淡、月经不调、阳痿早泄。这些躯体不适有时会反过来加重患者的焦虑,有些患者因为这些问题到综合医院就诊,或就诊时过于强调躯体不适,而不主动叙述自身的焦虑情绪,应予以注意。

4. 其他　常伴有睡眠障碍、入睡困难,甚至出现夜惊、梦魇。可合并抑郁、强迫、疲劳、恐惧、惊恐发作及人格解体等症状。

(四)强迫障碍

强迫障碍(obsessive-compulsive disorder)又称强迫性神经症(obsessive-compulsive neurosis),是一种以强迫观念、强迫冲动或强迫行为等症状为主要表现的神经症。其特点是有意识的自我强迫和反强迫并存。患者意识清晰,深知这些强迫症状不合理、不必要,但却无法控制,因而焦虑或痛苦。反复出现的强迫观念是强迫障碍的基本特征。

1. 强迫观念

(1)强迫性联想:反复联想一系列不幸事件可能会发生,虽明知不可能,却不能克制,常易激起情绪紧张和恐惧。或见到一个字或一句话,或脑海出现一个观念,就不由自主地想到另一个字句或观念,如想起生病,就会马上联想到细菌等。如联想的字句或观念与原来意义相反称强迫性对立思维,如想起漂亮,立即联想到丑陋。

(2)强迫性回忆:表现为反复而持久地回忆所经历的事件,无法摆脱。

(3)强迫性怀疑:对自己言行的正确性产生不必要的怀疑,而反复核实。如出门后怀疑门窗是否关好,水龙头是否关好,反复检查多遍仍放心不下等。

(4)强迫性穷思竭虑:对自然现象或日常生活中的事件反复思考、刨根问底,明知毫无意义,无法克制,如患者反复思考"水为什么是由氢氧两种元素组成?""眉毛为什么长在眼睛的上面而不是在下面",欲罢不能,痛苦万分。

(5)强迫思维:以刻板形式反复进入患者头脑中的观念、表象或思维,内容常为暴力、猥亵或毫无意义可言,患者无法控制,十分痛苦。

(6)强迫意向:指在某种场合下,患者头脑中出现的一种强烈的内在冲动,要去做某种违背自己意愿的事情,一般不会付诸行动,但这种冲动反复出现,无法摆脱。如某患者一站到高处就想跳下去的冲动。

2. 强迫动作或行为

(1)强迫检查:为强迫症状最常见的症状之一。为减轻强迫性怀疑引起的焦虑不安,而采取的行为,如睡前反复检查门是否锁好。

(2)强迫询问:为缓解穷思竭虑或消除疑惑,患者不断要求他人做出解释或保证。有的患者可表现为在心里自问自答,反复进行,以增强自信心。

（3）强迫洗涤：为消除担心和怀疑，反复洗涤，有时与其同住的人也被要求反复清洗，如反复洗手、洗澡、洗衣物等。

（4）强迫性仪式动作：患者重复表现某些动作，他人看来不合理或荒谬可笑。但却可以减轻或防止强迫观念引起的紧张不安，如出门时要先向前走两步再后退一步才敢出门，否则就会紧张、焦虑。

（5）强迫计数：也属于仪式动作，如进入某建筑物前必先数清其窗户的数量。

3. 回避行为　回避行为是强迫障碍最突出的症状。患者回避触发强迫观念和行为的各种情景，特别是在疾病严重时回避可能成为最突出的症状。强迫思维和强迫动作常继发焦虑，严重者出现抑郁。

（五）神经衰弱

神经衰弱（neurasthenia）是以精神易兴奋易疲乏为特征，伴有紧张、烦恼、易激惹等情感症状，肌肉紧张性疼痛和睡眠障碍等生理功能紊乱的一组神经症性障碍。多缓慢起病，发病前存在持久的情绪紧张和精神压力。

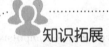

知识拓展

"神经衰弱"这一概念的历史演变

1769年美国医生G.Meclnll首先提出了神经衰弱这一名称，称神经衰弱是神经力量的衰弱和耗损，这一提法很快被医学界广泛接受。1952年DSM-Ⅰ诊断标准中，把神经衰弱划入其他单元内。1968年，DSM-Ⅱ又恢复了这一诊断名词。1979年再次修订的DSM-Ⅲ中，"神经衰弱"这一诊断名词又被去消了。然而，在临床上确实存在着这样一组患者。我国精神病学家基于对历史与现实的尊重，在CCMD中保留了神经衰弱这一诊断，并制定了规范化的诊断标准。ICD-10也保留了这一诊断名称。

1. 脑功能衰弱症状

（1）精神易兴奋：表现为易兴奋、易激动，不能忍受通常的声、光刺激，易烦恼或发脾气；周围一些小的无关刺激也能引起患者较为强烈或较为持久的反应，常使患者的注意力涣散，不由自主的联想与回忆增多。有些患者可表现感觉过敏，即对机体内外的刺激信号均较为敏感，如胃肠蠕动、心脏跳动等。但这类症状一般都没有严重到影响社会生活的程度。

（2）脑力易疲劳：易疲劳是神经衰弱的核心症状。由于患者的非指向性思考长期处于活跃状态，脑力容易出现疲劳。表现为精神萎靡、困倦思睡、头脑昏沉、思维不清晰、记忆力差、注意力不易持久集中、工作效率下降、疲乏无力等症状，即使充分休息或消遣娱乐，仍感疲劳。

2. 躯体症状　睡眠障碍是神经衰弱最常见的主诉，以入睡困难和易醒为多。表现为白天困倦欲睡，夜间入睡困难、多梦、易惊醒。易伴有耳鸣、心慌、胸闷、消化不良、多汗、尿频、性功能障碍、月经不调等症状。

3. 情绪症状　患者常因上述症状迁延不愈而继发性焦虑，甚至产生继发的疑病或抑郁症状。患者易烦恼，常具有弥散性敌意，"事事不顺心，人人不顺眼"。易愤慨、伤感、后悔、易感到委屈，情绪易激动、紧张，"脑子里像有一根常绷不懈的弦"，少有平和、平静之心。

【治疗原则】

治疗神经症的方法是心理治疗与药物治疗联合应用,一般以心理治疗为主,辅以药物、物理或其他治疗方法。

(一)心理治疗

1. 解释性心理治疗 将神经症的相关知识向患者进行宣教,让患者清楚地了解神经症的实质为功能性疾病而非器质性疾病。并给予适当的保证,有利于减轻患者心理压力,更好地配合治疗。

2. 支持性心理治疗 通过指导、劝解、疏导、鼓励、安慰、保证,让患者知道自己不是孤立无援,从而树立起战胜疾病的勇气和信心,从超负荷的心理压力中解脱出来,恢复心理的平衡,最终治愈各种症状。

3. 认知疗法 矫正患者对疾病性质的扭曲的认知,或改变各种不正确的看法,从而改善或消除适应不良的情绪和行为,达到治疗目的,适用于焦虑症、恐惧症、强迫障碍、神经衰弱等。

4. 行为疗法 通过条件反射或学习以及适当的奖励和处罚,运用行为方法和技巧,改善异常的行为。行为的改变也会带来信念和情感的相应改变。治疗神经症常用系统脱敏疗法、冲击疗法(也称满灌疗法)、放松疗法、生物反馈疗法、森田疗法等。

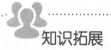 知识拓展

什么是森田疗法?

森田疗法(Morita therapy)是20世纪20年代前后由日本精神病学家森田正马(Morita Shoma)博士在总结国内外心理治疗方法和自己10多年临床治疗经验基础上创立的一种心理治疗方法,是一种具有独特哲学色彩和人生理论的日本认知行为疗法。

森田疗法的着眼点在于陶冶疑病素质,打破精神交互作用,消除思想矛盾。其治疗遵循"顺其自然、为所当为"的原则,对强迫障碍、焦虑症、神经衰弱等有较好疗效。森田疗法自创立以来,以其对神经症治疗所取得的满意的临床疗效而引起学术界广泛的关注和重视,并获得了高度的评价。

(二)药物治疗

药物治疗能有效控制神经症的症状,常用的药物有抗焦虑药、抗抑郁药以及促大脑代谢药等。

1. 抗焦虑药 常用苯二氮䓬类,治疗时一般从小剂量开始,逐渐加大到最佳有效治疗量。用于治疗焦虑症、恐惧症、神经衰弱和其他伴有焦虑症状的神经症。新型抗焦虑药物丁螺环酮常用于广泛性焦虑症。亦可选用具有抗抑郁和抗焦虑双重作用的抗抑郁药。

2. 抗抑郁药 首选三环类抗抑郁药中的氯米帕明(氯丙咪嗪),特别是对伴有抑郁症状的神经症效果更佳。多塞平、阿米替林等也有一定疗效。此外,单胺氧化酶抑制剂对社交恐惧症有效。选择性5-HT再摄取抑制剂帕罗西汀、氟西汀等对恐惧症、强迫障碍有较好疗效,且副作用较少。

3. β-受体阻滞剂　常用普萘洛尔(心得安),可减轻焦虑症患者自主神经症状。

【护理评估】

1. 健康史　评估患者的现病史,包括发病有无心理社会方面的诱因,主要症状及伴随症状,诊疗情况,治疗护理经过及效果,对生活、工作、学习的影响;评估患者个人史、家族史、既往疾病史;患者的常规化验以及特殊检查结果。

2. 生理状况　评估患者的生命体征是否正常、有无入睡困难、多梦、早醒等现象,评估营养、进食状况与病前相比有何差异,排泄状况、面色、皮肤弹性如何,入院方式,认真评估患者的多种躯体不适,鉴别其性质是器质性的还是心因性的,以便做出正确处理。

3. 心理社会状况　评估患者的思维有无改变、注意力及记忆力的变化;有无情绪不稳定、易激惹、焦虑、恐惧、抑郁等。与周围环境接触情况,对周围的事物是否关心,人际交往能力有否受损,主动接触及被动接触状况,合作状况。评估患者病前性格特征和对应激的心理应对方式;评估患者家庭经济状况、成年后的行为模式,婚姻状况、子女、生活及工作学习环境等情况,患者的社会支持系统。

【常用护理诊断/问题】

1. 有自伤、自杀的危险　与病情迁延、反复发作,极度焦虑、恐惧有关。

2. 焦虑　与病情反复发作或担心病情反复发作有关。

3. 睡眠型态紊乱　与自主神经功能以及交感神经功能亢进有关。

4. 恐惧　与患者对健康的威胁或担心有关。

5. 知识缺乏　与患者及家属缺乏疾病的相关知识有关。

【护理目标】

1. 患者能控制不良情绪和行为,减轻不适感觉。

2. 患者能宣泄自己的情绪,紧张、焦虑、抑郁等负性情绪减轻或消失。

3. 睡眠改善,躯体的不适感减轻或消失。

4. 患者恐惧感减轻或消失,舒适感增加。

5. 患者能够运用有效的心理防御机制及应对技巧,提高处理压力与冲突的能力,患者社会功能基本恢复正常。

【护理措施】

(一) 一般护理

1. 生理功能方面　神经症患者常伴睡眠障碍与躯体不适或疼痛。睡眠障碍的护理包括创造良好的睡眠环境、安排合理的作息时间、养成良好的睡眠习惯等。教会患者促进入睡的方法,如用温水泡脚、依次计数等。鼓励患者进食,帮助选择易消化、富营养和色香味俱全的食物。耐心协助因躯体不适、负性情绪而忽视个人卫生的患者做好个人卫生。

2. 安全护理　提供安全舒适的生活环境,减少外界刺激,避免环境中的危险品,尽量做到有人陪护,防患于未然。严加防范患者可能发生的自杀、自伤及冲动、伤人毁物等行为,做到早发现、早预防。

(二) 心理护理

1. 建立良好的护患关系,鼓励患者主动表达自己的情绪和不愉快的感受,减轻患者的内心痛苦,协助其识别和接受负性情绪及相关行为,与患者交流时,尊重患者,字句要简明,速度适当放慢。

2. 多与患者沟通交流,沟通和交流中共同找出患者对生活事件的不良认知,改变其歪曲、不合理的、消极的思想。通过有效地调整,使适应不良行为和情感障碍逐渐得到纠正。

3. 与患者共同探讨与疾病有关的应激源及应对方法,提供环境和机会让患者学习和训练新的应对技巧,循序渐进地帮助患者认识过去经常或习惯应用的缓解应激源的方法,并鼓励患者学习新的应对方法。鼓励患者敢于面对疾病的表现,提供可能解决问题的方案,并鼓励和督促实施。

4. 协助患者获得社会支持,帮助患者认清现有的人际资源,使患者的情绪需求获得更多的满足,防止或减少患者使用身体症状来表达情绪的倾向。协助患者及家庭维持正常的角色行为,争取家庭和社会对患者的理解和支持。

(三) 对症护理

1. **焦虑发作的护理**　与患者建立信任关系,注意辨别焦虑行为及程度,以温和宁静的态度面对患者,当患者有反应时及时予以支持和鼓励。帮助患者识别自己的焦虑情绪,再逐步引导其接受自己的负性情绪,共同来寻找出负性情感发生前有关的事件,进一步探讨其应激源和诱因。指导患者掌握放松技巧,如静坐、慢跑、冥想法及肌肉放松法等。鼓励患者参加活动,分散注意力。

2. **强迫障碍发作的护理**　建立良好的护患关系,注意观察患者症状,帮助患者接受强迫症状,放松心情;出现强迫动作时,护士可以用言语或行为转移其注意力,帮助患者减少强迫动作的时间和次数,缓解症状。

3. **惊恐发作的护理**　惊恐发作时,立即让患者脱离应激源或改换环境,护士应须镇静、冷静,以免影响患者情绪。安排专人护理,陪伴患者,注意态度和蔼,耐心倾听患者主诉,适当安抚,对患者当前的应对机制表示理解。鼓励患者以可接受的方式表达焦虑、激动,允许自我发泄。

4. **神经衰弱的护理**　帮助患者缓解长期的精神压力,教会患者放松技术,如听轻音乐、静坐、气功、慢跑、打太极拳、利用生物反馈等进行放松训练。

(四) 用药护理

遵照医嘱给予相应的治疗药物,注意观察药物的不良反应,严重的强迫行为可用少量的抗精神病药。应用苯二氮䓬类药物时,应尽可能少量短时间用药,以免产生依赖性。督促患者完成药物治疗计划,注意观察药物疗效和不良反应。

(五) 健康教育

1. 指导患者认识个体特点与疾病的关系,使患者对神经症发作能正确应对,帮助患者挖掘自身性格上的缺点及与疾病的关系,纠正错误观念,减少不良因素的刺激,控制疾病发生。

2. 宣传疾病知识,提高公众及患者家属对神经症的认识,使其理解患者的痛苦和困境,积极配合对患者的治疗和护理,帮助患者合理安排生活、工作,教会家属帮助患者恢复社会功能,以积极向上的态度面对疾病,防止患者神经症复发。

【护理评价】

患者症状是否减轻或好转,不良的心理应对方式是否得到矫正,是否消除了心理应激的影响,减轻不适的感觉,是否正确认识疾病,采取合适的处理措施和行为,是否与他人建立良好的人际关系,是否提高了社会适应能力等。

(徐志芳)

思与练

一、单项选择题

1. 患者表现为顾虑重重,紧张恐惧,以至于搓手顿足,似有大难临头,惶惶不可终日,伴有心悸、出汗、手抖、尿频等自主神经功能紊乱症状。此症状是

　　A. 情感高涨　　　　　　　　B. 恐惧　　　　　　　　　　C. 焦虑

　　D. 木僵　　　　　　　　　　E. 意志增强

2. 惊恐发作的患者通常起病急,终止迅速,一般历时

　　A. 半分钟　　　　　　　　　B. 1分钟　　　　　　　　　C. 5～20分钟

　　D. 1～2小时　　　　　　　　E. 24小时内

3. 某患者整天都在想:"鸡生蛋还是蛋生鸡?",明知没有必要,但无法摆脱。此症状可能属于

　　A. 病理性赘述　　　　　　　B. 重复性语言　　　　　　　C. 强迫观念

　　D. 象征性思维　　　　　　　E. 逻辑倒错性思维

4. 关于强迫障碍的描述,**不正确**的是

　　A. 患者意识清晰　　　　　　　　　　　　B. 明知强迫内容没必要、无意义,但不能控制

　　C. 患者自知力良好　　　　　　　　　　　D. 起病与患者的个性密切相关

　　E. 患者通常不愿意就医

5. 关于神经症的护理措施,**不正确**的是

　　A. 躯体疼痛者也应注意心理功能的护理,建立良好习惯

　　B. 鼓励患者表达自己的情绪和不愉快的感受

　　C. 帮助患者识别和接受负性情绪及相关行为

　　D. 家庭是造成或加重压力的根源,护理人员可取代家庭改变其社会支持系统

　　E. 对于患者的每一个进步都应及时的称赞,让其感受到他是随时被关注的

6. 强迫障碍是指

　　A. 患者明知某些观念不合理,但经常出现,无法控制,十分苦恼

　　B. 患者明知某些意向不合理,但经常出现,无法控制,十分苦恼

　　C. 患者明知某些行为不合理,但经常出现,无法控制,十分苦恼

　　D. A+B+C

　　E. 对某些对象恐惧,明知不对无法控制而逃避

7. 关于强迫障碍的基本症状,**不正确**的是

　　A. 强迫观念　　　　　　　B. 强迫行为　　　　　　　　C. 强迫意向

　　D. 强迫动作　　　　　　　E. 强迫妄想

8. 关于强迫障碍的治疗,**不恰当**的是

　　A. 行为治疗　　　　　　　B. 认知治疗　　　　　　　　C. 精神分析治疗

　　D. 外科治疗　　　　　　　E. 抗抑郁药物治疗

9. 最常用于治疗焦虑障碍的药物

　　A. 地西泮　　　　　　　　B. 氯丙嗪　　　　　　　　　C. 多塞平

　　D. 阿米替林　　　　　　　E. 奋乃静

10. 关于惊恐障碍的叙述,**不正确**的是

　　A. 通常起病急骤,终止迅速　　　　　　　B. 每次一般历时5～20分钟,很少超过1小时

　　C. 可表现为回避及求助行为　　　　　　　D. 症状不是继发于其他躯体或精神疾病

　　E. 无预期性焦虑

11. 患者对特定的场所或环境产生恐惧,既怕外出又怕独处,属于

  A. 广场恐惧症   B. 社交恐惧症   C. 单一恐惧症

  D. 强迫性恐惧症   E. 以上均不对

12. 强迫障碍与恐惧症的区别在于

  A. 表现焦虑反应   B. 明知不对难以控制   C. 是否回避

  D. 有无精神因素   E. 有无自主神经障碍症状

13. 某神经症患者在看见或听到"和平"两字时,马上想起"战争"两字;看见或听到"安全"两字时,便想到"危险"两字,此症状称之为

  A. 强迫性穷思竭虑   B. 强迫性对立思维   C. 牵连观念

  D. 强迫回忆   E. 强迫询问

14. 关于神经衰弱的疲劳症状,**不正确**的是

  A. 疲劳常伴有不良的心境,如烦恼、紧张、压抑感等

  B. 易疲劳不是神经衰弱的核心症状

  C. 疲劳常有情境性

  D. 疲劳常有弥散性

  E. 以精神疲劳为主,可不伴有躯体上的疲劳

15. 焦虑必然伴有的症状是

  A. 自主神经反应   B. 肌肉紧张   C. 哭泣

  D. 妄想   E. 自杀观念

16. **不属于**神经症共同特征的是

  A. 发病经常与患者的心理社会因素有关

  B. 病前多具有一定的易感素质和人格基础

  C. 没有可证实的器质性病变作为其症状基础

  D. 社会功能相对完好

  E. 行为超出社会规范允许的范围

17. **不属于**惊恐障碍临床表现的是

  A. 惊恐发作   B. 求助行为   C. 回避行为

  D. 预期焦虑   E. 强迫障碍

18. **不属于**恐惧症的是

  A. 单一恐惧症   B. 特定恐惧症   C. 广场恐惧症

  D. 惊恐发作   E. 社交恐惧症

19. 焦虑障碍最常见的表现形式是

  A. 广泛性焦虑障碍 B. 精神性焦虑   C. 躯体性焦虑

  D. 自主神经功能紊乱 E. 人格解体

20. 某些观念、表象或思维以刻板形式反复进入患者头脑中,患者无法控制,属于

  A. 强迫性观念   B. 强迫性思维   C. 强迫性回忆

  D. 强迫性怀疑   E. 强迫性意向

21. 为缓解穷思竭虑或消除疑惑,患者不断要求他人做出解释或保证,属于

  A. 强迫性检查   B. 强迫性思维   C. 强迫性询问

  D. 强迫性怀疑   E. 强迫性意向

22. **不属于**神经衰弱常见症状的是

  A. 精神易兴奋   B. 脑力易疲劳   C. 躯体症状

  D. 情绪症状   E. 强迫症状

23. 通过条件反射或学习以及适当的奖励和处罚,运用行为方法和技巧,改善异常行为的治疗方法为
    A. 森田疗法　　　　　B. 解释性心理治疗　　　　　C. 支持性心理治疗
    D. 认知疗法　　　　　E. 行为疗法
24. 神经症患者应用抗抑郁药时,一般首选
    A. 氯米帕明　　　　　B. 多塞平　　　　　C. 阿米替林
    D. 帕罗西汀　　　　　E. 氟西汀
25. **不属于**神经症患者的护理诊断或护理问题的是
    A. 潜在的或现存的自杀、自伤行为　　　　　B. 焦虑
    C. 自我形象紊乱　　　　　D. 睡眠型态紊乱
    E. 知识缺乏

二、思考题

1. 焦虑症的常见类型及临床表现是什么?
2. 强迫障碍临床主要表现为哪些形式?
3. 简述神经症性障碍的心理护理措施。

第十一章

躯体形式障碍及分离(转换)性障碍患者的护理

学习目标

1. 掌握 躯体形式障碍和分离(转换)性障碍的临床表现及护理措施。
2. 熟悉 躯体形式障碍和分离(转换)性障碍的概念,护理评估,护理诊断。
3. 了解 躯体形式障碍和分离(转换)性障碍的病因。
4. 学会运用护理程序为躯体形式障碍及分离(转换)性障碍患者实施整体护理。
5. 具有分离(转换)性障碍发作的急救能力。

第一节 躯体形式障碍患者的护理

案例导入与分析

案 例

患者女,32岁。3年前行输卵管结扎术,手术中听到医生说了一句已"夹断"了。虽手术顺利,但术后患者感下肢麻木,不能动弹。出院回家后卧床数周,患者仔细回忆,记得手术中医生说了一句被"夹断"了。日后自觉左腿仍然沉重,右腿始恢复。经当地医院针灸、理疗,半年后可下地扶杖行走,右腿基本如常。后来某日听其他人说:"半年不走,好腿也会瘫",遂行走日感吃力,最终双腿不能动弹,卧床至今。经检查双下肢肌肉轻度萎缩,左侧较明显。其他未见异常。

请结合本节的学习,思考回答:

1. 本病例中患者属于什么情况?
2. 该患者存在的护理问题有哪些,应给予什么护理措施?

躯体形式障碍(somatoform disorder)是以持久的担心或相信躯体症状的优势观念为特征的精神障碍。此类患者常以躯体不适为主诉而就医,各种医学检查未发现异常。反复解释仍不能打消其疑虑。经常伴有焦虑或抑郁情绪。尽管症状的发生和持续与不愉快的生活事件、困难或冲突密切有关,但患者常否认心理因素的存在。

【病因】

病因尚不明确,目前研究结果显示躯体形式障碍的病因是多因素的,包括:

1. 心理社会因素　患者多具有"神经质"的个性,其特点为敏感、多疑、固执,过度关注躯体不适的症状和自身的健康状况。幼时受到父母过度照顾,儿童期患病经历、创伤、长期与慢性疾病患者共同生活、生活中存在现实冲突等可能是一个易患因素。继发性获益可能是另一个重要因素,这类躯体症状可以在潜意识中为患者变相发泄、缓解情绪冲突,也可因病而回避社会责任,寻求别人的注意和同情,并获得更多地关心、保护和照顾。躯体化成为患者对待心理社会各方面困境的一种方式。

2. 生物学因素　躯体形式障碍可有家族聚集性。其家族聚集性可以受到遗传、环境因素或两者共同的影响。

【临床表现】

1. 躯体化障碍　躯体化障碍(somatization disorder)又称 Briquet 综合征。临床表现为多种多样、反复出现、时常变化、查无实据的躯体主诉至少 2 年,未发现任何恰当的躯体疾病来解释其症状;常见的症状有胃肠道不适、异常的皮肤感觉、呼吸、循环系统症状、性及月经方面的症状;通常存在明显的抑郁和焦虑;拒绝多名医生关于其症状没有躯体疾病解释的忠告与保证,不遵医嘱;注意集中与症状本身及其影响,过度使用消除症状药物,部分患者可能出现药物依赖或滥用;症状及其所致行为造成一定程度的社会和家庭功能损害。常伴有社会、人际及家庭行为方面的严重障碍。

2. 未分化躯体形式障碍　未分化躯体形式障碍(undifferentiated somatoform disorder)是指患者常诉述一种或多种躯体症状,症状具有多变性,其临床表现类似躯体化障碍,但构成躯体化障碍的典型性不够,其症状涉及的部位不如躯体化障碍广泛和丰富,或者完全不伴发社会和家庭功能的损害。

3. 疑病障碍　疑病障碍(hypochondriasis)的特征是患者存在先占观念,坚持认为自己可能患有一种或多种严重进行性的躯体疾病,正常的感觉被患者视为异常,患者很苦恼;患者把注意力集中在身体的一个或两个器官或系统,患者对患病的坚信程度以及对症状的侧重,在每次就诊时通常有所不同,常伴有明显的抑郁和焦虑;患者总是拒绝接受多位不同医生关于其症状并无躯体疾病的忠告和保证,并频繁更换医生寻求保证;害怕药物治疗。对身体畸形(虽然根据不足甚至毫无根据)的疑虑或先占观念(又称躯体变形障碍)也属于本症。

4. 躯体形式的自主神经功能紊乱　躯体形式的自主神经功能紊乱(somatoform autonomic dysfunction)的特征为患者有明确的自主神经兴奋的症状(如心悸、出汗、颤抖、脸红等),这些症状令人烦恼;常有部位不定的疼痛、烧灼感、沉重感、紧束感、肿胀感;患者坚持认为这些症状出现是因为某一特定的器官或系统患了严重的疾病,并由此而感到痛苦;但这些器官的结构和功能并无明显紊乱的证据,医生的反复保证和解释无济于事。

5. 躯体形式的疼痛障碍　躯体形式的疼痛障碍(somatoform pain disorder)又称心因性疼痛,不能用生理过程或躯体障碍予以合理解释的、持续而严重的疼痛,女性多见。常见的部位是头痛、非典型面部痛、腰背痛和慢性盆腔痛,疼痛可位于体表、深部组织或内脏器官,性质可为钝痛、胀痛、酸痛或锐痛。疼痛的发生与情绪冲突或心理社会问题有关;经检查不能发现疼痛部位有相应的器质性变化。

6. 其他躯体形式障碍　患者主诉身体特定部位,如局部的肿胀感、皮肤蚁行感、麻刺感或麻木感,心因性斜颈、心因性瘙痒、心因性痛经等也属于此类疾病。

【治疗原则】

1. 药物治疗　对伴有抑郁和焦虑的患者可选用抗焦虑药物及三环类、SSRI、SNRI 等抗抑郁药物治疗,对有偏执倾向的患者可使用小剂量非经典抗精神病药治疗。

2. 心理治疗　目前常用的心理治疗有认知疗法、认知行为治疗、精神分析、森田疗法等。

【护理评估】

1. 健康史　患者的家族史、既往疾病史;治疗效果、评估患者以往用药情况、有无药物不良反应等;患者的常规化验以及特殊检查结果。

2. 身心状况　评估患者是否有躯体形式障碍的表现。是否有感觉异常、皮肤不适等;患者所疑患何种疾病,患病感觉及开始时间;患者行为有无异常,是否四处求医,有否服药。

【常用护理诊断 / 问题】

1. 焦虑　与症状反复出现有关。

2. 舒适度减弱　与疑病性神经症状有关。

3. 社会交往障碍　与经常发病、自卑和无望有关。

【护理目标】

1. 患者症状减轻或消失,焦虑减轻,舒适感增加。

2. 患者对自身的疾病表现有较客观正确的认识,能正确认识心理因素和社会因素与疾病的关系。

3. 患者的社会功能基本恢复正常。

【护理措施】

1. 一般护理　为患者提供基础护理,保证患者饮食、睡眠、排泄等生理需要的满足。对主诉躯体不适的患者,注意区别是心因性还是器质性,对于后者及时向医生反馈,遵医嘱给予相应处理。加强患者的安全护理,密切观察,防止出现自杀自伤行为。

2. 心理护理

(1)建立良好的护患关系:从护患关系建立开始时,以耐心、同情、接纳的态度对待患者的痛苦和诉述,对他们躯体体验的真实性给予理解。不否定患者的体验是建立良好护患关系的重要基础。护士应以一种接受的态度倾听,避免过度的照顾,并选择适当的机会,结合检查的正常结果,使患者相信其障碍并非器质性病变所致。

(2)尽早引入心理社会因素致病的话题:应尽可能早地选择适当的时机向患者提出心理社会因素与躯体疾病关系问题的讨论。鼓励患者把他们的疾病看成是涉及躯体、心理和社会因素的疾病。改变其错误观念,解除或减轻精神因素的影响,使患者对自己的身体情况与健康状态有一个相对正确的评估,逐渐建立对躯体不适的合理性解释。

(3)协助患者获得家庭的理解和可及的社会支持,鼓励患者努力调节自己,改善人际关系,增强社会及家庭适应能力。

3. 治疗的护理　避免承诺安排过多的检查,以免强化患者的疾病行为。提供必要的检查但不能太频繁,可减轻患者的焦虑。帮助患者学会心理治疗方法。遵医嘱给药,向患者解释药物的作用,注意观察药物治疗作用与不良反应。

4. 健康教育　根据患者特征,进行个体化的健康教育,并根据患者的知识领域而逐渐给更多的信息。由于家庭成员可能强化患者的疾病行为,因此对家庭成员进行相关疾病知识的教育。

【护理评价】

患者症状是否减轻或消失,有无焦虑等不良情绪,舒适感是否增加。对自身的疾病表现能否有较客观正确的认识,能否正确认识心理因素和社会因素与疾病的关系。患者的社会功能是否得到提高。

第二节　分离(转换)性障碍患者的护理

分离(转换)性障碍[dissociative(conversion)disorders],以往称癔症、歇斯底里,是一种以解离症状和转换症状为主的精神症状。疾病的共同特点是部分或完全丧失了对过去的记忆、身份意识、躯体感觉以及运动控制四个方面的正常整合。

【病因】

1. 心理因素　对应激性事件的经历和反应是引发本病的重要因素,如经历战争,遭遇对个体有重大意义的生活事件等。幼年期的创伤性经历,如遭受精神、躯体或性的虐待,可能是成年后发病的重要原因。在人格方面有暗示性、情感性、自我中心性、表演性、幻想性特征的个体,为发病的重要人格基础。

2. 社会文化因素　社会文化及其变迁对该病的患病率和症状的表现形式有较大的影响。如现代化程度越高,以兴奋为主要表现者就少见,而以躯体症状表现者就多见。一些特殊的表现形式仅仅在特殊的文化环境中才能见到。

【临床表现】

(一)分离(转换)性障碍

共同特点是部分或全部丧失了对过去的记忆或身份,或出现具有发泄特点的情感暴发。可以有遗忘、漫游、人格改变等表现,症状可具有发作性。

1. 分离性遗忘　突然出现的不能回忆自己重要的事情(如姓名、职业、家庭等),遗忘可以是部分性和选择性,一般都是围绕创伤性事件,如意外事故或亲人意外亡故。遗忘的程度和完全性每天有所不同,不同检查者所见也不同。但总有一个固定的核心内容在醒觉状态下始终不能回忆。遗忘不是器质性原因所致。

2. 分离性漫游　表现为患者突然从家中或工作场所出走,往往是离开一个不能耐受的环境,到外地旅行,旅行地点可能是以往熟悉或有情感意义的地方。此时患者意识范围缩小,但日常的基本生活能力和简单的社交接触依然保持,历时可为几十分钟到几天,清醒之后对病中经过不能完全回忆。

3. 分离性木僵　常在精神创伤之后或被创伤体验所触发,出现精神活动的全面抑制,表现为相当长时间维持固定的姿势,完全或几乎没有言语及自发有目的的运动,行为符合木僵的标准,检查找不到躯体疾病的证据,一般数十分钟可自行醒转。

4. 出神与附体　表现为暂时性地同时丧失个人身份感和对周围环境的完全意识,对过程有全部或部分遗忘。在某些病例,患者的举动就像是已被另一种人格、精灵、神或"力量"所代替,此时患者的注意和意识仅限于或集中于密切接触的环境的一两个侧面,常有局限且重复的一系列运动、姿势、发声。此出神状态是指不由自主、非人所愿的。处于出神状态的人,如果其身份为神灵、鬼、他人或已死去的人所替代,声称自己是某神或已死去的某人在说话,则称附体状态。出神和附体是不随意的,非己所欲的病理过程。

5. 分离性运动和感觉障碍　临床表现复杂多样,主要为运动和感觉功能障碍,体格检查、神经系统检查和实验室检查都不能发现其内脏器官和神经系统有相应的器质性损害,其症状和体征不符合神经系统解剖生理特征。常见的类型有分离性运动障碍、分离性抽搐、分离性感觉障碍。

(1)分离性运动障碍:可表现为肢体瘫痪,肢体震颤、抽动和肌阵挛,起立不能、不行不能、失声症。肢体瘫痪可为单瘫、截瘫或偏瘫,伴有肌张力增强或弛缓。肢体震颤表现为肢体粗大颤动,或不规则抽动。有的患者不能站立,不能起步行走,或行走时双足并拢或摇摆步态。患者想说话,但发不出声音,或只能用耳语或嘶哑的声音交谈,检查无器质性病变,称失声症。

(2)分离性抽搐:也称假性癫痫发作,常于情绪激动或受到暗示时突然发作,患者缓慢倒地或卧于床上,呼之不应,全身僵直,肢体一阵阵抖动,或在床上翻滚,或呈角弓反张姿势,呼吸时急时停,可有揪衣服、抓头发、捶胸、咬人等动作,大多数十分钟后症状缓解。

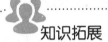

知识拓展

分离性抽搐发作与癫痫发作、急性应激反应的鉴别

癫痫发作时意识完全丧失,瞳孔多散大且对光反应消失,可发病于夜间;发作有强直、痉挛和恢复三阶段,痉挛时四肢呈有规则的抽搐,常有咬破唇舌、跌伤和大小便失禁,发作后完全不能回忆;脑电图检查有特征变化。急性应激反应症状的发生、发展与精神刺激因素的关系密切,患者在强烈的应激性事件后立即发病,病程短暂,一般不超过3天,无反复发作史,预后良好。

(3)分离性感觉障碍:可表现为躯体感觉麻木、丧失、过敏或异常,或特殊感觉障碍。感觉缺失表现为局部或全身痛觉、触觉、和(或)温度觉缺乏,或为半身痛觉消失,或呈手套,袜套型感觉缺失。感觉过敏一般为皮肤局部对触摸特别敏感,轻微的抚摸可引起剧烈疼痛。感觉异常时患者常感到咽部有异物感或梗阻感,咽喉部检查不能发现异常,称"癔症球"。视觉障碍患者表现为弱视、失明、管窥、视野缩小、单眼复视,可突然发生突然恢复。听觉障碍多为突然听力丧失,电测听和听诱发电位检查正常。

(二) 分离(转换)性障碍的其他形式

1. 多重人格障碍　患者存在两种或更多种完全不同的身份状态。患者突然失去对自己往事的全部记忆,对自己原来的身份不能识别,以另一种身份进行日常社会活动。表现为两种或两种以上明显不同的人格,各有其记忆、爱好和行为方式,完全独立,交替出现,互无联系。两种人格交替出现者称双重人格或交替人格,其中一种人格常居主导地位。

2. Ganser 综合征　分离(转换)性障碍的一种特殊类型。患者有轻度意识模糊,对提问可以理解,但经常给予近似而错误的回答。

3. 情感暴发　常在受到严重的精神创伤之后突然发病,意识障碍较轻,常在与人争吵、情绪激动时突然发作,表现为哭啼、叫喊、在地上打滚、捶胸顿足、撕衣毁物、扯头发或头撞墙,其言语行为有尽情发泄内心情绪的特点。

【治疗原则】

不直接针对症状;不鼓励症状的残留;掌握适当的环境;采取综合治疗方法。

1. 心理治疗　比较常用的有电刺激、物理疗法、催眠和其他暗示性技术、行为治疗、家庭治疗等。

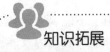
知识拓展

什么是催眠治疗?

催眠治疗是心理治疗的基础技术,通过改变意识状态,催眠使具有高度受暗示性的潜意识活跃起来,不仅可以诱导产生治疗当时的各种新鲜体验,包括深度的放松,还可以唤起一些被压抑的创伤性经历和被遗忘的记忆内容,成功的催眠后暗示甚至能够影响治疗后清醒状态的行为。电生理学研究显示,催眠状态下脑电活动与清醒状态不同。一般而言,绝大多数人都可以被催眠,但这种能力有较大的个体差异。

2. 药物治疗　口服抗焦虑药能降低患者的焦虑。对于伴有精神病性症状或兴奋躁动的患者可给予抗精神病药物治疗,或给予地西泮 10 ～ 20mg 静脉缓慢注射。若伴有抑郁、焦虑时可给予相应的抗抑郁药和抗焦虑药治疗。

【护理评估】

(一)健康史

患者的家族史、既往疾病史;治疗效果、评估患者以往用药情况、有无药物不良反应等;患者的常规化验以及特殊检查结果。

(二)身心状况

1. 症状　评估发作的原因、严重性、持续性、频繁性及症状特点。评估躯体化症状,躯体功能是否正常,有无实质性的躯体疾病;有无感觉异常、躯体不适等;有无情绪爆发,是否具表演性,有无异常行为,痉挛发作,意识障碍;有无肌肉紧张、自主神经功能紊乱等表现,是否有感觉过敏、异常、缺失、皮肤不适等。

2. 心理社会状况　评估疾病发作与情感体验的关系,病前性格,近期生活事件及刺激强度;对应激的心理应对方式;社会背景、受教育程度如何;社交及人际关系是否受影响;家属对患者的态度怎样;患者对住院所持态度怎样。

【常见护理诊断/问题】

1. 有自伤的危险　与疾病久治不愈,症状反复发作有关。

2. 焦虑　与病情反复发作有关。

3. 自理缺陷　与过度的强迫行为有关。

4. 知识缺乏　与患者及家属缺乏疾病的相关知识有关。

5. 潜在并发症:失用综合征。

【护理目标】

1. 患者症状减轻或消失,不发生自伤、自杀或外伤。

2. 患者没有焦虑等不良情绪。

3. 了解该病的病因及危害,学会应对方法。

4. 患者自理能力逐渐恢复,基本生理需要得到满足。

5. 不发生失用并发症。

【护理措施】

(一) 一般护理

1. 促进睡眠与饮食　创造良好的睡眠环境,安排合理的作息时间,养成良好的睡眠习惯。教会患者促进入睡的方法,如用温水泡脚等。患者可能会因为抑郁、焦虑等负性情绪和胃肠不适、便秘、腹胀等躯体不适导致食欲减退,体重下降,护士要对患者进行解释,使其有正确的认识,鼓励进食。发作期耐心喂饭,一时不能进食可稍缓喂饭。对躯体化症状的患者,应用暗示性语言引导进食,或分散注意力。

2. 改善自理能力　耐心协助患者做好个人卫生工作,对患者的每一个进步及时肯定、表扬。对瘫痪或木僵患者定时翻身,做好皮肤及口腔护理,按计划进行肢体功能训练,防止失用综合征等。以暗示言语鼓励循序渐进地加强自主功能训练。

3. 保证安全　为患者提供安静舒适的生活环境,减少外界刺激,加强危险品及不安全因素的管理,及早发现冲动行为的先兆,防患于未然。

4. 鼓励参加文体活动,以娱乐性游艺为主,使其在松弛的环境中,分散注意力。

5. 尊重患者隐私。

(二) 心理护理

1. 建立良好的护患关系　护士要以和蔼、真诚、理解、支持的态度对待患者。注意倾听,着重当前问题给予简明指导。

2. 鼓励患者回忆发作时的感受,接纳患者的焦虑抑郁的感受,讨论和教会其应对方法。

3. 每天定时接触患者,与其共同探讨与疾病有关的应激源及应对方法,提供环境和机会让患者学习和训练新的应对技巧。反复强调患者的能力和优势,鼓励患者敢于面对疾病的表现,提供可能解决问题的方案,并鼓励和督促实施。提高自信心,消除不安全感,更积极配合治疗,有利于早日康复。

4. 重视患者的主动参与和兴趣,协助患者了解生活事件与身心健康、个性特点、应对方式以及社会家庭环境之间的关系,为疾病复发做好心理准备。

(三) 分离(转换) 性障碍发作的护理

1. 将患者和家属进行隔离,避免众人围观,及时采取措施,进行治疗护理。

2. 分离(转换)性障碍相关的焦虑反应表现为挑衅和敌意时,应适当加以限制,并对可能的后果有预见性。如出现情感暴发或痉挛发作时,应安置在单间,适当约束,防止碰伤,必要时专人看护。

3. 对意识蒙眬及漫游症患者,应专人看护,加强生活护理和观察,防止意外事故的发生。在患者不注意中,强化其原来身份,促使其恢复自我定向。

4. 严密观察患者的情绪反应,加强与其沟通,了解心理变化,认真解释和说服,防止做作性自杀企图。

5. 对分离(转换)性障碍失明、失聪的患者,应向其解释功能障碍是短暂的。在暗示治疗见效时,应加强言语、听力或视力训练。

6. 对患者当前的应对机制表示认同,允许自我发泄,但不过分关注。

7. 注意倾听主诉,减轻患者的内心痛苦。

8. 遵医嘱给予相应药物。

9. 在间歇期教会患者放松技术。

10. 做好家属工作,争取家庭及社会支持。

（四）健康教育

1. 根据患者特征，进行个体化的健康教育，并根据患者的知识领域而逐渐给更多的信息，以提高患者及家属对疾病的认识，消除紧张、焦虑、抑郁情绪或不必要的担心。

2. 指导患者认识到个体特点与疾病的关系，使患者对发作能正确应对减少不良因素的刺激，控制疾病发生。

3. 指导家属对疾病知识的了解，使家属理解患者的痛苦和困境，配合治疗护理，教会家属帮助患者恢复社会功能，防止复发。

【护理评价】

患者的症状是否得到改善，是否发生了自伤、自杀或外伤。患者的焦虑情绪是否得到缓解。患者生活自理能力是否提高，基本生理需要是否得到满足。有没有发生失用并发症。

（贾　慧）

思与练

一、单项选择题

1. 对于躯体形式障碍患者的描述，正确的是
   A. 愿意寻求精神科咨询　　　　　　　　B. 不需要鼓励参加精神科治疗会议
   C. 想通过躯体症状得到人们的关注　　　D. 难以说服患者寻求精神心理的治疗
   E. 渴望发现自我身体症状的真正原因

2. 对于患有躯体形式障碍的患者，躯体症状的作用是
   A. 患者以妄想思维应对焦虑　　　　　　B. 为患者提供回避自身责任的机会
   C. 预防或缓解焦虑　　　　　　　　　　D. 使患者回避家庭冲突
   E. 寻求家庭成员的关注

3. 为躯体形式障碍患者实施有效的护理，护士必须理解这些身体症状是
   A. 通常为身体功能障碍　　　B. 能够自愿得到控制　　　C. 可缓解焦虑
   D. 具有生理基础　　　　　　E. 具有器质性病变

4. 对于躯体形式障碍患者极少有精力花费时间运动或与朋友交往，可选择的护理诊断是
   A. 自理缺陷　　　　　　　　B. 社交受损　　　　　　　C. 个人应对无效
   D. 家庭应对无效　　　　　　E. 睡眠障碍

5. 分离（转换）性障碍患者的性格特点是
   A. 固执　　　　　　　　　　B. 孤僻　　　　　　　　　C. 敏感
   D. 富于幻想　　　　　　　　E. 冲动任性

6. 分离（转换）性障碍患者情感障碍主要表现为
   A. 情感高涨　　　　　　　　B. 情感低落　　　　　　　C. 情感不稳
   D. 情感暴发　　　　　　　　E. 淡漠

7. 分离（转换）性障碍患者对简单问题给予近似回答，称
   A. Ganser 综合征　　　　　B. 诈病　　　　　　　　　C. 病理性说谎
   D. 童样痴呆　　　　　　　　E. 遗忘

8. 关于分离性障碍失声症的描述，**不正确**的是
   A. 声带检查正常　　　　　　B. 属于器质性病变　　　　C. 中医针灸治疗有效

　　D. 患者能咳嗽　　　　　　　　E. 有时患者不能发音

9. 疑病障碍患者最适宜的护理诊断为
　　A. 受伤的高危险性　　　　　B. 悲伤　　　　　　　C. 自尊紊乱
　　D. 分散性活动缺乏　　　　　E. 社交隔离

10. 疑病障碍患者最适宜的护理措施为
　　A. 教会患者适应性的应对策略　　　　B. 帮助患者消除生活应激
　　C. 对抗患者说:"你的脑子有问题"　　　D. 鼓励患者注重躯体症状的确定
　　E. 告诉患者参加集体活动

11. 患有疼痛障碍患者的护理目标为
　　A. 患者表示疼痛消除　　　　　　　　B. 患者独立性增强
　　C. 患者表示疼痛缓解　　　　　　　　D. 患者采取应对策略处理应激
　　E. 患者请求使用药物

12. 能够促使障碍患者在自我护理上更能增强其独立性的护士的陈述为
　　A. "我将打电话给你,让你参加所有的集体活动"
　　B. "我将帮你完成每日的基本自我护理"
　　C. "护士将帮助你完成今天的基本护理"
　　D. "我们期待你疼痛消失,以参加活动"
　　E. "我将请求你的家人照顾你的日常护理"

13. 患者女,50岁。高兴地对护士说"我在医院真的很受欢迎。许多医生和护士来检查我的眼睛失明情况,并且其他患者也对此感兴趣。外面的坏人没有对我这么感兴趣。"支持这种陈述的护理诊断是
　　A. 家庭过程改变　　　　B. 社交隔离　　　　　C. 身体状态改变
　　D. 自尊紊乱　　　　　　E. 焦虑

14. 患者女,45岁,诊断为转化症失明。她对其转化症状显示出泰然漠视。护士说,"我不理解为什么她看起来没有那么焦虑。"对患者的问题最佳的解释为
　　A. 患者的焦虑已经通过她的身体症状得到缓解
　　B. 患者使用潜抑以隐藏她的真实感受
　　C. 当患者住院,自我需求得到满足时,其不必焦虑了
　　D. 由于患者不想显示其真实的恐惧,才表现为淡漠
　　E. 患者想通过淡漠得到家人和护士的注意

15. 患者女,75岁,长期住院治疗。大多数时间处于焦虑状态,频繁抱怨许多不明症状,认为这些症状干扰自己的进食。根据患者的临床表现,可诊断为
　　A. 转化症　　　　　　B. 疑病性神经症　　　　C. 严重焦虑
　　D. 妄想　　　　　　　E. 幻觉

16. 患者女,30岁,患有疑病障碍。主诉右侧身体疼痛,此前从来没有出现这种症状。护士最适宜的反应是
　　A. "现在是参加集体活动的时间了"
　　B. "告诉我你新出现的身体疼痛,今天你会错过集体活动的"
　　C. "我要将你新出现的疼痛报告给医生,集体活动在 5 分钟内开始,你必须现在就去,按时到达"
　　D. "我将打电话给你的医生,看看他是否允许给你新的止痛药,你为什么不休息一下呢?"
　　E. "你现在没什么问题,去参加集体活动吧"

17. 患者女,28岁,新入院。右手突然麻痹,被诊断为转化性运动障碍,尽管运动天赋一直让她感到无比骄傲,但患者却显示对自己的麻痹缺乏关心。这种症状称
　　A. 慢性肌张力障碍　　　　B. 泰然淡漠　　　　　C. 操纵

D. 原发获益   E. 继发增益

18. 对于患有躯体形式障碍的患者,极少有精力花费时间运动或与朋友交往。其护理诊断是

  A. 自理缺陷   B. 社会交往障碍   C. 个人应对无效

  D. 家庭应对无效   E. 睡眠型态紊乱

(19～20题共用题干)

  患者女,42岁。因关窗户而扭伤腰部无法下床活动,每天多数时间卧床,要求家人带其去医院检查,医生认为腰伤不会导致患者不能下床活动,后其丈夫提出离婚,患者情绪激动不愿离婚,哭泣,腰部不舒服加重不能行走,整日卧床,生活不能自理。

19. 该患者的症状属于

  A. 分离性运动障碍   B. 分离性神游   C. 分离性身份障碍

  D. 分离性木僵状态   E. 分离性遗忘

20. 该患者的主要护理问题是

  A. 自伤的危险   B. 睡眠型态紊乱   C. 有受伤的危险

  D. 个人应对无效   E. 有失用综合征的危险

二、思考题

1. 简述躯体形式障碍的常见类型及临床表现。

2. 简述分离(转化)性障碍的主要表现形式。

3. 简述分离(转化)性障碍的护理措施。

第十二章

心理因素相关生理障碍患者的护理

学习目标

1. 掌握　进食障碍、睡眠障碍患者的临床表现和护理措施。
2. 熟悉　神经性贪食、神经性厌食、失眠症、嗜睡症、睡眠－觉醒节律障碍的概念，进食障碍和睡眠障碍患者的治疗原则、护理评估和护理诊断。
3. 了解　进食障碍和睡眠障碍的病因。
4. 学会运用护理程序为进食障碍和睡眠障碍患者实施整体护理。
5. 帮助患者建立健康的饮食与睡眠信念。

心理因素相关生理障碍(physiological disorders related to psychological factors)是指由心理、社会因素为主要发病原因，以生理障碍为主要临床表现的一类疾病的总称。心理因素相关生理障碍分类较多，表现复杂，需要掌握疾病的特点，有针对性地实施护理。本章着重介绍进食障碍和睡眠障碍。

第一节　进食障碍患者的护理

案例导入与分析

案　例　1

患者女，20岁，身高163cm，进食极少，逐渐消瘦半年。

患者从小长得可爱，学习成绩较好，很讨老师和亲人喜欢。大二时钟情于一男生，认为自己太胖，开始节制饮食。最初与同学一起到食堂吃饭，饭后到厕所催吐，随后不吃肉、蛋、米饭和面食，每天只吃水果和蔬菜，半年来体重从52kg减至41kg，但仍觉得自己胖。自觉头晕，皮肤干燥，月经已停止2个月。家人曾带其到综合医院检查，无器质性疾病。经近3个月的治疗，病情好转。

请结合本节的学习，思考回答：

1. 本病例中患者属于什么情况？
2. 该患者存在的护理问题有哪些，应给予什么护理措施？

进食障碍（eating disorders）是在心理、社会因素及特定文化因素的交互作用下，导致的以进食行为异常为显著特征的一组综合征，主要包括神经性厌食、神经性贪食和神经性呕吐，不包括童年期拒食、偏食和异食。多见于青少年女性。神经性厌食（anorexia nervosa）是指有意节制饮食，导致体重明显低于正常标准的一种进食障碍。神经性贪食（bulimia nervosa）是指具有反复发作的不可抗拒的进食欲望，及多食或暴食行为，进食后又因担心发胖而采用各种方法减轻体重，使得体重变化并不一定明显的一种进食障碍。神经性贪食可与神经性厌食交替出现，发病年龄常常较神经性厌食晚。

【病因】

病因尚不明确，可能与以下因素有关：

1. 心理因素　发病前多有负性生活事件，并且这些事件常常很难解决，如学习压力、失去好朋友、转学等，影响人的情绪状态。患者用控制体重或暴食行为找到了心理转移点。一些患者存在某些人格弱点，如过分追求完美、缺乏自信、逃避等；患者也常常存在体像障碍及家庭冲突、家庭功能失调等。有人认为患者的家庭大多存在过度控制、过度保护的状态，厌食行为是对控制的反抗。也有人认为厌食行为过度卷入了父母的婚姻冲突中，起缓解家庭矛盾的作用。

2. 生物学因素　本病与遗传因素有关；患者体内某些神经递质代谢紊乱：神经性厌食与去甲肾上腺素、5-HT 和某些神经肽的代谢紊乱有关，而神经性贪食有单胺类神经递质代谢异常及多巴胺能系统异常；神经内分泌功能失调常常表现为女性患者月经紊乱和体温调节障碍。

3. 社会文化因素　现代社会存在"以瘦为美"的审美趋向，一旦刻意追求，就容易出现进食障碍。

【临床表现】

1. 神经性厌食　本病的核心症状是对"肥胖"的强烈恐惧和对形体的过分关注，拒绝保持与年龄、身高相称的最低正常体重。此外，为避免体重增加，常采用严格控制饮食、过度运动、诱吐、导泻、服减肥药等方法，即使明显影响健康也在所不惜。患病初期往往并非真正厌食，部分患者还会出现发作性暴食表现，也常伴有抑郁、焦虑、恐惧情绪。当患者体重下降并明显低于正常标准时，可导致生理功能紊乱，如营养不良相关的全身代谢、内分泌紊乱，以及器官功能障碍、形态学改变。有些女性可出现停经、乳房发育迟缓。患者严重营养不良，甚至危及生命。

2. 神经性贪食

（1）暴食行为：反复出现的不可控制的发作性暴食是本病的主要特征。这种暴食行为又常常避开他人，在公共场所则尽量克制。

（2）避免体重增加：患者往往过分关注自己的体重和体型，存在担心发胖的恐惧心理。在发作期间，常反复采取不适当的代偿行为包括诱吐、导泻、间歇进食、使用厌食剂等方法，来消除摄入的热量。

（3）生理功能受损：暴食与代偿行为一起出现，长时间持续，可引起一系列躯体并发症，常见的有低钾血症、低钠血症、代谢性酸/碱中毒、心律失常、胃肠道损害等。

（4）伴发心理障碍：贪食症患者的心理障碍较厌食症更为突出。暴食前，通常有抑郁情绪或强烈进食欲望所致的紧张；暴食过后会更加抑郁，甚至悔恨、内疚。

3. 神经性呕吐　神经性呕吐（psychogenic vomiting）又称心因性呕吐，指进食后出现自发地或故意诱发地反复呕吐,不影响下次进食的食欲。常与心情不愉快、紧张、内心冲突有关。无器质性病变,无减轻体重的主观愿望,无明显恶心及其他不适,呕吐常呈喷射性。多数患者无体重下降及内分泌紊乱现象。

【治疗原则】

进食障碍治疗的关键在于,医护人员与患者建立良好的治疗关系,使患者克服抵触心理,愿意主动接受治疗。治疗的一般性原则是首先纠正营养状况,同时或稍后开展心理治疗以及辅助的药物治疗。

1. 支持治疗 主要用于营养不良或电解质紊乱患者。治疗的初期以恢复体重、挽救生命为基本目标。包括纠正水电解质紊乱,尽快恢复患者正常的营养状态。帮助患者自我监督并遵守治疗计划,禁止呕吐、导泻行为。

2. 心理治疗 心理治疗是治疗进食障碍的主要方法,通常采用认知治疗、行为治疗、家庭治疗等方法。认知治疗的目的是改变患者对进食、体重和躯体形象的曲解认知。行为治疗常采用系统脱敏法、标记奖励法,以矫正患者不良进食行为,使其逐渐建立合理、有计划的饮食习惯,恢复正常进食。家庭治疗主要是调整家庭成员的相互关系,改变不良的家庭动力模式,通过调动家庭的资源达到帮助患者的目的。

3. 药物治疗 主要是对症治疗,宜选择副作用小的药物,小剂量应用。针对抑郁,可用SSRIs、TCAs;针对自伤及其他冲动行为可短期小剂量应用抗精神病药;米氮平在缓解焦虑、抑郁情绪的同时还有增加食欲的作用;丙米嗪、阿米替林对伴暴食诱吐者效果较好;氟西汀对贪食症的进食冲动控制有效。

4. 预后 神经性厌食中约半数患者治疗效果较好,20%患者时好时坏反复发作,25%患者始终达不到正常体重迁延不愈,5%～10%患者死于极度营养不良或其他并发症或情绪障碍所致的自杀等。神经性贪食常反复发作,也有久治不愈者。

【护理评估】

(一)健康史

患者的家族史、既往疾病史;治疗效果、评估患者以往用药情况、有无药物不良反应等;患者的常规化验以及特殊检查结果。

(二)身心状况

1. 生理状况 评估患者的生命体征,体重与身高年龄比例,营养状况、体重变化情况。

2. 心理社会状况 评估患者的饮食习惯和结构,包括种类、量、偏好及对食物的认识;节食情况,患者是否存在暴食行为;患者所认为的理想体重和对自身体型的看法;患者为减轻体重所进行的活动种类和量;患者情绪状况和有无自杀、自伤倾向。患者对治疗的合作程度、发病前有无诱发因素;患者的受教育程度、性格特点;评估患者与家属的关系以及家属对疾病的认识和态度。

【常用护理诊断/问题】

1. 营养失调:低于机体需要量 与限制和(或)拒绝进食、代偿行为有关。

2. 营养失调:高于机体需要量 与不可控制的暴食有关。

3. 体液不足 与摄入不足或过度运动、引吐、导泻行为有关。

4. 无能为力感 与自我发展延迟、害怕丧失对生活的控制感有关。

5. 体像紊乱 与社会文化因素、心理因素导致对身体形象看法改变有关。

【护理目标】

1. 患者恢复正常营养状况。

2. 患者维持正常的体液平衡状态。

3. 患者对所患疾病有一定认识,能够重建正常的进食行为模式。

4. 患者在住院期间未发生感染,免疫力提高,抵御疾病的能力增强。

5. 患者纠正了体像障碍,重组导致进食障碍发生的歪曲信念。

【护理措施】

(一)饮食护理

饮食护理是进食障碍患者的护理重点,目的是保证营养,恢复并维持正常体重。首先,提供安静舒适的进餐环境。其次,与医生、营养师、患者及家属共同制订饮食计划,确定目标体重和每日应摄入的热量以及进食时间。患者进餐时和进餐后,护士或家属进行监督,密切观察患者有无藏匿食物或假进食现象,确保合理进食量,防止引吐、导泻等消除行为。餐后限制患者过度活动或长时间沐浴。对厌食症者,饮食量宜从小剂量开始,以流质、半流质、软食、普食的顺序过渡,增加胃肠道的适应性。体重增加速度以每周 1kg 为宜。严重厌食者,可给予鼻饲或静脉营养。对于贪食症患者,在符合其以往饮食习惯的前提下,逐步限制高糖、高脂食物和进食量,以便患者容易接受。

(二)心理护理

1. 建立良好的护患关系　向患者表示关心和支持,使患者有被接纳感。

2. 纠正体像紊乱　鼓励患者表达对自己体像的看法,进行正确的人体美和营养相关问题教育。帮助患者认识其主观判断的错误,如"感到胖就是真的胖"。帮助患者认识"完美"是不现实的,并通过正向反馈如表扬、鼓励等,帮助患者学会接受现实的自己。

3. 重建正常进食行为模式　当厌食症患者主动进食或体重增加时,要及时奖励;反之则给予惩罚。加强贪食症患者进食自我控制。利用正强化和负强化的方法帮助患者恢复正常的饮食行为模式。教会患者可行的应对策略,预防复发。

4. 消除不良情绪反应　严密观察患者有无抑郁、自杀或自伤行为,做好处理各种应急事件的准备。根据情况进行相应的心理护理。

(三)健康教育

向患者及家人进行健康与营养知识教育。探讨生活中有可能的应激性事件,并找出应对类似事件的方法。告知患者避免咖啡、碳酸饮料和过量活动,合理安排学习、工作与运动,防止过分劳累引起下丘脑功能紊乱。帮助患者家人关注患者的病情,并鼓励其参与家庭治疗和集体治疗。

【护理评价】

1. 患者营养状况是否改善。

2. 患者是否已建立健康的进食习惯,躯体并发症是否好转。

3. 患者家庭是否能够提供足够支持,患者能否遵从治疗计划。

4. 患者是否对自己的异常进食、清除行为、体像紊乱有所认识。

5. 患者是否已掌握有效可行的应对策略。

第二节　睡眠障碍患者的护理

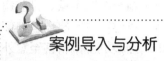

案例导入与分析

案 例 2

　　患者男,18岁,性格内向,从小学习用功,成绩中上等。高二某次考试前,家里打麻将至凌晨3点,他多次被吵醒后一夜未睡。第二天考试,大脑一片空白,考试成绩不好。之后,每逢考试就紧张,白天担心晚上睡不着,晚上躺在床上就想:今天睡不好,明天又要考砸了。越睡不着越着急。自认为失眠对自己的影响很大,学习一落三丈,很少参与班级活动。现在整日为失眠发愁。曾多次到综合医院看病,身体检查未见异常。

　　请结合本节的学习,思考回答:

　　1.本病例中患者属于什么情况?

　　2.该患者存在的护理问题有哪些,应给予什么护理措施?

　　正常人每隔24小时有一次觉醒与睡眠的昼夜节律性交替。当正常睡眠的启动和调节过程发生障碍,就会产生各种睡眠障碍(sleeping disorders)。睡眠障碍通常分为四类:睡眠的启动与维持困难(失眠)、白天过度睡眠(嗜睡)、24小时睡眠-觉醒周期紊乱(睡眠-觉醒节律障碍)以及睡眠中异常活动和行为(睡行症、夜惊、梦魇)。其中,以失眠症最常见。

【病因】

　　1. 急性应激　主要有过度兴奋、思虑、精神紧张、近期居丧、躯体不适,以及环境改变、时差反应、生活节律失常。急性应激是引起失眠的常见原因。而长期入睡时间推迟、早醒可使整个睡眠-觉醒节律紊乱。听恐怖故事或经历灾难性事件后可发生梦魇。

　　2. 药物因素　兴奋性药物可引起失眠,如咖啡因、可卡因、皮质激素、茶碱等。某些药物的副作用对睡眠有干扰作用。有镇静作用的药物可产生睡眠-觉醒节律障碍,或引起梦魇。突然停药可引起反跳性失眠或可诱发梦魇。

　　3. 心理因素　心理性失眠由过度睡眠防御性思维所致,如过分关注入睡困难,造成思虑过度、兴奋不安或焦虑烦恼,此类失眠约占失眠总数的30%。

【临床表现】

　　1. 失眠症　失眠症(insomnia)是指睡眠启动(sleep onset)和睡眠维持(sleep maintenance)障碍,致使睡眠质量不能满足个体需要的一种状况,其他症状继发于失眠。不是由于躯体疾病或精神障碍症状导致的继发性失眠。主要表现为入睡困难、睡眠不深、易醒和早醒、醒后不易再睡、醒后疲乏感。

　　多数患者并非真正睡眠减少,睡前的焦虑、抑郁情绪造成患者对时间认知偏差。有些患者表现为睡眠感缺失,但日间功能受损的程度与患者诉失眠程度不相符。患者对失眠的恐惧、对失眠所致后果的过分担心,以及对睡眠的过高期望会加重失眠,最终形成"失眠-焦虑-失眠"的恶性循环。这种睡眠紊乱至少每周发生3次并持续1个月以上。长期失眠可引起明显的苦恼或社会功能受损,如记忆力下降、注意力不集中、疲乏困倦、工作或学习效率下降、情绪不稳、个性改变等。

2. 嗜睡症　嗜睡症(hypersomnia)又称原发性过度睡眠,指白天睡眠过多,不可抑制的嗜睡、睡眠过多或睡后不能解除疲劳,可伴有抑郁情绪,主观体验是精神萎靡不振。目前病因不清,与睡眠不足、药物、酒精、躯体疾病无关,也不属于某种精神障碍(如神经衰弱、抑郁症)继发的症状。嗜睡几乎每天发生,并持续1月以上,常有认知和记忆功能障碍,甚至意外事故发生率增多。患者为此显著痛苦或影响社会功能。

3. 睡眠-觉醒节律障碍　睡眠-觉醒节律障碍(wake-sleep rhythm disorders)指睡眠-觉醒节律与常规不符而引起的睡眠紊乱,包括睡眠节律颠倒和非24小时的睡眠-觉醒节律,没有明确的精神科或器质性原因,多见于夜间工作和生活无规律的成年人。主要表现为睡眠-觉醒节律紊乱、反常,在主要睡眠时间失眠,在应该清醒时嗜睡,有时可连续2～3天不入睡,有时整个睡眠时间提前。几乎每天发生,并至少已达1个月以上。睡眠量、质及时序的不满意状态使患者深感苦恼,或影响了社会功能。

4. 夜惊　夜惊(sleep terror)是一种常见于儿童的睡眠障碍,主要为反复出现从睡眠中突然醒来并惊叫的症状。通常发生在睡眠前三分之一阶段,发生于非快动眼(NREM)睡眠时段。

临床表现为睡眠中突然惊叫、哭喊伴有强烈的焦虑、躯体运动及自主神经功能亢进(如心率增快、呼吸急促、出汗、瞳孔扩大)。每次发作持续1～10分钟,难以唤醒,如强行唤醒,则出现意识和定向障碍,不能说出梦境内容,对发作不能回忆。排除器质性疾病导致的继发性夜惊发作,也需排除热性惊厥和癫痫发作。

5. 梦魇　梦魇(nightmares)指在睡眠中被噩梦突然惊醒,引起恐惧不安、心有余悸的睡眠行为障碍。一旦醒来,能清晰、详细地回忆强烈恐惧的梦境。这些梦境通常危及生存、安全或自尊。一般发生于睡眠的后期,快动眼(REM)睡眠时段。发病率儿童20%,成人5%～10%。症状往往随年龄增大而有所减轻。

【治疗原则】

(一)病因治疗

首先积极寻找睡眠障碍的原因,并对症处理。嗜睡者调整作息,白天定时小睡并适当增加活动;夜惊、梦魇者以预防为主,尽量减少白天和睡前的精神应激因素,睡前不看恐怖性书籍和电影,发作时不要试图唤醒,缓慢停用镇静安眠药,睡前放松调整睡姿以保证良好睡眠。

(二)药物治疗

治疗失眠,一般选择半衰期短、不良反应和依赖性较少的抗焦虑、镇静催眠药物。临床上主要使用苯二氮䓬类药物,近年来,一些非苯二氮䓬类药物也迅速发展。注意按需间断使用,疗程最好1～2周,连续用药不宜超过4周,以免药物依赖。

对原发性过度嗜睡者尚无特效的治疗方法,但其预后尚好。发作期间可给予小剂量中枢兴奋剂,如哌甲酯,对部分患者可减轻嗜睡对社会功能的影响;莫达芬尼疗效与哌甲酯相同,而安全性和依赖性可能更有优势。用兴奋剂后,会加重夜间睡眠障碍,可适当加服短效安眠药。

睡眠-觉醒节律障碍患者需结合药物巩固治疗以防复发。偶然几次发作的夜惊和梦魇无须药物治疗,频繁发作者可在睡前服用镇静药物和抗抑郁药物,如地西泮,可控制或减少发作。

(三)心理治疗

1. 认知治疗　协助患者正确认识睡眠,缓解心理困扰,减少睡前焦虑。对发作频繁或生活应激事件引起的梦魇,要消除患者的恐惧心理。

2. 行为治疗　这是一系列帮助患者建立规律的作息制度,调整入睡和觉醒时间,恢复正常睡眠节律,克服睡前焦虑的行为调整方法。可逐步调整或一次性调整,并不断巩固,坚持执行治疗计划。行为疗法包括生物反馈疗法、放松训练、刺激控制训练、奖惩法、自由想象训练等。为防止反复,常需要结合药物巩固效果。

【护理评估】

(一)健康史

患者的家族史、个人史,有无躯体及精神疾病;治疗效果、患者既往用药情况、有无药物及酒精依赖;患者的常规化验以及特殊检查如心电图、脑电图结果。

(二)身心及社会状况

1. 评估患者睡眠障碍的原因　有无负性生活事件、有无不良的生活习惯与睡眠习惯;对睡眠的认知,是否对睡眠时间与质量有过高的期望;患者的性格特征。

2. 评估患者具体睡眠障碍的表现　有无早醒、入睡困难、睡眠维持困难;入睡方式、深度;睡眠障碍发生时间;睡眠过程中有无异常现象,如异常情绪、异常行为;次日醒后有无疲乏感、社会功能是否受损。

3. 评估患者的情绪状态　是否有焦虑、恐惧、抑郁等精神症状。

【常用护理诊断/问题】

1. 睡眠型态紊乱　与社会心理因素刺激、焦虑、睡眠环境改变、药物影响等有关。

2. 疲乏　与失眠、异常睡眠引起的不适状态有关。

3. 焦虑　与睡眠形态紊乱有关。

4. 恐惧　与异常睡眠引起的幻觉、梦魇有关。

5. 应对无效　与长期处于失眠或异常睡眠有关。

【护理目标】

1. 患者对自身疾病有较正确的认识,在护士的指导下能够重建规律、有质量的睡眠模式。

2. 患者症状减轻或消失,舒适感增加。

3. 患者焦虑、恐惧情绪缓解。

4. 患者正确认识心理社会因素与疾病的关系,基本掌握有效的预防措施。

5. 患者的社会功能基本恢复正常。

【护理措施】

对主诉躯体不适的患者,注意区别是心因性还是器质性,对于后者及时向医生反馈,遵医嘱给予相应处理。加强患者的安全护理,密切观察,防止出现自杀、自伤行为。

(一)一般护理

1. 创造安静舒适的睡眠环境　消除环境中的不良刺激,及时解除疼痛不适,提供促进睡眠的措施,如听轻音乐、指导患者温水泡脚、缓慢深呼吸、全身肌肉放松等。护士尽量避免夜间操作,操作时要做到"四轻"。

2. 严格遵守作息制度,帮助患者养成良好的睡眠习惯　日间除必须卧床外,无论夜间睡眠是否充足,均要按时入睡和起床,缩短清醒时卧床时间。睡前应排尿。提供白天娱乐或活动的机会。改进睡眠习惯比应用镇静催眠药更为有效。

3. 睡前避免过度兴奋　睡前避免过度运动、游戏、聊天或讨论重要问题,睡前避免饮用咖啡、浓茶。不看惊悚的小说、电视。

4. 观察患者的睡眠情况,记录入睡时间,掌握患者睡眠规律,追踪患者的心理反应。及时发现佯装入睡者。

5. 加强巡视,保证安全　协助患者和家属认识睡眠障碍,增强安全意识,嗜睡症患者要避免从事危险工作,如开车、高空作业。

（二）心理护理

1. 心理支持　建立良好的护患关系,以真诚、理解的态度对待患者,与患者探讨生理、心理社会因素对睡眠障碍的影响。帮助患者正确认识疾病,减轻心理困扰,积极消除诱因。做好睡前心理护理,鼓励、安慰患者,注意疏导和消除患者的焦虑、恐惧情绪。

2. 认知疗法　鼓励患者表达对睡眠的看法,协助患者找出睡眠障碍的原因纠正睡眠的错误认知,如过分关注入睡困难、对睡眠的过高期望,甚至迷信看法。引导患者建立对负性情绪和躯体不适的合理性解释,而不再给睡眠施加压力,逐渐重塑正确的睡眠观。消除焦虑、恐惧心理。

3. 重建规律、有质量的睡眠模式　①刺激控制训练:目的是帮助患者减少与睡眠无关的行为和建立规律性睡眠 - 觉醒模式。护士要有规律地随访、指导和督促。要求患者把床当作睡眠的专用场所,无论夜间睡眠质量如何必须按时起床,形成对床的条件反射。②睡眠定量疗法:减少在床上的非睡眠时间,增加有效的睡眠时间。③暗示疗法:选用某些营养药物作为安慰剂,配合暗示性语言,诱导入睡。④其他疗法:放松疗法、矛盾意向训练、森田疗法等。

（三）用药护理

指导患者按医嘱服药,切忌自行选药和随意停药。并向患者讲解滥用药物的危害,做到正确用药,包括选择半衰期较短的药,并使用最低有效剂量,以减轻白天镇静作用;间断给药;短期用药;缓慢停药,酌情减量;用药不可同时饮酒。晚间用药时要及时查对医嘱,了解有无禁忌用药,药物剂量是否合适。

（四）健康教育

1. 向患者及家属介绍睡眠卫生知识,正确认识睡眠障碍,如饮食、锻炼、药物使用以及环境因素(如光、声及温度)对睡眠的影响。

2. 教会患者睡眠障碍的应对策略和情绪的自我控制。可采用肌肉放松、呼吸放松、想象放松、生物反馈放松等。

3. 争取家庭及社会支持。使家属理解患者的痛苦和困境,配合治疗护理,协助患者恢复社会功能,防止复发。

【护理评价】

1. 患者睡眠是否改善,对睡眠时间和睡眠质量是否满意,舒适感是否增加。

2. 患者是否掌握几种行为疗法来缓解焦虑恐惧心理。当失眠再次发生时患者是否能够正确对待,并采取相应的措施改善睡眠。

3. 患者睡眠过程中有无安全意外发生。

4. 患者及家属对睡眠障碍的相关知识是否已了解。

5. 患者的社会功能是否得到改善。

（李　微）

思 与 练

一、单项选择题

1. 某抑郁症患者,每天在床上翻来覆去直到凌晨 1 点才可入睡。此情况属于睡眠障碍的
　　A. 入睡困难　　　　　　　　B. 早醒　　　　　　　　　　C. 多梦易醒
　　D. 醒后不易再睡　　　　　　E. 浅睡眠

2. 患者女,36 岁,近 2 周每晚都会出现入睡困难和睡眠维持困难,医生在经心理行为治疗无效后,给予镇静催眠类药物,嘱其连续使用时间一般**不宜**超过
　　A. 1 周　　　　　　　　　　B. 2 周　　　　　　　　　　C. 3 周
　　D. 4 周　　　　　　　　　　E. 5 周

3. 睡眠发作属的睡眠障碍是
　　A. 失眠　　　　　　　　　　B. 过度睡眠　　　　　　　　C. 夜惊
　　D. 睡眠 - 觉醒节律障碍　　　E. 急性失眠

4. 在睡眠中被噩梦突然惊醒,引起恐惧不安,心有余悸的睡眠障碍,属于
　　A. 梦游　　　　　　　　　　B. 夜惊　　　　　　　　　　C. 梦魇
　　D. 嗜睡　　　　　　　　　　E. 失眠

5. 神经性厌食症的性格特点多为
　　A. 倔强、固执、自尊心强　　　　　　　B. 暗示性强
　　C. 拘谨、刻板、带有强迫的特点及完美主义倾向　　D. 行为夸张、做作、爱表现自己
　　E. 以自我为中心、自私、冷酷无情

6. 神经性厌食症的核心症状是
　　A. 情感症状　　　　　　　　　　　　　B. 恶病质
　　C. 病理性怕胖和对体型过度关注　　　　D. 体重减轻超过 10%
　　E. 内分泌紊乱

7. 患者女,33 岁,电视台夜间节目的编辑。因工作原因每天在凌晨 2 点后入睡,第二天中午醒来,自觉白天精神不振,工作效率低。该患者属于
　　A. 失眠症　　　　　　　　　　B. 嗜睡症　　　　　　　　C. 睡眠 - 觉醒节律障碍
　　D. 梦魇症　　　　　　　　　　E. 夜惊症

8. 治疗进食障碍首先要纠正或开展
　　A. 营养不良　　　　　　　　　B. 认知治疗　　　　　　　C. 药物干预
　　D. 行为治疗　　　　　　　　　E. 家庭治疗

9. 白天睡眠过多,晚上照睡不误,属于
　　A. 睡行症　　　　　　　　　　B. 夜惊　　　　　　　　　C. 睡眠 - 觉醒障碍
　　D. 嗜睡　　　　　　　　　　　E. 失眠

10. 诊断失眠的依据为一般至少每周发生 3 次,并至少已持续
　　A. 2 个月　　　　　　　　　　B. 1 个月　　　　　　　　C. 3 个月
　　D. 4 个月　　　　　　　　　　E. 5 个月

11. 患者在不愉快的环境及心理紧张的情况下发生,常反复出现不自主的呕吐发作,一般在进食完毕后突然发作,但不影响食欲,呕吐后即进食。属于
　　A. 神经性呕吐　　　　　　　　B. 神经性贪食　　　　　　C. 神经性厌食
　　D. 正常进食　　　　　　　　　E. 暴饮暴食

12. 患者男,近 1 年来出现不可抗拒的摄食欲望,每次摄入大量食物,担心发胖又会反复诱吐。可诊断为

A. 神经性呕吐　　　　　　　　B. 神经性贪食　　　　　　　　C. 神经性厌食

D. 正常进食　　　　　　　　　E. 食欲减退

13. **不易**引起睡眠障碍的药物是

A. 咖啡因　　　　　　　　　　B. 可卡因　　　　　　　　　　C. 茶碱

D. 维生素 C　　　　　　　　　E. 皮质激素

14. **不属于**神经性厌食症患者临床表现的是

A. 体重比正常体重减轻 15% 以上　　　　　B. 自己故意造成体重减轻

C. 过度节食　　　　　　　　　　　　　　　D. 可有抑郁情绪

E. 有不可控制的暴食发作

15. 引起失眠的主要原因是

A. 焦虑　　　　　　　　　　　B. 药物影响　　　　　　　　　C. 年龄大

D. 孤独　　　　　　　　　　　E. 喝浓茶

(16～18 题共用题干)

患者女,21 岁,大四学生。毕业及就业压力大,近 3 个月来每周都有 4～6 次控制不住拼命吃东西,直到胃胀痛为止,但又担心发胖,去厕所抠嗓子把食物都吐出来,又怕同学知道,情绪不太稳定,体重正常。

16. 首先考虑诊断为

A. 分离障碍　　　　　　　　　B. 急性应激障碍　　　　　　　C. 焦虑症

D. 惊恐障碍　　　　　　　　　E. 进食障碍

17. 治疗该病首选

A. 氟西汀　　　　　　　　　　B. 地西泮　　　　　　　　　　C. 氯丙嗪

D. 奥氮平　　　　　　　　　　E. 阿坎酸

18. 关于该病,正确的是

A. 体重减轻是主要问题　　　　　　　　　　B. 内分泌紊乱是主要问题

C. 营养不良是主要问题　　　　　　　　　　D. 胃食管损伤是主要问题

E. 营养不良不是主要问题

(19～20 题共用题干)

患者女,24 岁,诊断为神经性厌食症。患者 2 年前因男友嫌弃自己的身材与之分手,遂拼命节食,希望自己能足够瘦以挽回男友的心。入院前患者几乎每日不进食任何主食,仅以水煮青菜充饥,身高 159cm,体重仅 39kg。护士每日对患者精心照顾,为她制订饮食计划并严格督促。

19. 护士在照顾患者进餐时不恰当的方法是

A. 为保证患者的营养,护士要求患者不管吃多长时间,都要把饭菜吃干净

B. 患者把饭菜吃得干干净净,护士奖励她一本杂志

C. 就餐时,护士一直陪伴在患者身边

D. 患者的肠胃渐渐适应软食后,护士为她安排普通饮食

E. 护士为患者制订的目标体重是 47kg

20. 住院一段时间后,患者的体重并没有增加。护士发现其进餐半小时后会进卫生间用手指抠自己的喉咙,把吃的饭菜都吐出来。护士此时应该

A. 严肃地批评患者,让她马上停止自我诱发呕吐的行为

B. 马上通知患者的父母,让他们来规劝患者

C. 与患者深入交谈,了解患者对进食的看法

D. 马上对患者进行健康教育,告知她的行为是不对的

E. 让患者的室友监督她,一有该行为马上来给护士报告

二、思考题

1. 简述神经性厌食症和神经性贪食症的临床异同点。

2. 简述失眠症患者的护理。

第十三章

应激相关障碍患者的护理

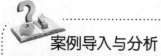

学习目标

1. 掌握　应激相关障碍的临床表现及护理措施。
2. 熟悉　应激相关障碍的概念,护理评估,护理诊断。
3. 了解　应激相关障碍的病因。
4. 学会运用护理程序为应激相关障碍患者实施整体护理。

案例导入与分析

案　例

患者女,30岁,工人,已婚,初中文化。病前个性孤僻,胆小懦弱。入院前5天,患者骑车载6岁的儿子一同外出,途中被一辆货车撞倒,其儿子不幸当场死亡。患者目睹了货车从儿子身上碾过的全过程,当即昏倒在地。少顷,患者苏醒后爬到儿子身边,抱着儿子号啕大哭,并不时以头撞地。等家人闻讯赶到时,发现患者已不认识家里人,说话不连贯,问什么都只回答:"孩子,你不能死"。次日患者表现比较安静,但表情茫然,双目直视,无任何情绪反应,生活不能自理,需他人协助。入院后,患者表现定向力障碍,多卧床或呆坐,对检查不配合,难以正常交谈,进食不主动,睡眠时间短。

请结合本节的学习,思考回答:
1. 本病例中患者属于什么情况?
2. 该患者存在的护理问题有哪些,应给予什么护理措施?

应激相关障碍(stress related disorders)是一组主要由心理社会因素引起异常心理反应所导致的精神障碍,也称反应性精神障碍。包括急性应激障碍、创伤后应激障碍和适应障碍。其共同特点是:①心理社会因素是发病的直接原因;②症状表现与心理社会因素的内容有关;③病程、预后与精神因素的消除有关;④病因大多为剧烈或持久的精神创伤因素;⑤一般预后良好,无人格方面的缺陷。

【病因】

本组疾病的发生与剧烈的精神创伤或生活事件,或持续存在的困难处境等因素直接相关。这些应激源是多样的,一般可分为以下几个方面:

1. 自然灾害发生 特大洪水、地震、火灾、风暴的袭击等严重威胁生命安全和财产巨大损失的灾难,幸存亲属在灾后出现精神障碍。

2. 严重的生活事件 如亲人突然死亡、婚姻破裂、身患重病、失业、难民迁移等。

3. 战争场面 交战的双方在激烈的战斗中,由于遭受炮击、轰炸、伤亡的惊恐场面,可发生急性心因性反应。

4. 隔绝状态 长期处于被隔离状态者,在解除隔离后,往往会出现一系列的心因性反应。

应激相关障碍的发病机制比较复杂,至今仍未完全阐明。一般认为,机体在应激状态时可通过中枢神经系统、神经生化系统、神经内分泌系统、免疫系统等相互作用,影响机体内环境平衡,引起器官功能障碍、组织结构变化,从而导致各类应激相关障碍的发生,出现一系列生理、心理的改变。

【临床表现】

(一)急性应激障碍

急性应激障碍(acute stress disorder)又称急性心因性反应,是指由于遭受急剧、严重的心理社会应激因素后,在数分钟或数小时之内所产生的短暂心理异常。临床症状最初多表现为“茫然”状态,即意识范围受限、定向错误、注意狭窄、不能领会外部刺激、伴有无目的的动作等。随后可表现除对周围环境的逃避或退缩,甚至可达到木僵程度,表现为呆若木鸡,不语不动、不吃不喝、对外界刺激毫无反应。也可表现为激越兴奋、活动过多、有冲动毁物行为。同时患者可表现为典型的焦虑性自主神经症状如出汗、脸红、呼吸急促、心率增快等。患者有时不能回忆创伤性事件。临床表现大体分为:

1. 以意识障碍为主的表现 患者多表现为定向力障碍、注意狭窄、言语缺乏条理、动作杂乱、对周围事物感知迟钝、可有人格解体、偶尔有冲动行为、有的可出现片段的心因性幻觉。患者事后常对发病情况出现部分遗忘。

2. 以伴有情感迟钝的精神运动性抑制为主的表现 患者表现为目光呆滞、表情茫然、情感迟钝、行为退缩、少语少动,甚至出现缄默、对外界刺激毫无反应的木僵状态。此型历时短暂,一般不超过1周,有的可转入兴奋状态。

3. 以伴有强烈恐惧体验的精神运动性兴奋为主的表现 患者表现为激越兴奋、活动过多、有冲动、毁物行为。

4. 部分患者可伴有严重的情绪障碍,如焦虑、抑郁,也可同时伴有神经症状,如大汗、心悸、面色苍白等。

以上症状可单独出现,也可混合出现,在不同患者的表现上有较大差异。如果应激源被消除,症状往往历时短暂(不超过1个月,如持续超过1个月,则为创伤后应激障碍),预后良好,完全缓解。急性应激障碍的出现与否及严重程度取决于个体的易感性和应对方式,并非每个人在面临重大打击时都出现这一障碍。

(二)创伤后应激障碍

创伤后应激障碍(post traumatic stress disorder,PTSD)又称延迟性心因性反应,是指突发性、威胁性或灾难性生活事件导致个体延迟出现和长期持续存在的精神障碍,其临床表现以再度体验创伤为特征,并伴有情绪的易激惹和回避行为。

临床特点包括:

1. 闯入性症状　表现为无法控制地以各种形式重新回忆创伤经历和体验。这种反复体验性症状使患者痛苦不堪,一方面难以控制症状的发生时间和次数;另一方面症状会引发个体强烈的痛苦感觉,就像再次经历创伤事件一样。主要表现形式有 3 种:①短暂"重演"性发作,即在无任何因素或相关物的影响下,创伤情景经常不由自主地出现在患者的联想和记忆中,或使患者出现错觉、幻觉,仿佛有完全置身创伤性事件发生时的情景,重新表现除事件发生时所伴发的各种强烈情感反应和明显的生理反应如心跳加快、出汗、面色苍白,持续的时间可从数秒到几天不等。此种现象也可称"闪回"。②暴露与创伤性事件相关联或类似的事件、情景或其他线索时,出现强烈的情感痛苦或生理反应。如事件发生的周年纪念日、相近的天气及各种场景因素都可能促发患者的心理与生理反应。③在睡眠状态中以梦魔的形式出现,表现为患者梦中反复重现创伤性事件或做噩梦。

2. 回避症状　即回避与创伤性事件有关的刺激,以及对一般事物的反应显得麻木,反映了患者试图在生理和情感上远离创伤。主要表现为:①回避表现,回避谈及与创伤有关的话题,回避可能勾起恐怖回忆的事情和环境,或不能回忆创伤性经历的某些重要方面。②麻木表现,患者整体上给人以木然、淡然的感觉,对周围环境的一般刺激反应迟钝,很少参加活动或没有兴趣参加,情感淡漠,与人疏远,对未来失去憧憬等。

3. 警觉性增高的症状　表现为自发性的高度警觉状态,反映患者长时间处于对创伤事件的"战斗"或"逃跑"状态,如难以入睡或易醒,易产生惊跳反应,难以集中注意等。此症状在创伤暴露后的第 1 个月最为普遍。

4. 临床表现随年龄的不同有所差异,年龄越大,重现创伤体验和易激惹症状越明显。

5. 少数患者可有人格改变或有神经症病史等附加因素,从而降低了对应激源的应对能力或加重疾病过程。

6. 症状通常在创伤后延迟出现,即经过一段无明显症状的间歇期后才发病,间歇期为数日至数月。症状一旦出现,则可持续数月至数年。大多数患者可自愈或治愈,少数患者由于病前人格缺陷或有神经症病史导致预后不良,迁延不愈或转化为持久的人格改变或社会功能缺损。

(三) 适应障碍

适应障碍(adjustment disorder)是因长期存在应激源或困难处境,加上患者有一定的人格缺陷,产生以烦恼、抑郁等情感障碍为主,同时有适应不良的行为障碍或生理功能障碍,并使社会功能受损的一种慢性心因性障碍。本病临床症状变异较大,主要表现为情感障碍或出现不良行为、生理功能障碍而影响生活。成年人多表现为抑郁症状,青少年多表现为品行障碍,儿童则多表现为退缩现象,如尿床、幼稚语言等。

具体可以分为以下 2 个类型:①以焦虑、抑郁等情感障碍为主的抑郁型和焦虑型,如抑郁型适应障碍,是成人中最常见的适应障碍表现,主要表现为无望感、哭泣、心境低落等;焦虑型适应障碍,以惶惑不知所措、紧张不安、注意力难以集中、胆小害怕和易激惹为主要表现;混合型适应障碍,则表现为抑郁和焦虑的综合征状。②以适应不良行为为主的品行障碍型和行为退缩型,如品行障碍型表现为对他人利益的侵犯或不遵守社会准则、违反社会公德,逃学、说谎、打架斗殴、毁坏公物等;行为退缩型主要表现为孤僻离群、生活无规律、尿床、幼稚语言、吮吸手指等。

患者的临床表现可以某一类型为主要症状,也可以混合出现,如情感障碍合并品行障碍出现。部分患者表现为不典型的适应障碍,如社会退缩,但不伴有焦虑抑郁心境,或突然的社会功能下降,但没有明显的焦虑、抑郁情绪。患者通常在应激事件或生活改变发生 1 个月内起病,病程往往较长,但一般不会超过 6 个月。

【治疗原则】

1. 药物治疗　对于精神症状明显的患者,要用药物治疗进行对症处理,为心理治疗打基础,如对焦虑、恐惧不安者可使用抗焦虑药;对抑郁症状突出者,可选用丙米嗪、阿米替林等抗抑郁药;对有幻觉、妄想、兴奋躁动者可用抗精神病药。

2. 心理治疗　是主要治疗手段,可根据患者病情的特点,选用指导性咨询、支持性心理治疗、精神分析治疗、认知行为治疗等方法。

【护理评估】

1. 应激源评估　应评估应激源的发生原因、种类、强度、持续时间、发生频率、当时情景,是否密切关系患者的切身利益、与疾病发生的关系等。

2. 心理社会评估　评估患者的精神状况,包括感知觉症状、情感状态、意识状态等;评估患者的行为方式,有无冲动、伤人、自杀、自伤、木僵等行为;评估患者的心理应对方式,比如患者平时对压力事件的处理方式、处理压力事件所需要的时间、患者对应激事件的认识、对该病的态度等;评估患者的社会功能,包括患者的人际交往功能、日常生活能力、职业功能、社会角色状况等,还有评估患者社会支持状况。

【常见护理诊断/问题】

1. 有对他人施行暴力的危险　与睡眠障碍或遭遇生活事件等精神应激因素有关。

2. 有外伤的危险　与负性生活事件的处理不当及患者的情绪不稳定有关。

3. 急性意识障碍　与遭受急剧、严重的精神刺激或突发事件有关。

4. 焦虑或者恐惧　与生理或及心理创伤有关。

5. 应对无效　与应激持续存在有关。

【护理目标】

1. 患者不发生暴力行为、自杀自伤等行为。

2. 患者没有发生外伤等意外。

3. 尽量减少患者出现急性意识障碍,如果出现时能得到及时救治。

4. 患者情绪稳定,无焦虑、恐惧。紧张等不良情绪。

5. 患者能正确认识应激事件,学会正确应对方法。

【护理措施】

(一)一般护理

为患者提供基础护理,保证患者饮食、睡眠、排泄等生理需要的满足,做好患者的生理护理和安全护理。如:①提供舒适的环境,减少外界刺激;②对有自理缺陷的患者加强饮食护理,做好皮肤护理、口腔护理,帮助患者做好晨晚间护理,以暗示性语言鼓励患者循序渐进地加强自主功能训练;③对消极抑郁、自杀自伤的患者,应严密观察病情,及早发现自杀先兆,预防意外发生;④对处于兴奋状态,伴有冲动、伤人、毁物等异常行为的患者,应将其安置在重病室,设专人护理;⑤对有意识障碍的患者,应设专人护理,限制其活动范围。

另外,应激相关障碍的护理由于应激源不同、患者表现不同,因此不同类型的患者,其护理各有所侧重。如对急性应激障碍发作期患者,护理的重点在于保证患者的安全、满足患者的基本生理需要以及稳定患者的情绪;对缓解期患者主要在于增强其应对能力;对创伤后应激障碍患者的护理在疾病早期以保障患者的安全、消除情绪障碍为主,后期则以帮助其建立有效应对机制为主;对适应障碍患者的护理主要在于帮助患者提高对应激的应对能力。

(二)心理护理

1. 建立良好的护患关系　良好的护患关系是实施心理护理的基础。所以,在平时的护理过程中,要主动的接触患者,以真诚友善的态度关怀、体谅、尊重患者,并要接纳患者的病态行为,耐心倾听患者的回答,不催促、打断患者的谈话。

2. 支持性心理护理　保持与患者的密切接触,要鼓励患者倾诉疾病发作时是感受和应对方法,并且对患者的症状进行解释,帮助患者认识疾病的性质,以解除患者的思想顾虑,树立战胜疾病的信心。同时,还可以通过鼓励患者用语言描述、联想、回忆、表达及重新体验创伤性经历等,达到让患者宣泄的目的。鼓励患者多参加工娱活动。

3. 帮助患者学习应对技能　如教会患者管理焦虑的方法,更好地应对应激,如放松训练、呼吸训练等。同时,也要帮助患者运用社会支持系统来应对应激,让患者学会应激处理的各种积极有效的技能,并能够在实际生活中运用。

(三)健康教育

使患者和家属对应激相关障碍的发作有正确的认识,消除模糊观念引起的焦虑、抑郁。帮助家属理解患者的痛苦和困境,做到既关心和尊重患者,又不过分迁就或强制患者。协助患者合理安排工作、生活,并教会家属正确帮助患者恢复社会功能,恰当处理与患者的关系。

【护理评价】

1. 患者是否发生自杀自伤、冲动伤人等行为,是否发生跌伤、走失等意外。

2. 患者的生理需要是否得到满足,出现急性意识障碍时,是否得到及时救治。

3. 患者是否学会调整和控制情绪。

4. 患者能否正确认识和应对应激事件。

(李　莉)

思 与 练

一、单项选择题

1. 不属于急性心因性反应特征的是
   A. 可出现意识障碍　　　　　　　　B. 精神运动性兴奋与抑制
   C. 内容常涉及心因与个人经历　　　D. 病程一般超过 3 个月
   E. 精神症状的发生与应激事件有时间上的紧密联系

2. 在遭遇创伤性事件后几小时内,患者出现妄想和严重的情绪障碍,属于
   A. 创伤后应激障碍　　　B. 神经症　　　　　C. 精神分裂症
   D. 急性应激障碍　　　　E. 适应障碍

3. 治疗干预急性应激障碍,首先的措施是
   A. 认知治疗　　　　　　B. 行为治疗　　　　C. 帮助患者尽快脱离创伤情境
   D. 精神分析疗法　　　　E. 放松训练

4. 导致严重应激障碍发生的直接原因是

    A. 遗传因素   B. 精神因素   C. 器质性因素

    D. 个人性格特征   E. 社会支持缺乏

5. 创伤后应激障碍最主要的临床特点是

    A. 情绪兴奋、欣快与语言增多   B. 意识模糊,表情紧张恐惧

    C. 出现幻觉、妄想   D. 情绪低落,抑郁、愤怒,严重时有自杀行为

    E. 反复发生创伤性体验重现而感到痛苦

6. 持续的警觉性增高是

    A. 急性应激障碍   B. 创伤后应激障碍   C. 抑郁型适应障碍

    D. 适应性应激障碍   E. 品行障碍型适应障碍

7. 关于急性应激障碍的预后,**不正确**的是

    A. 精神因素消除后症状可迅速缓解   B. 心理治疗可获得较好的效果

    C. 病程一般超过 3 个月   D. 预后良好,一般不发生精神衰退

    E. 病程一般不超过 1 个月

8. 适应障碍患者表现为逃学、旷工、斗殴、目无法纪等,应考虑的类型是

    A. 品行障碍型   B. 焦虑型   C. 抑郁型

    D. 混合型   E. 行为退缩型

(9～11 题共用题干)

患者女,23 岁。周末搭男友摩托郊游后返城,途中遭遇车祸,双双被送进医院。其男友不治身亡,而患者本人受轻伤。正在给患者包扎伤口时,患者突然大哭大叫,扯掉绑带,赤脚往诊室外冲,口中不停呼唤男友的名字,行为冲动,表情恐惧。

9. 此患者最有可能的诊断是

    A. 躁狂症   B. 癔症   C. 急性应激障碍

    D. 创伤后应激障碍   E. 适应障碍

10. 该患者目前的急诊处理措施是

    A. 予以地西泮 10mg 镇静   B. 予以支持性心理治疗   C. 暗示治疗

    D. 碳酸锂治疗   E. 予以氯丙嗪治疗

11. 一年后随访该患者,家人反映其性格有改变,无故发脾气,不喜欢外出,沉默少语。睡眠差,有几次听到患者从睡梦中惊醒。不敢坐摩托车,甚至听到汽车的喇叭声也表现恐惧害怕。此时患者可诊断为

    A. 恐惧症   B. 癔症   C. 急性应激障碍

    D. 创伤后应激障碍   E. 适应障碍

12. 患者重复体验过去痛苦经历属于

    A. 强迫症   B. 癔症   C. 急性应激障碍

    D. 创伤后应激障碍   E. 适应障碍

13. **不属于**延迟性心因性反应特点的是

    A. 应激源往往具有异常惊恐或灾难性质   B. 症状常有晨重夜轻的节律变化

    C. 反复重现创伤性体验   D. 持续性的警觉性增高

    E. 发病常在遭受创伤后数日至半年内出现

14. **不属于**适应性障碍特征的是

    A. 应激源常为日常生活中的应激性事件   B. 适应能力不良的个体易患

    C. 病程一般不超过一年   D. 部分患者可以表现为品行障碍

    E. 症状以情绪障碍为主

15. 造成创伤后应激障碍的原因，**除外**

    A. 战争　　　　　　　　B. 严重事故　　　　　　　　C. 心身疾病

    D. 地震　　　　　　　　E. 婚姻破裂

16. **不属于**心理应激状态下情绪特征的是

    A. 情绪不稳、易激惹　　　　B. 表情茫然　　　　　　C. 激情发作

    D. 焦虑不安、慌张恐惧　　　E. 情感淡漠

17. 急性应激障碍事件可引起精神病性障碍主要是指

    A. 以妄想、严重情感障碍为主　　　　　　B. 以精神分裂症为主

    C. 以神经症状为主　　　　　　　　　　　D. 以偏执性妄想为主

    E. 以强迫症状为主

18. **不属于**心理应激状态表现的是

    A. 警觉性增高，对刺激敏感　　　　　　　B. 注意力分散而难于集中

    C. 思维活动灵活多变　　　　　　　　　　D. 情绪与行为异常

    E. 自主神经功能症状

19. 影响个体对心理应激源的认知与评估的因素是

    A. 应激源的性质　　　　B. 应激源持续的时间　　　　C. 个体的生活经历

    D. 个体的性格特征　　　E. 以上都有

（20~22 题共用备选答案）

A. 应激源往往具有异常惊恐或灾难性质，常引起个体极度恐惧、害怕、无助之感。多数在遭受创伤后数日至半年内出现。大多数患者 1 年内恢复

B. 在可以辨认的日常生活中的应激性事件的影响下，由于易感个性，适应能力不良，个体对该应激源出现超出常态的反应性情绪障碍或适应不良行为，导致正常工作和人际交往受损

C. 反映个人生活风格和人际关系的异常行为模式，造成对社会环境的适应不良

D. 在强烈的精神刺激之后数分钟至数小时起病，大多历时短暂，可在几天至 1 周内恢复，预后良好

E. 常在心因下诱发，临床症状多样化，有夸张做作和表演性，暗示性强

20. 急性心因性反应是

21. 延迟性心因性反应是

22. 适应性障碍是

二、思考题

1. 简述应激相关障碍的常见表现类型。

2. 简述急性应激障碍的临床表现。

3. 简述应激相关障碍的护理措施。

第十四章

人格障碍与性心理障碍患者的护理

学习目标

1. 掌握　人格障碍和性心理障碍的临床表现及护理措施。
2. 熟悉　人格障碍和性心理障碍的概念、护理评估、护理诊断。
3. 了解　人格障碍和性心理障碍的病因。
4. 能运用护理程序为人格障碍和性心理障碍的患者实施整体护理。
5. 具有冲动型人格障碍和边缘型人格障碍发生暴力伤害行为的急救能力。

第一节　人格障碍患者的护理

案例导入与分析

案　例　1

　　患者男,35 岁。自幼父母离异,祖母抚养长大。性格倔强、固执,敏感多疑,易发火。妻子性情温和,体贴贤惠。患者 30 岁结婚,听信谣言,便开始怀疑妻子,认为妻子作风不好,为此经常争吵,冲动毁物。妻子怀孕后仍打骂,次年生育一个女孩,患者称这孩子不是自己的。如果有男同事或亲戚来家做客,则认为妻子和他们眉来眼去,待客人走后即辱骂妻子。心情好时也知道自己对爱人的怀疑毫无根据。自述女儿面貌很像自己,应该相信妻子,但脾气一旦上来就控制不住,事后也觉得懊悔。有时独自流泪。无精神障碍史。

　　请结合本节的学习,思考回答:

　　1. 本病例中患者属于什么情况?

　　2. 该患者存在的护理问题有哪些,应给予什么护理措施?

　　人格(personality)又称个性(character),是个体固定的行为模式及在日常生活中待人处事的习惯方式。人格受先天遗传素质和后天环境等诸多因素影响,具有独特性和稳定性。

人格障碍(personality disorder)指明显偏离正常且根深蒂固的行为模式,具有适应不良的性质,其人格在内容上、质上或整个人格方面异常,个人因此遭受痛苦和(或)使周围人遭受痛苦,给个人或社会带来不良影响。主要表现为情感与意志行为方面的障碍。

由于社会环境和文化背景的影响,人格障碍的诊断较为困难。各型人格障碍具有以下共同特征:

1. 人格障碍起始于童年、青少年时期或成年早期,并一直持续至成年或终生,难以治疗和矫正。部分人格障碍在成年后有所缓解。

2. 人格偏离正常,主要表现在情感和行为方面。其行为模式偏离特定的社会、文化标准,而智能、发育无明显缺陷。

3. 人格障碍的症状影响其社会功能和职业功能,使个人感到痛苦和(或)使与其密切接触的人遭受痛苦。

4. 患者年龄在 18 岁以上。

5. 缺乏自知力,少有主动求医行为。

【病因】

人格障碍的病因迄今未明。一般认为人格障碍是在大脑先天缺陷的基础上,由心理、社会、环境等诸多因素共同作用形成。而幼年期的家庭心理因素往往起着主要作用。

1. 生物学因素　研究表明,血缘关系越近,人格障碍发生率越高。单卵双生子同病一致率高达 67%。而有遗传背景的寄养子女人格障碍的发病率仍高于正常。因此,人格障碍的遗传因素不容忽视。另外,情绪不稳定型人格障碍可能与边缘系统的 γ 氨基丁酸、谷氨酸能、胆碱能环路的过度反应有关。脑电图研究显示,人格障碍者存在轻度和近中度脑电图异常,学者认为这是大脑成熟延迟的表现。

2. 心理社会环境因素　童年的生活经历和家庭教育对人格的形成具有重要作用。如父母离异、母爱与父爱剥夺、幼儿或青少年期受虐待、过分溺爱,儿童不能发展良好的人际关系和对他人的共情,易形成反社会型人格障碍。另外,人格发展与父母教养态度相关,父母过于严厉,会养成儿童焦虑、胆怯的性格;父母教育态度不一致,使儿童产生困惑,无所适从,易形成边缘型人格。父母品行问题,如吸毒、酗酒、偷窃、淫乱或犯罪记录对儿童均起到不良影响。此外,不良社会环境的影响也与人格障碍形成相关。

【临床表现】

根据 ICD-10 的分类,人格障碍的主要临床表现如下:

1. 偏执型人格障碍　偏执型人格障碍(paranoid personality disorder)以猜疑和偏执为主要特征,男性多于女性,常始于成年早期。主要表现为固执,敏感多疑,心胸狭隘,好嫉妒,常无端怀疑配偶对自己不忠。对别人不信任,总是把别人的好意当成恶意。自我评价过高,拒绝接受批评,对挫折和失败过于敏感,常有某些超价观念和不安全感。缺乏幽默感,常不愉快,且对事情的因果关系缺乏正确评判。受到质疑时,则发生争辩,甚至冲动攻击行为。

2. 社交紊乱型人格障碍　社交紊乱型人格障碍(dissocial personality disorder)也称反社会型人格障碍(antisocial personality disorder),其行为与公认的社会规范有显著差异,主要表现为不关心他人感受,冷酷无情,对亲友缺乏全面、持久的爱和责任感,无故殴打配偶或子女,缺乏羞惭感;违法乱纪,无视社会规范和义务,不能持久的保持已建立的人际关系;不能耐受挫折,易冲动、激惹,暴力攻击性强;不能从经历中特别是从惩罚中吸取教训;遇事易迁怒责怪他人,对自己所做的与社会相冲突的行为常做似是而非的合理化解释。患者常在童年期或少年期即出现品行问题,如逃学、说谎、偷窃,破坏公物,寻衅滋事,欺凌弱小,违反家规和校规等。反社会型人格障碍与违法犯罪有密切的关系。

3. 分裂型人格障碍　分裂型人格障碍(schizoid personality disorder)以情感冷漠、缺乏人际交往为主要特征,男性多于女性。患者主要表现为喜欢单独行动,回避社交,孤独离群,几乎没有可体验的愉快活动;对人冷漠,没有亲密朋友,对他人表达感情能力有限,不想与人建立相互信任的关系;对批评和赞扬以及别人对自己的看法无动于衷,缺乏进取心,过分沉湎于幻想和内省;常不修边幅,无视社会习俗和社会常规,行为古怪,不合时宜,言语松散、离题,意见表达不清,缺乏性兴趣。

4. 情绪不稳定型人格障碍　根据ICD-10的标准冲动型人格障碍和边缘型人格障碍合称情绪不稳定型人格障碍(emotionally unstable personality disorder),突出的倾向是行为不计后果,伴有情感不稳定。

(1)冲动型人格障碍:特征是情绪不稳定,对冲动缺乏控制。男性明显多于女性,特别在冲动行为受阻或受到批评时,有突发的愤怒和暴力攻击倾向,对冲动行为不能自控,甚至出现自杀或自伤行为;情绪不稳定、易激惹,易与他人发生冲突,易产生人际关系的紧张和不稳定,事后后悔,但不能防止再犯;生活和工作中缺乏对事物的计划和预见能力,做事虎头蛇尾,不能坚持任何没有即刻奖励的行为。

(2)边缘型人格障碍(borderline personality disorder):主要表现为情绪不稳定,患者的自我形象模糊不清,缺乏持久的自我同一性。患者常被不稳定的心境和慢性空虚感困扰,情绪极容易变化,人际关系时好时坏,容易从极端的理想化走向极端的失望,没有持久的朋友,易导致连续的情感危机,婚姻关系常不稳定。即使在没有任何明显促发因素的情况下,也可能出现一连串的自杀威胁和自伤行为。患者有时会出现短暂的应激性的精神病性症状,一般症状轻微,历时短暂,易被忽略或被误诊。

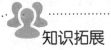
知识拓展

关于边缘型人格障碍

1921年,Kraepelin注意到精神分裂症的不典型和边缘类型,他认为边缘类型介于疯癫和正常人的各种离奇表现之间。1928年,Reich指出,性格障碍,尤其是有冲动性格的人,都是边缘患者。1949年,Hoch和Polatin用"假性神经症性精神分裂症"来描述一组患者,后来Schmideberg将其命名为"边缘"者,并提出边缘障碍实质上是性格障碍。1980年美国精神疾病诊断与统计学手册第3版DSM-Ⅲ中把这类患者正式以"边缘人格"命名,此诊断一直延续到DSM-Ⅳ中。ICD-10将边缘型人格障碍归入情绪不稳型人格障碍。

5. 表演型人格障碍　表演型人格障碍(histriomic personality disorder)又称癔症性人格障碍,特点为过分感情用事,以夸张的言行吸引他人的注意力,女性多于男性。人格不成熟和情绪不稳定,暗示性、依赖性强。主要表现为表情丰富,情绪夸张,行为做作,对自己的外观容貌过分计较;凡事以自我为中心,为满足自己的需要常常不择手段;情感体验肤浅,情绪变化强烈,喜怒皆形于色,爱发脾气;爱表现自己,不停地追求刺激,如为得到他人赏识过分地参加各种社交活动,渴望得到别人的注意,言行举止给人以轻浮的感觉;感情易受伤害,易受他人影响和诱惑,暗示性强。

6. 强迫型人格障碍　强迫型人格障碍(obsessive-compulsive personality disorder)的特征是过分地追求完美、严格要求、谨小慎微以及内心的不安全感,男性约为女性的 2 倍。患者表现为在其工作和生活范围内做事计划性太强,过分疑虑和谨慎,常有不安全感,唯恐疏忽或差错,办事优柔寡断,事后反复检查细节,稍有变化即感到紧张、焦虑和苦恼;过分关注细节,对任何事情都以高标准严格要求,希望自己做事完美无缺;做事谨小慎微,过分看重工作成效而不顾及乐趣和人际关系;生活方式刻板、固执,拘泥于社会习俗,缺乏创新和冒险精神;责任感、道德感过强,过于自我克制,对别人做事不放心,不合理地要求他人按自己的方式行事,容易发展成强迫性神经症。

7. 焦虑(回避)型人格障碍　焦虑(回避)型人格障碍 [anxious(avoidant)personality disorder] 的特征是患者一贯感到紧张自卑、提心吊胆和不安全感。表现为持续及泛化的紧张感和忧虑,一贯的不安全感、自卑感;总认为自己在社交方面笨拙,毫无吸引力,不如别人,对外界的评价及他人的反应与态度十分敏感,同时过分担心被人指责或拒绝,除非肯定受到欢迎,否则拒绝与他人建立人际关系;出于躯体安全感的需要,在个人生活方式上设立许多限制,惯性地夸大日常生活中潜在的危险因素,而有回避某些活动的倾向,但无恐惧性回避;对于批评和拒绝过分敏感,从而回避与人密切交往的社交或职业活动。

8. 依赖型人格障碍　依赖型人格障碍(dependent personality disorder)的特点是过分依赖,总是害怕被抛弃,决定能力低下。主要表现为患者总感觉自己无能、无依无靠,于是请求或同意他人为自己生活中的重要事情做决定或承担责任;将自己的需求和意愿附属于所依赖的人,过分顺从他人的观点与意志,宁愿放弃个人趣味、人生观,习惯把责任推卸给别人,以应对逆境;总是沉湎于被所依附的人抛弃、遗忘的恐惧之中,因此,不愿意对所依附的人提出任何要求,处处委曲求全;独处时感到无助,不知所措;日常决策能力有限,不断要求别人过分的建议和做出保证;当与他人的亲密关系结束时,可产生强烈的无助感,甚至采取极端行为。

【治疗原则】

目前人格障碍尚无特效的治疗方法,预后欠佳,治疗效果有限,多以心理治疗为主,药物治疗为辅。

1. 心理治疗　心理治疗方法包括精神分析治疗、认知疗法、行为疗法和家庭治疗等。可采取个别治疗或小组治疗。小组治疗是将患者集中在特定的学习环境中,促使患者通过参加各种活动,与其他成员相互交流,探索形成新的适当的行为方式,从而控制和改善其偏离行为。对社会有一定危害的反社会型人格障碍收容于劳动教养机构有利于行为纠正。

2. 药物治疗　药物治疗可有效控制人格障碍患者的某些症状,但不能改善人格障碍本身。如抗精神病药对情绪不稳定者的治疗有效,碳酸锂可以减轻患者的攻击行为,对情绪焦虑患者可用苯二氮䓬类药或其他的抗焦虑药物,对情绪低落的患者可选用抗抑郁药等。因药物治疗远期效果尚不肯定,一般不主张长期应用或常规应用。

【护理评估】

1. 健康史　对于人格障碍患者,收集资料应从幼年开始,包括从其父母、亲属、朋友、同学或同事处了解情况,最终确定患者的行为模式。注意评估患者少年或青少年期的品行情况和社会适应能力,有无精神活性物质滥用,有无被公安、司法机关强制管教情况。评估患者发病的表现,特别是情感、行为障碍的表现,如有无奇装异服、行为怪异、恶作剧、冲动暴力行为等,别人如何评价患者;了解患者服药治疗情况,有无其他系统疾病,是否吸烟、饮酒以及量,家庭氛围,父母教育方式,家庭有无类似的患者。

2. 心理社会状况 了解患者对自己能力的评价,患者怎么看待别人提出的不同观点或批评;评估患者有无多疑、偏执、被害妄想、病理性嫉妒、强迫观念,是否常担心做错事,犹豫不决,如何对待别人的伤害等。了解患者日常情绪状态,评估是否存在情感不稳定、焦虑、紧张、冷漠、愤怒、敌意等。评估患者的人际交往能力及人际关系,社会适应能力,对工作、学习的影响,对自身的个性缺陷和不适当的行为方式的认识情况,有无亲密朋友,关系如何,与朋友、同事、上司的关系如何,与他人发生冲突时如何处理,家庭及婚姻状况。评估社会支持系统,家庭经济状况,社会资源的利用情况。

【常用护理诊断/问题】

1. 有对他人施行暴力的危险 与无法克制冲动攻击行为,伤人毁物有关。

2. 社会交往障碍 与不信任他人,待人处世违反社会常规,情绪不稳,以自我为中心,对人际关系敏感有关。

3. 有孤独的危险 与自我封闭,情绪和行为不符合社会规范,不信任他人有关。

【护理目标】

1. 患者能适当控制不良情绪,不出现伤人、毁物行为。

2. 患者情绪稳定,能认识到个性缺陷,学会通过合适途径宣泄情绪,并建立起可接受的人际交往和处事技巧。

3. 患者积极参与社会交往,社会功能改善,并建立起较为稳定的人际关系。

4. 患者认识到个性缺陷之所在,主动配合治疗及护理。

5. 患者能建立起自信,形成较为客观、清晰的自我评价和自我概念。

6. 焦虑症状减轻,情绪好转。

【护理措施】

(一)一般护理

为患者提供安全、舒适的治疗休养环境,避免各种激惹因素。保证患者得到充分的营养和睡眠。鼓励患者积极参加作业劳动、文艺、体育等集体活动,使患者感受到他人的尊重,并通过参加集体活动感受和学习他人的良好行为。

(二)心理护理

1. 与患者建立良好的治疗关系 陌生的住院环境和人际关系都可能导致人格障碍患者出现焦虑、恐慌、愤怒等情绪,从而诱发其不适当行为。护士应以坦诚、和蔼、公正、接纳的态度对待患者,主动介绍医院的环境、病友、工作人员及医院的规章制度,以使其尽快适应环境,满足其合理需要,取得患者信任。

2. 关注护士角色功能的调整 人格障碍患者特殊的行为模式和情绪极易造成与其接触的护理人员产生冷淡、厌恶情绪,这些负性情绪会影响良好护患关系的建立。因此,护理人员应不断地调整自我角色功能恰当与否,保证与患者建立良好的治疗关系。

3. 以坦诚、公正、接纳的态度对待患者 在此基础上,通过深入接触患者,使患者认识到其个性缺陷所在,哪些行为是可接纳的,哪些行为是不被接纳的,这些不良行为对人对己的危害,必要时可用书面协议的方式帮助患者克制不良行为。创造条件让患者表现个人的合理行为,对可接纳的言行及时反馈或表扬,对患者表现出的不良行为可用说服、延迟或转移注意力等方法应对。

（三）治疗的护理

1. 行为模式训练   首先应与患者共同探讨并制订适合患者的新行为模式,并制订必要的规则和限制,开展小组治疗,使患者学习按规范进行日常生活、人际交往、参加工作、劳动等,以利于新的行为模式的建立。制订训练计划时应掌握循序渐进,由少到多,由易到难,坚持不懈的原则,以避免患者感觉改变太大而产生心理压力,无所适从,导致训练失败。开始可采用角色扮演法进行新行为模式的训练及自我肯定,提高患者信心。患者每次完成新行为训练,护理人员均应及时予以正面鼓励和强化,当不适当行为出现时,应及时指出并制止。另外,训练中应注意控制进度,以确保训练的质量与有效性。

2. 做好安全护理   指导患者通过参加工娱活动、非竞争性体育运动、唱歌、跳舞等方式宣泄自己的情绪;对于情绪反应强烈者,加强巡视,仔细评估患者行为模式,及时发现暴力行为的先兆。一旦发现先兆表现,要以简单、明确、坚定的语言劝阻患者,必要时给予保护性隔离,可适当约束,加强监护。与患者接触时,注意保持安全的距离,避免言语、表情或行为上激惹患者。同时,保持环境舒适安全,病房用物力求简单实用,避免一切刺激,以稳定患者的情绪。加强对病区物品药品的管理,严防意外情况发生。

（四）健康教育

1. 鼓励患者积极参加各种集体活动,学会有意识的自我调节和控制,帮助患者在与人交往中纠正个性缺陷。通过参加活动,练习和改善人际交往的技巧,以增进人际关系。

2. 加强精神卫生知识宣教,提高公众及患者家属对人格障碍的认识,使其理解患者所处的困境,给患者以应有的尊重。帮助患者树立正确的价值观,坚定战胜疾病的信心,积极配合治疗与护理,以达到全面康复。

【护理评价】

1. 患者能否适当控制不良情绪,是否出现伤人、毁物行为。

2. 患者能否认识到个性缺陷,是否建立起可接受的人际交往和处事技巧。

3. 患者社会功能是否得到改善,并建立起较为稳定的人际关系。

4. 患者是否主动配合治疗及护理。

5. 患者能否形成较为客观、清晰的自我评价和自我概念。

6. 焦虑症状是否减轻,情绪是否好转。

第二节   性心理障碍患者的护理

性心理障碍(psychosexual disorder)又称性变态,泛指以两性性行为的心理和行为明显偏离正常,并以此作为性兴奋、性满足的主要或唯一方式为主要特征的一组精神障碍。患者一般精神活动均无明显障碍,而正常的异性恋受到全部或某种程度的破坏或影响。患者在性格特征上常表现为内向、温和、安静少动、害羞、不喜人际交往、性情孤僻,具有女性气质。多数患者性欲低下,甚至难以维持正常的性生活,家庭关系常不和谐,甚至造成家庭破裂。

各型性心理障碍具有以下共同特征:①性冲动行为表现为对性对象选择或性行为方式的明显异常,且不易纠正;②行为的后果对个人及社会可能带来损害,但难以控制;③具备正常的道德伦理观念,行为辨认能力良好,自知行为不符合一般社会规范,事后多心怀愧疚,可出现回避行为;④具有各类性心理障碍的特点;⑤一般社会适应良好,无突出的人格障碍,更不同于性犯罪;⑥无智能障碍。

【病因】

关于性心理障碍形成的原因目前尚无统一的认识。一般认为由生物、心理、社会等诸多因素共同作用形成,其中心理因素在性心理障碍的病因学中占主导地位。

1. 生物学因素　多数性心理障碍患者目前尚未发现其生物学异常变化。而对同性恋的研究发现,少数患者内分泌异常或性染色体畸变。学者认为同性恋的生物学基础,可能与这些原始双性结构的残余及异性性激素的残余有关。

2. 心理因素

(1)精神动力学理论认为,性变态与其性心理发展过程中遇到挫折而退行到儿童期幼稚的性心理发育阶段有关。其性行为表现为一种幼稚的儿童性取乐行为,如男孩子玩弄生殖器、暴露阴茎等。

(2)一些无关刺激通过某种偶然的机会与性兴奋结合,通过对性快感情景的回忆和性幻想强化了无关刺激,形成了条件反射。

(3)父母对子女的性教育不当以及社会环境的影响对性心理障碍的形成也具有重要意义。如有些父母出于自身的喜好,有意无意地引导孩子向异性发展。个体自幼生长环境于异性居多的环境中也容易导致心理朝异性化方向发展。

3. 社会因素　文化背景影响性心理障碍的产生。如同性恋,因其与有些国家或社会的主流文化习俗不符,同性恋被视为洪水猛兽,而有的文化对同性恋行为持相对宽容态度,甚至同性婚姻合法。

【临床表现】

(一)性身份障碍

主要指易性症(transsexualism),患者对自身性别的认同以及解剖生理上的性别特征持强烈、持续性厌恶的态度,并迫切希望改变自身解剖生理上的性别特征,从而转换性别,如通过手术或应用异性激素等。其性爱倾向为纯粹同性恋。患者常为自己的性别而深感痛苦和遗憾。病情严重者渴望自己是异性,甚至坚持自己是异性,如男性患者明确表示其外生殖器令人厌恶或即将消失,期望成为女人。而女性患者否定自己的女性解剖结构,明确表示厌恶女装并坚持穿男装,有的甚至表示即将长出阴茎,讨厌乳房发育或月经来潮,有的偷偷地甚至公开地上男厕所并取立位排尿。约有 1/3 男性患者结婚,但离婚比例较高。

(二)性偏好障碍

1. 恋物症(fetishism)　在受到强烈性欲和性兴奋的联想驱使下,反复收集异性使用的某种物品。所恋的物品均为直接与异性身体接触的东西,如胸罩、内裤、手绢、鞋袜等,这些物品成为性刺激的重要来源或获得性满足的基本条件。几乎仅见于男性。患者接触所偏爱的物品时可导致性兴奋甚至达到性高潮,体验到性的快乐。因此,为获取和收藏这些物品他们采取各种手段甚至不惜冒险偷窃。一般说来,患者只对用过的甚至是很脏的东西感兴趣,不会试图接近物品的主人,对异性本身并无特殊的兴趣,也不会出现攻击行为。值得注意的是只有当所迷恋的物体成为性刺激的重要来源或达到满意的性反应的必备条件或作为激发性欲的惯用和偏爱的方式时,方可诊断为恋物症。CCMD-3 规定这些表现至少持续 6 个月方能诊断。

2. 异装症(transvestism)　是恋物症的特殊形式,表现为特别喜爱异性服饰,反复出现穿戴异性服饰的强烈欲望并付诸行动,由此可引起性兴奋。当这种行为受到抑制时可引起明显的不安情绪。几乎仅见于男性,患者并不要求改变自身性别的解剖生理特征。大多数患者有正常的异性恋关系,性爱指向是正常的。这种表现至少已持续6个月。

3. 露阴症(exhibitionism)　反复多次在陌生异性毫无防备的情况下暴露自己的生殖器,以达到性兴奋的目的,有的继以手淫,但没有进一步地性侵犯行为。几乎仅见于男性,多发生在青春期。如在中老年首次出现,应考虑器质性原因。患者露阴之前有逐渐增强的焦虑、紧张体验,时间多在傍晚,并与对方保持安全距离,以便逃脱。异性越是受到惊吓,患者性满足也越强烈。这种表现至少已存在6个月。多数露阴症患者性功能低下或缺乏正常性功能。

4. 窥阴症(voyeurism)　是一种反复多次地窥视异性裸体或他人的性活动、亲昵行为,作为自己性兴奋的偏爱方式,可当场手淫或事后回忆窥视景象并手淫,以获得性满足。窥视者通过厕所、浴室、卧室的窗户孔隙进行这些活动,有的借助于反光镜或望远镜等工具偷窥。除窥视行为本身,一般不会有进一步的攻击和伤害行为。几乎仅见于男性。患者多不愿与异性交往,有的甚至害怕女人和性生活,有得伴有阳痿。观看色情影片、录像等获得性满足或作为增强正常性活动的一种手段,则不属于窥阴症。

5. 摩擦症(frotteurism)　指男性患者在拥挤的场合或乘对方不备之际,通过反复地靠拢异性,伺机以身体的某一部分(常为阴茎)摩擦和触摸女性身体的某部分以达到性兴奋的目的,且这种行为至少已存在6个月。无进一步地性侵犯动作。

6. 性施虐症(sadism)与性受虐症(masochism)　指在性生活中,向性对象同时施加肉体上或精神上的痛苦,作为达到性满足的惯用和偏爱方式者为性施虐症。相反,在性生活的同时,要求对方施加肉体上或精神的痛苦,作为达到性满足的惯用与偏爱方式者为性受虐症。性施虐症多为男性,表现为鞭打、绳勒或撕割对方躯体,甚至施虐成为满足性欲必需的方式。这种行为至少已持续6个月才能下诊断。有些人童年曾有虐待动物的历史。

(三) 性指向障碍

性指向障碍又称性取向障碍,主要是指同性恋(homosexuality)。由于各国法律制度和文化习俗的差异,对同性恋的评判标准差别较大。目前普遍认为,同性恋是一种特殊的性体验与性行为,不属于精神疾病的范畴。ICD-10未列出同性恋的诊断标准。

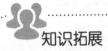

知识拓展

同性恋的历史演变

同性恋系从少年时期即开始对同性成员持续表现性爱倾向,包括思想、感情及性爱行为。"homosexuality"一词最早由匈牙利作家Karl Maria Kertbeny于1868年创立。受基督教的影响,世界上绝大部分国家和地区认为同性恋违反神灵的意志,被认为是一种罪恶;随着心理学和精神病学的发展,同性恋被认为是精神疾病的一种。到20世纪下半叶,同性恋不属于精神疾病逐渐得到较为广泛的认同。

目前,一些西方国家对同性恋采取较为宽容接纳的态度,出台了保护政策,甚至婚姻或类似婚姻关系的法律条文。我国社会虽然缺乏对同性恋的广泛认同,但对待同性恋的态度也越来越宽容。

【治疗原则】

1. 性心理教育　对各种性心理障碍患者应明确指出某些行为的危害性,教育患者通过努力克服其性偏离倾向。使其认识有些行为违反现行法律或规章制度,不符合所处的文化习俗,而且给个人和社会带来严重问题。从儿童或青少年时期即加强性别角色教育,性知识、性道德教育。

2. 性心理咨询与治疗

(1)心理治疗:心理治疗效果有限。其效果取决于患者治疗的愿望、内心的不安或痛苦的程度。引导患者回顾在何时、由哪些因素导入歧途,进行自我心理纠正。治疗愿望强烈并为自己的性心理偏离感到不安或痛苦的患者疗效较好。性心理障碍发生早、持续时间长或年龄已超过40岁者治疗效果差。

(2)行为矫正:可采用厌恶治疗进行行为纠正,以厌恶性刺激与变态性意念和性行为的出现相结合,如给患者看同性的健康图像和同性恋的录像之后随即给予厌恶性刺激。恋物症的患者同样可采取厌恶治疗。

(3)其他:对有些男性患者,降低雄激素是心理治疗的辅助手段,但尚缺乏足够的证据来判定其效用。易性症者变性手术复杂,难度大,费用高,效果不肯定。因此,手术应慎重,并履行相应的法律手续。

【护理评估】

1. 健康史　详细了解患者的一般情况、个人史、家族史、既往疾病史及存在的性问题,如早期性体验、性知识掌握情况、过去与现在的性行为及患者夫妻关系等。评估患者以往用药情况、有无药物不良反应,患者的常规化验以及辅助检查结果。

2. 身心状况　首先评估患者有无躯体疾病,排除器质性病变。评估患者的认知活动,是否能正确认识自己的行为,是否有焦虑、抑郁、紧张、情绪不稳等;意志行为活动有无异常,患者的性格特点、人际交往能力等情况;评估患者的意识状态、生命体征、营养、睡眠、饮食、排泄情况及生活自理能力;评估患者对自己精神状态和行为方式的认知情况以及损害程度;评估患者的家庭教育和经济状况,患者工作学习环境和社会支持系统,与同事、家人的关系,家庭环境氛围及对患者的影响。

【常见护理诊断/问题】

1. 自我形象紊乱　与性身份障碍,迫切希望改变自身性别有关。
2. 自我认同紊乱　与自身性别认同障碍,渴望成为异性有关。
3. 性生活型态无效　与性偏好障碍或性指向障碍,引起或达到性兴奋的方式异常有关。
4. 焦虑　与性心理障碍引起异常行为反复发作,难以自我控制有关。

【护理目标】

1. 患者能通过意志克服性偏离倾向,性心理障碍减轻或消失。
2. 患者能逐渐认同自己的性别或对自己的性行为缺陷有所认识。
3. 患者能以正常的方式引起或达到性兴奋,能过上正常的性生活。
4. 患者能有效控制性心理障碍引起的异常行为,没有焦虑不安等不良情绪。

【护理措施】

(一)一般护理

1. 饮食与睡眠　性心理障碍引起的异常行为反复发作难以自我控制或被揭露时,患者常表现为焦虑、抑郁、自责等负性情绪而影响睡眠和饮食,护士应加强相关知识宣传,使患者对疾病有正确的认识。同时,注意生活环境安静舒适,促进患者的睡眠和饮食。

2. 注意安全　密切观察,定期巡视,必要时设专人看护,协助患者渡过心理危机。为患者提供安静舒适的生活环境,加强药品、危险品及不安全因素的管理,防患于未然。

(二) 心理护理

1. 建立良好的护患关系　护士以真诚、和蔼、理解、同情的态度对待患者,并给予情感上的支持,尊重患者隐私,不嘲笑、鄙视患者。注意倾听,语言运用恰如其分,避免专业术语或较庸俗的语言,着重当前问题给予简明指导。

2. 注意安抚患者的焦虑、抑郁情绪,使其认识到性心理障碍是病态心理,而非真正的道德败坏和违法乱纪,从而积极配合治疗,防止意外发生。

(三) 治疗的护理

1. 配合心理治疗和行为矫正,督促患者按要求完成治疗,定时检查和评定。

2. 安排各种形式的工娱活动,重视患者的主动参与。有意识地创造使患者与异性接触的环境,并适当应用暗示的方法,逐渐矫正患者异常行为,训练正常的人际交往能力,使患者从中得到快乐体验。

(四) 健康教育

1. 根据患者性心理障碍的特征和文化背景,进行个体化的健康教育,鼓励患者坚持行为矫正,巩固疗效。培养广泛的兴趣爱好,广交朋友,积极寻找新的应对方式。

2. 加强对患者家属的健康教育,使家属明白患者出现异常性行为是疾病所致,而非有意识的悖德和违纪行为,应该积极配合治疗。家属要正确对待性心理障碍,多引导、鼓励患者,帮助其转移注意力,给予情感支持,切不可强行压制约束。

3. 加强社区精神卫生宣教,宣传科学的性知识,使公众正确认识性的自然性,不过分压抑亦不放纵,能坦然真诚地与异性交往,培养良好的性道德,采取健康的性行为。

【护理评价】

患者的症状是否得到改善,性心理障碍是否减轻或消失;是否逐渐认同自己的性别或对自己的性行为缺陷有所认识。能否以正常的方式引起或达到性兴奋,能否过上正常的性生活;患者情绪是否稳定。

(徐志芳)

思与练

一、单项选择题

1. 与违法犯罪关系最为密切的人格障碍类型是
   A. 偏执型人格障碍　　　　　B. 分裂型人格障碍　　　　　C. 强迫型人格障碍
   D. 表演型人格障碍　　　　　E. 反社会型人格障碍

2. 患者女,31岁,自幼能歌善舞、任性、喜听别人赞扬、情绪波动性大。成人以后虽热情能干,但情感肤浅、变化多端、夸张做作、幼稚轻信。该患者为
   A. 躁狂症　　　　　　　　　B. 多动症　　　　　　　　　C. 表演型人格障碍
   D. 癔症　　　　　　　　　　E. 分裂情感性精神障碍

3. 关于人格障碍的形成原因,**不正确**的是

A. 遗传因素与人格障碍的形成无关

B. 人格障碍的患者可能存在大脑发育成熟延迟

C. 幼儿心理发育过程中重大精神刺激对幼儿人格的发育有不利影响

D. 教养方式不当也是人格发育障碍的重要因素

E. 所处的生活环境和社会环境也是人格障碍形成的重要原因

4. 发病率女性高于男性的人格障碍是

A. 偏执型人格障碍　　　　　　　　　B. 反社会型人格障碍

C. 表演型(癔病性)人格障碍　　　　　D. 分裂样人格障碍

E. 以上都不是

5. 人格障碍开始形成的时期为

A. 童年、青少年或成年早期　　　　　B. 儿童时期

C. 青少年时期　　　　　　　　　　　D. 成年以后

E. 中年时期

6. 关于人格障碍治疗的目的,正确的是

A. 直接改变患者的不良行为方式

B. 帮助患者建立良好的行为模式,矫正不良习惯

C. 通过药物治疗人格异常

D. 让患者与社会隔离

E. 以上都不是

7. 情绪高度不稳定,极易产生兴奋和冲动,属于的人格障碍是

A. 表演型人格障碍　　　B. 冲动型人格障碍　　　C. 焦虑型人格障碍

D. 反社会型人格障碍　　E. 焦虑(回避)型人格障碍

8. 双胞胎反社会型人格障碍共同患病率的研究揭示了该种人格障碍的病因为

A. 整合模型　　　　　　B. 心理因素　　　　　　C. 遗传因素

D. 生物递质因素　　　　E. 社会因素

9. 不具有攻击性的人格障碍是

A. 偏执型人格障碍　　　B. 反社会型人格障碍　　C. 冲动型人格障碍

D. 表演型人格障碍　　　E. 焦虑(回避)型人格障碍

10. 观念、行为和外貌装饰奇特,情感冷漠,明显缺乏必要的人际关系。这是

A. 偏执型人格障碍　　　B. 分裂型人格障碍　　　C. 反社会型人格障碍

D. 冲动型人格障碍　　　E. 表演型人格障碍

11. 必须按照某种规则把事情做到"恰到好处",其特征是过分地谨小慎微、严格要求、完美主义及内心有不安全感。这是

A. 强迫型人格障碍　　　B. 焦虑型人格障碍　　　C. 依赖型人格障碍

D. 表演型人格障碍　　　E. 偏执型人格障碍

12. 对异性衣着特别喜爱,反复穿戴异性服饰由此引起性兴奋。该患者为

A. 异装症　　　　　　　B. 易性症　　　　　　　C. 同性恋

D. 恋物症　　　　　　　E. 摩擦症

13. 患者对自身性别的认同以及解剖生理上的性别特征持强烈、持续性厌恶的态度,并迫切希望改变自身解剖生理上的性别特征。该患者为

A. 异装症　　　　　　　B. 易性症　　　　　　　C. 同性恋

D. 恋物症　　　　　　　E. 摩擦症

14. 性偏好障碍不包括

　　A. 恋物症　　　　　　　　B. 异装症　　　　　　　　C. 同性恋
　　D. 露阴症　　　　　　　　E. 摩擦症

15. 各型人格障碍的共同特征**不包括**
　　A. 始于童年、青少年时期或成年早期　　　B. 主要表现在情感和行为方面
　　C. 影响其社会功能和职业功能　　　　　　D. 患者年龄在18岁以下
　　E. 少有主动求医行为

16. 患者的情绪不稳定,自我形象模糊不清,缺乏持久的自我同一性。属于
　　A. 偏执型人格障碍　　　　　　　　　　　B. 反社会型人格障碍
　　C. 冲动型人格障碍　　　　　　　　　　　D. 表演型人格障碍
　　E. 边缘型人格障碍

17. 患者一贯感到紧张自卑、提心吊胆和不安全感。表现为持续及泛化的紧张感和忧虑。属于
　　A. 强迫型人格障碍　　　　　　　　　　　B. 焦虑型人格障碍
　　C. 依赖型人格障碍　　　　　　　　　　　D. 表演型人格障碍
　　E. 偏执型人格障碍

18. 患者总感觉自己无能、无依无靠,于是请求或同意他人为自己生活中的重要事情做决定或承担责任。这是
　　A. 偏执型人格障碍　　　　　　　　　　　B. 反社会型人格障碍
　　C. 冲动型人格障碍　　　　　　　　　　　D. 表演型人格障碍
　　E. 依赖型人格障碍

19. 人格障碍的心理治疗方法**不包括**
　　A. 精神分析治疗　　　　　　B. 认知疗法　　　　　　　C. 森田疗法
　　D. 行为疗法　　　　　　　　E. 家庭治疗

20. 人格障碍常用的护理诊断/问题**不包括**
　　A. 有暴力行为的危险　　　　B. 个人应对无效　　　　　C. 有孤立的危险
　　D. 自理能力缺陷　　　　　　E. 自我形象紊乱

21. 性心理障碍患者的性格特征**不包括**
　　A. 内向、温和　　　　　　　B. 安静少动　　　　　　　C. 行为有攻击性
　　D. 害羞、不喜人际交往　　　E. 性情孤僻,具有女性气质

22. 各型性心理障碍具有的共同特征,**不包括**
　　A. 表现为对性对象选择或性行为方式的明显异常
　　B. 行为的后果对个人及社会可能带来损害
　　C. 事后多心怀愧疚
　　D. 可出现回避行为
　　E. 一般社会适应不良

23. 性心理障碍的病因与发病机制**不包括**
　　A. 遗传因素　　　　　　　　　　　　　　B. 性心理发展过程中遇到挫折而退行
　　C. 父母对子女的性教育不当　　　　　　　D. 文化背景影响性心理障碍的产生
　　E. 一些无关刺激通过某种偶然的机会与性兴奋结合

24. 在性生活中,向性对象同时施加肉体上或精神上的痛苦,以达到性满足。这是
　　A. 异装症　　　　　　　　　B. 性施虐症　　　　　　　C. 同性恋
　　D. 恋物症　　　　　　　　　E. 摩擦症

25. 关于同性恋,**不正确**的是
　　A. 属于性取向障碍　　　　　　　　　　　B. 各国对同性恋的评判标准差别较大

C. 是一种特殊的性体验与性行为　　　　D. 属于精神疾病的范畴

E. 从少年时期即开始对同性成员持续表现性爱倾向

二、思考题

1. 简述人格障碍的常见类型及临床特点。

2. 简述性心理障碍的共同特征。

3. 简述人格障碍的护理措施。

第十五章

儿童少年期精神障碍患者的护理

学习目标

1. 掌握 精神发育迟滞和儿童孤独症患者的临床表现及护理措施。
2. 熟悉 注意缺陷与多动障碍患者的护理。
3. 了解 儿童少年期品行障碍、抽动障碍和情绪障碍患者的护理。
4. 能够正确运用本章所学知识为精神发育迟滞和儿童孤独症患者制订一份详细的护理方案。
5. 具有护理儿童少年期精神障碍患者的基本能力。

第一节 精神发育迟滞患者的护理

案例导入与分析

案 例 1

患者女,9岁,小学三年级学生。因家长怀疑其智力发育有问题来就诊。该患者7岁入小学,任课老师发现其听课认真,遵守纪律,但反应较慢,记忆力差,经常不能独自完成课堂作业,需要辅导,学习成绩每学期都不能够及格;其母亲也反映需要辅导才能完成家庭作业,患者在家性格温顺,很听话,能从事整理被子、扫地等家务。

患者母亲孕期正常,分娩时发生脐带绕颈。患者2.5岁以后才能够站立行走,会喊"爸爸妈妈"。4岁进幼儿园,但自理能力比同龄儿童差。过去无重大疾病史。父母非近亲结婚。韦氏儿童智力测验智商得分为65。

请结合本节的学习,思考回答:

1. 结合病例中患者的临床表现,给出该患者的临床诊断。
2. 根据该患者的具体情况,请制订一份完整的护理方案。

精神发育迟滞(mental retardation)是指个体在发育阶段(通常指 18 岁以前),由于先天或后天的各种不利因素导致精神发育停滞或受阻,造成智力低下和社会适应不良。精神发育迟滞是儿童青少年期常见的精神障碍,有关精神发育迟滞的患病率及发病率的流行病学调查结果显示,精神发育迟滞的患病率及发病率在不同的国家或地区存在较大的差异,我国 8 个省市 0～14 岁精神发育迟滞患病率调查显示,患病率为 1.2%,其中农村为 1.41%,城市为 0.70%。

【病因】

在个体发育阶段,各种影响中枢神经系统发育的因素都可能成为致病原因,其中以生物学因素为主。目前已明确的病因主要集中在以下几方面:

1. 生物学因素

(1)遗传因素及先天性因素:包括染色体异常(如唐氏综合征、性染色体畸变等)、遗传代谢性疾病(如苯丙酮尿症、半乳糖血症等)和先天性颅脑畸形(如家族性小脑畸形、先天性脑积水等)。

(2)围生期的有害因素:母亲孕期受病毒、螺旋体及弓形体的感染;外伤、辐射及毒物等的影响;母亲妊娠年龄偏大、营养不良及长期心理处于心理应激状态等;分娩时的各种并发症如先兆流产、妊娠高血压、前置胎盘等;新生儿疾病:如未成熟儿、低体重儿、核黄疸、新生儿肝炎及败血症等。

(3)出生后的因素:如中枢神经系统感染、颅脑损伤及脑缺氧等。

2. 心理社会因素 各种原因导致儿童不能接受文化教育或接受文化教育的机会被剥夺均可导致精神发育迟滞。而因心理社会因素导致的精神发育迟滞一般不严重。

【临床表现】

精神发育迟滞严重程度不一,最为突出的临床表现为明显的智力发育落后和社会适应能力的欠缺。实际上,部分患者会伴有一些精神症状,如注意缺陷、情绪易激动、冲动行为及刻板动作等,有的患者还会同时存在相应躯体疾病的症状和体征。WHO 根据智商(intelligence quotient,IQ)程度水平将精神发育迟滞分为:轻度、中度、重度和极重度。

1. 轻度 智商在 50～69,约占精神发育迟滞的 85%,成年以后可达到 9～12 岁的心理年龄。患者在学龄前期的智力发育比同龄儿童缓慢,如语言发育迟缓、词汇不够丰富、理解及分析能力差、抽象思维不够发达等。入小学后学习困难,学习成绩不佳经常不及格,与正常儿童的差距日益明显,经努力可勉强完成小学学业。但患者能够生活自理,在进食、穿衣、洗澡、大小便控制及家务劳动等方面均可独立进行,能通过职业训练,只能从事简单非技术性工作,可学会一定谋生技能和家务劳动,但缺乏主动性。

2. 中度 智商在 35～49,约占精神发育迟滞的 10%,成年以后可达到 6～9 岁的心理年龄。在学龄前能学会简单生活用语,但词汇贫乏,不能表达较复杂的内容,不易与同龄儿童建立合群关系,进入小学后发现其接受与理解经验能力均较同龄儿童差,能计算个位十位数的加减法,不能适应普通小学就读。经适当训练,能学会简单生活自理。

3. 重度 智商在 20～34,约占精神发育迟滞的 3%～4%,成年以后可达到 3～6 岁的心理年龄。患者在出生以后可出现明显的发育迟滞,完全不能上学。经过训练能够学会自己吃饭及基本的卫生习惯,生活需要人照料,无社会行为能力。常合并较重的脑部损害,可因发生感染或躯体疾患而早年夭折。

4. 极重度　智商在 20 以下,约占精神发育迟滞的 1% ~ 2%,成年以后的心理年龄在 3 岁以下。患者出生时即有躯体和神经系统异常,一般不能学会走路与说话,没有语言能力,不会躲避各种危险。日常生活完全不能自理,大小便失禁。常合并严重的脑部损害,伴有躯体畸形,多早年夭折。

【治疗原则】

本病的治疗原则是早发现、早诊断,早干预,教育训练为主,药物治疗为辅。

1. 教育与训练　要对患者有足够的耐心,教育训练的内容应由简单开始,逐步增加复杂性,主要是培养其独立生活的能力。对轻中度的患者可进行康复训练,要尽可能逐步培养基本的交流能力,常用的学习、社交技巧,以及简单的劳动技能,提高职业劳动能力,以便于日后能够自食其力。

2. 药物治疗

(1)病因治疗:对病因明确的患者应针对病因治疗,如苯丙酮尿症患者可给予低苯丙氨酸饮食,地方性克汀病可给予甲状腺素类药物,癫痫患者可给予抗癫痫类药物治疗。

(2)促进或改善脑细胞功能的治疗:目前尚无促进智力发育的特效药物,可选用促进脑细胞代谢的营养药物以改善脑功能,如维生素 B_6、吡拉西坦(脑复康)、盐酸吡硫醇(脑复新)、脑活素等,但疗效不够稳定。

精神发育迟滞的病因相对复杂,而且发育和病程并存,治疗非常困难,预后往往欠佳。因此,应重在预防工作,通过积极监测遗传性疾病,做好围生期保健,避免围生期的并发症、防止以及尽早发现和治疗中枢神经系统疾病是预防本病的重要措施。

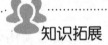

知识拓展

针灸在治疗精神发育迟滞中的应用

针灸在治疗精神发育迟滞中的应用最早可以追溯到隋唐时期。随着医学的发展,越来越多的研究证实,针灸治疗精神发育迟滞的效果优于药物治疗、安全、可信度高,值得在临床推广。

针灸方法主要有头针、体针、水针、电针及耳针等,还可以应用多种针灸方法结合康复训练治疗。针灸的穴位集中在督脉、手少阴心经及足少阴肾经,其次神门、百会、通里、大钟也为现代治疗的主要穴位。

经过针灸治疗,可以改善脑干听觉功能,促进脑发育,通过升高脑内单胺类神经递质,提高学习记忆能力,还可调节智力低下患者的血清甲状腺素和生长激素的分泌水平,从而提高患者的生长发育及智力水平,改善患者的社会适应性行为。但是对语言功能的改善并未见明显优势,并且对于本病的治疗,年龄越小效果越好。

【护理评估】

1. 健康史　询问患者以往的健康状况,是否比正常人容易患某些躯体疾病。

2. 身心状况　评估主要集中在生理功能(如生长发育是否达标、营养及睡眠状况)、心理功能(如有无认知、情感及意志行为方面的障碍)及社会功能(如无日常生活能力缺陷、学习及社交障碍等)等方面。

【常用护理诊断/问题】

1. 卫生/穿着/进食/如厕自理缺陷　与智力低下有关。

2. 有受伤害的危险　与患者智力水平较低,长期需要他人照料有关。

3. 社会交往障碍　与社会适应能力缺陷有关。

4. 应对无效　与患者智力水平较低有关。

5. 语言沟通障碍　与严重智能发育障碍有关。

【护理目标】

1. 患者的个人生活能力逐步改善。

2. 患者不发生受伤现象。

3. 患者的社交能力逐步改善。

4. 个人的应对能力逐步改善。

5. 患者的语言能力逐步改善。

【护理措施】

（一）一般护理

1. 患者日常生活护理　根据患者的严重程度,可采取督促指导、协助或者代理的方式进行日常护理,合理安排患者的日常活动。

2. 提供安全的环境　患者的居住环境应安全、简洁,室内严禁存放危险物品,随时检查有安全隐患的物品和设施,如药品、火柴、电源插座等。应制止患者从事爬攀、打闹等危险活动。

3. 密切观察病情　对患者的精神症状和主诉要有识别能力,以防延误诊治。

（二）心理护理

1. 医护人员应富有强烈的爱心和同情心,精神发育迟滞患者一般胆子小,不愿意接触陌生人,博得信任的医患关系尤为重要。由于患者言语能力差,与其交谈时应简洁明了。

2. 掌握和熟悉患者的病情,以及家属对患者的态度、教育、训练情况等。与家属密切配合,以保证实施治疗方案。

3. 心理治疗和行为治疗时,对患者只提简单的问题,并经常提示患者重复练习。

（三）社会功能训练

1. 基本的生活技能训练　精神发育迟滞患者常有不同程度的生活自理困难,要对患者坚持不懈地教育与训练。训练内容包括饮食、穿衣、洗澡、大小便自理以及安全等方面。

2. 简单的劳动技能和职业能力训练　根据患者轻重程度,指定训练计划时应区别对待,劳动技能的训练要适合患者的智力能力及动作发展水平。从简单的自我生活服务劳动训练开始如洗漱、穿衣、吃饭等,逐步过渡到社会生活服务劳动技能的培养。对于年龄较大的患者,可根据具体情况进行定向的职业技能培训。

3. 语言能力的训练　患者语言能力差往往会严重影响其思维和智能的发展,因此要重视对语言能力进行培训,以便于他们能够掌握这一重要的交流工具。语言训练应注意将学校和家庭教育密切配合起来,要有耐心,切勿操之过急。

4. 品德教育　由于患者认识和分析能力较差,往往不能预见自己行为的后果,常常会做出一些不自觉或不符合社会要求的行为,甚至会出现犯罪行为。因此,要做好患者的品德教育,培养其良好的道德品质,在培养和教育的过程中要尽量少批评和惩罚,多表扬和鼓励。

(四)药物护理

因患者对症状和药物不良反应引起不适的表达能力较差,要求医护人员对用药情况观察更加仔细、严密监测病情变化,及时发现处理不良反应。

(五)健康教育

主要针对患者的家长和老师,使他们对本病的特征及可能的预后树立正确的认知。从患者的发展情况出发,对患者的发展前景寄予恰当的厚望。指导家长或老师要鼓励患者多与外界接触、多交流、多练习,及时表扬和强化,以提高患者的学习兴趣和信心,禁忌操之过急和打骂歧视。

【护理评价】

1. 患者的个人生活能力是否改善。
2. 患者是否发生受伤现象。
3. 患者的社交能力是否改善。
4. 个人的应对能力是否改善。
5. 患者的语言能力是否改善。

第二节 心理发育障碍——儿童孤独症患者的护理

案例导入与分析

案 例 2

患者女,5岁。因语言表达能力差来就诊。该患者1岁8个月开始出现情绪不稳定、恋物、行为刻板、拒绝家人拥抱等症状。2岁时不能说完整句子、口齿不清、常自言自语、喜尖叫、旋转身体、迷恋电风扇,可以坚持看其旋转3～4小时,对其他玩具均不感兴趣。3岁入幼儿园,少与其他儿童玩耍,不愿意参与,与家人很少有目光交流,每天穿同样的衣服,吃同样的饭菜,稍有改变就大哭大叫,对于家人的讲话都不理不睬。曾被家人怀疑耳聋到耳科接受听力检查,但未发现异常。

患者母亲孕期正常,患者发育正常。父母非近亲结婚,无重大疾病史、精神及神经系统疾病家族史。

请结合本节的学习,思考回答:

1. 结合病例中患者的临床表现,给出该患者的临床诊断。
2. 根据该患者的具体情况,请制订一份完整的护理方案。

儿童孤独症(autism)又称自闭症,是广泛性发育障碍中的一种类型,常发生于婴幼儿期的,主要表现为患者不同程度的社会交往障碍、言语交流障碍、兴趣狭窄及刻板行为方式。多数患者伴有不同程度的智力发育落后。

知识拓展

"世界自闭症日"的由来

　　自闭症又称孤独症,它的概念由美国约翰斯·霍普金斯大学专家莱奥·坎纳于1943年首次提出。目前我国有1300万自闭症患儿,平均每100个孩子中就有一个自闭症,全球自闭症患者已经达到6700万。为了提高全世界对自闭症的认识程度,更加关注自闭症患者,联合国大会规定,每年的4月2日被定为世界提高自闭症意识日(World Autism Awareness Day),简称为世界自闭症日。

　　据权威数据表明我国已确诊自闭症患患者数约在160万以上,未确诊人数应该在500万以上,而就诊人数却不足这个数字的1/10。因此,我国急需建立起自闭症儿童早期预防和干预机制,真正为自闭症儿童平等发展提供空间。

【病因】

　　孤独症的病因尚未明确,可能与遗传因素、孕期及围生期并发症、神经解剖学、神经生化及免疫学因素等有关。

【临床表现】

　　通常发病于3岁以内,部分患者在2～3岁以内基本正常,但3岁以后发病,发病率为0.02%～0.13%。近年来报道显示,该病的患病率有增加趋势,以男孩为多见,男女性别之比约为3:1,本症预后不佳。

　　1. 社交障碍　社交行为缺陷是孤独症的核心表现。患者不能与他建立正常的人际关系,表现出极度孤独,回避与人的目光接触。对父母的拥抱和亲热则表现常无动于衷,不能与亲人建立正常的依恋关系。患者在幼儿园时多独处,不与同伴一起玩耍,不允许同伴碰自己的玩具,缺乏观看同伴做游戏的兴趣,也没有参与其中的意愿,不能与同龄儿童建立伙伴关系。

　　2. 言语交流障碍　语言发育显著落后于同龄儿童,这也是多数患者就诊的主要原因。患者在2～3时,还不能够说出有意义的单词和最简单的句子,不能够用语言进行简单的交流,到4～5岁时才开始能够说单词,然后说出简单的句子,但依然不会使用代词或错用代词。患者说话时不在意他人有无在听,讲话时语句单调平淡,缺乏抑扬顿挫和感情,讲话的内容常与当时的环境、与他人正谈论的话题不相干。不会主动找他人交谈,也不会向他人提出问题。常有模仿语言或刻板语言,如模仿别人刚说过的话,或反复询问同一个问题。

　　3. 兴趣范围狭窄以及刻板行为方式　患者往往对固执的要求保持固定的日常程序不变,如每天吃同样的饭菜数年不变,出门走固定的路线,天天穿同样的衣服,如有改变就会焦虑不安或乱发脾气。患者常有特殊的兴趣或迷恋,对正常儿童喜欢的玩具、游戏等缺乏兴趣,但对某些非玩具性的物品却有特别的兴趣和迷恋,如:瓶盖、车轮、旋转的东西(如电风扇)等。有些患者还会表现为刻板的行为和特殊的动作姿势,如转圈走路、重复拍手及舔墙壁等。

　　4. 智能障碍　约75%～80%患者伴有不同程度的精神发育迟滞。智能损害表现为各方面不平衡,一些患者具有优良的机械记忆、空间视觉能力,例如对数字、人名及火车时刻表有异常的记忆能力,即所谓"白痴学者"。患者表现出的最佳能力与最差能力之间的差距极大,但多数患者的最佳能力依然低于同龄儿童。

5. 其他症状 多数患者会有注意缺陷和多动的症状,约20%的患者合并抽动症状,其他症状还有强迫行为,自伤行为,攻击和破坏行为,违拗,拒食、异食等。

【治疗原则】

孤独症尚无特效治疗方法,主要是针对其症状尽早进行综合治疗,包括教育与训练、心理治疗及药物治疗。教育训练是最有效、最主要的治疗方法,目的是促进患者语言发育,提高其社交能力,使其掌握基本的生活和学习技能;心理治疗多采用行为治疗,但目前无治疗该病的特效药物,主要针对一些情绪和行为症状,进行针对性的用药。

孤独症呈慢性病程,远期预后差,47%～77%的患者预后不良,70%的患者社会适应障碍。良好的教育与训练有助于改善预后。

【护理评估】

1. 健康史 询问患者以往的健康状况,是否患某些躯体疾病。

2. 身心状况 主要评估患者的生理功能(如长发育是否达标、有无运动方面的障碍等)、心理功能(如有无认知、情感及意志行为方面的障碍等)及社会功能(如患者生活能否自理、社交及学习能力如何等)是否正常。

【常用护理诊断/问题】

1. 社会交往障碍 与语言发育障碍有关。

2. 营养失调:低于机体需要量 与自理缺陷、行为刻板有关。

3. 卫生/穿着/进食/如厕自理缺陷 与智力低下、认知功能缺陷有关。

4. 有自伤的危险 与认知功能障碍有关。

【护理目标】

1. 患者的社会交往能力逐步改善。

2. 患者饮食均衡,营养状态正常。

3. 患者的个人自理能力逐渐改善

4. 患者未发生受伤的现象。

【护理措施】

1. 一般护理 做好患者的生活及安全护理,保证充足的睡眠和营养,给予患者家长以精神支持,使其积极配合治疗。

2. 教育训练

(1)社会交往技能训练:包括患者注意力的训练、模仿动作的训练、语言交往能力提高的训练,以及利用游戏改善患者的交往能力等。鼓励患者与他人建立亲密的关系,理解和掌握各种社会规范,使其逐渐学会如何与他人进行沟通交往,完成日常活动,为成年后的独立打下良好的基础。

(2)语言能力训练:与孤独症患者交谈时要尽量使用简洁的语言。可以选择在合适的运动项目进行语言练习,也可以利用看电视、听音乐及讲故事等形式让患者感受语言。另外,还可带患者到公园、野外等公共场所去,使其在感知事物同时进行语言功能的强化。

(3)行为问题的矫正:可应采用强化法、系统脱敏法及作业疗法等。训练时一定要有充分的耐心,不要急于求成,步骤要由简单到复杂,方法要直观、具体、生动、形象。对患者的进步要及时给予鼓励。包括发脾气、尖叫、刻板及强迫等不良习惯的矫正、孤独行为的矫正及自伤、自伤行为的矫正等。

(4)生活技能训练:根据患者的智能和现有的基本生活技能,制订针对性的训练计划,可将每一种基本的生活技能分成若干的动作单元,在训练过程中按照这些动作单元循序渐进,由简单到复杂逐步完成。每天训练的标准应视患者接受和掌握的情况而定,实施完后要记录训练情况,注意进行强化,对于患者的每个小进步都要给予表扬和鼓励。

3. 健康教育 帮助家长认识疾病的性质,向其讲解疾病的可能原因,以降低家属对疾病的恐惧心理和对患者患病的自责和内疚感。指导家长了解患者的心理状态,不要埋怨和指责,应面对现实,接纳疾病。还要教给家长教育训练的方法,积极与配合专业人员,一起训练和教育孩子。

【护理评价】

1. 患者的社会交往能力是否改善。
2. 患者饮食是否均衡,营养状态是否正常。
3. 患者的个人自理能力是否改善
4. 患者是否发生受伤的现象。

第三节 儿童少年期行为和情绪障碍患者的护理

一、注意缺陷与多动障碍

注意缺陷与多动障碍(attention deficit hyperactivity disorder, ADHD),又称多动症,主要特征是明显的注意力不集中及注意缺乏持久性,活动过度和行为冲动,常伴有学习困难或品行障碍。通常发生于 6 岁以前的儿童,国内的调查研究显示:本病的发病率为 1.5%~10%,男性与女性的患者比为 4:1~9:1。

【病因】

此病的病因目前尚不确定。多认为是由生物学因素、心理社会因素、家庭环境、神经递质功能异常及神经发育异常等相关的因素引起。

【临床表现】

1. 注意障碍 是本病的最主要症状。表现在上课听课、做作业或其他活动时注意力难以持久,易因外界刺激而分心,或经常不断从一种活动转向另一种活动。患者在活动中不能注意规矩和细节,在与人交谈时心不在焉,平时容易丢三落四,经常遗失玩具、学习用具或其他随身物品,忘记日常的活动安排。

2. 活动过多和冲动 患者表现为显著的活动增多,过分地不安宁,小动作多或来回奔跑。在教室或其他安静的场合擅自离开坐位或教室,到处乱跑。在采取行动前缺乏思考、不考虑后果,为此常与同伴发生打斗或纠纷,而事后不会吸取教训。患者话特别多,讲话不注意场合,随意插嘴或打断别人的谈话。情绪不稳定,易过度兴奋,也易因受挫折而出现情绪低落或出现攻击和反抗性行为。患者的要求必须立即满足,否则就会哭闹、发脾气。

3. 学习困难 由于注意缺陷和多动常导致患者的听课及学习效率下降,出现学习成绩差,低于其智力所应该达到的学业成绩。

4. 神经和精神的发育异常 患者的精细动作、协调运动、空间位置觉等发育差,如翻手、对指运动、系鞋带及扣纽扣都不灵活,左右分辨不清楚。少数患者还会伴有语言发育迟缓、语言能力差、智力低下等问题。智力测验显示部分患者的智能偏低、言语智商高于操作智商、注意集中分量表得分较低。

5. 品行障碍   约30%～58%的患者会合并品行障碍,主要表现为攻击性行为或一些不合道德规范及社会准则的行为,如辱骂、说谎、打人、伤人、破坏物品、逃学、偷窃、抢劫及性攻击等。

【治疗原则】

根据患者及其家庭的特点制订针对性的综合治疗方案,应早发现、早诊断,早干预。药物治疗能短期缓解部分症状,对于疾病给患者和家庭带来的一系列不良影响则更多地依靠心理治疗、教育培训及行为干预等非药物的治疗方法。

1. 心理治疗   可采用行为疗法、支持性心理治疗及认知治疗等方法。及时对患者的行为给予正性或负性强化,使患者学会适当的社交能力,用有效的行为来代替不恰当的行为模式。

2. 特殊教育   患者应该被纳入特殊教育的对象,教师需根据患者的特点进行针对性的教育,避免歧视、体罚或其他粗暴的教育方式,恰当运用表扬和鼓励以提高患者的自信心和自觉性。

3. 药物治疗   药物能够改善患者的注意缺陷,降低其活动水平,短期内改善其与家人的关系,在一定程度上提高其学习成绩。中枢神经兴奋剂是最主要的治疗药物,常用的有哌甲酯或苯异妥因,其中哌甲酯的有效率为75%～80%,药物副作用有食欲下降、烦躁、头痛等,要严格在医生的指导下用药。

【护理评估】

1. 健康史   询问患者以往的健康状况,是否比正常儿童容易患某些躯体疾病。

2. 身心状况   主要集中在生理功能(如有无躯体发育异常,有无饮食及睡眠障碍等)、心理功能(如认知、情感及意志行为方面是否异常)、社会功能(如日常生活能否自理、有无学习障碍及自控能力下降等)及其他(如父母是否称职、家庭教养方式是否得当等)方面的评估。

【常用护理诊断/问题】

1. 有自伤的危险   与患者的情绪不稳、易冲动有关。

2. 社会交往障碍   与患者注意缺陷、多动有关。

3. 营养失调:低于机体需要量   与患者活动过度有关。

4. 卫生/穿着/进食/如厕自理缺陷   与活动过度、注意缺陷有关。

【护理目标】

1. 患者未发生躯体损伤。

2. 患者的社交能力逐步改善。

3. 患者的饮食均衡,营养状态正常。

4. 患者的个人自理能力逐步改善。

【护理措施】

(一)一般护理

1. 生活护理   规定合理的作息时间,培养患者的生活规律,保证充分的睡眠。适当组织患者参加一些需要精力的活动,如登山、打球、跳高等,以发泄患者多余的精力。

2. 安全护理   保证环境安全,病房中的物品应简化,防止患者粗大的动作或精细协调动作笨拙发生损伤。要防范患者因社交障碍和冲动行为,而遭到他人的威胁与伤害。

（二）心理护理

1. 对患者要具有爱心和耐心,与患者建立良好护患关系,提高其自尊心及价值感,并争取家长和老师的积极配合。

2. 遵医嘱给予心理治疗和行为治疗,注意及时对患者的行为予以正性或负性强化,使其掌握适当的社交技能。认知治疗常用于大龄患者,可采用有意忽视其一些不伤大雅动作的方法,为其提供合适的治疗机会,允许其分段完成作业或某一计划,但应注意安静、尽量避免可引开注意力的刺激源。另外,还应多发现患者的优点,创造机会让其发展优点,以获得他人的表扬。

（三）教育训练

1. 生活自理能力的训练　医护人员和家长要有意识训练患者的自理能力,在日常生活中除了协助和督促患者做好晨晚间护理,还应使患者养成规律作息、讲究个人卫生等良好的生活习惯。

2. 注意力集中训练　训练患者每做一件事情都要善始善终,逐步延长训练注意力集中的时间。

（四）健康教育

向家长和老师讲解疾病相关的知识,让他们了解疾病的性质,不要歧视、粗暴对待及打骂患者。告知他们要严格管理患者,为其建立简单的规矩,让其养成良好的习惯。

【护理评价】

1. 患者是否发生躯体损伤。

2. 患者的社交能力是否改善。

3. 患者的饮食是否均衡,营养状态是否正常。

4. 患者的个人自理能力是否改善。

二、品行障碍

品行障碍(conduct disorder)指儿童青少年期反复出现的持久的反社会性行为、攻击性行为及对立违抗性行为,这些异常行为严重违反了相应年龄的社会规范,较之儿童普通的调皮行为或少年的逆反行为更为严重。国内的调查研究显示:品行障碍的患病率为1.45%～7.35%,男性患者多于女性患者,男性患者为女性患者的9倍,患病的高峰年龄为13岁。

【病因】

本病病因尚未清楚,可能与生物因素、遗传因素、社会环境因素及家庭环境因素等均有关。

【临床表现】

1. 反社会性行为　指一些不符合道德规范及社会准则的行为。表现多次在家中或外面偷窃大量钱财或贵重物品;勒索或抢劫他人钱财或入室抢劫;对他人进行躯体虐待(如捆绑、刀割、针刺、烧烫等);持凶器故意伤害他人;故意纵火、破坏他人财物或公共财物;经常说谎,逃学,擅自离家出走或逃跑;不顾父母的禁令,常夜不归宿;参与社会上不良团伙,从事犯罪行为等。

2. 攻击性行为　表现为对他人或动物进行攻击。虐待小动物或比他小的儿童或残疾儿童;使用刀、枪、棍棒、石块等硬物或器械造成他人躯体的伤害,男孩多表现为躯体性攻击,女孩多表现为言语性攻击,如咒骂、侮辱等。

3. 对立违抗性行为　指对成人,特别是家长的要求或规定不服从、违抗或进行挑衅。表现为经常说谎(不是为了逃避惩罚);易暴怒、好发脾气,常常怨恨他人,怀恨在心或存心报复;常因自己的过失或不当行为而责怪他人;常与人争吵,常与父母或老师对抗;经常故意干扰别人;常违反集体纪律,不接受批评。

4. 合并其他症状　常合并多动症、情绪抑郁或焦虑、情绪不稳定或易激惹,也可伴有发育障碍,如语言表达差、阅读困难、运动不协调及智商偏低等。

品行障碍患者往往以自我为中心,好指责或支配他人,故意招引他人注意,常为自己的错误辩护,极度自私,缺乏同情心等。

【治疗原则】

主要对患者和其家庭进行相应的心理及行为治疗。尽早发现家庭和社会的相关危险因素,积极采取干预措施。而目前药物尚能有效地治疗品行障碍,可根据具体情况给予针对性的药物辅助治疗。对冲动、攻击性行为者可选用小剂量氯丙嗪、氟哌啶醇或卡马西平等药物,对伴有活动过多者可选用哌甲酯(利他林)等中枢神经兴奋剂,对情绪障碍者可服用抗焦虑或抑郁的药物。

多数患者预后不良,部分患者行为问题可持续到成年期,其中将近50%的患者发展为违法犯罪或人格障碍。

【护理评估】

1. 健康史　询问患者以往的健康状况,是否比正常儿童容易患某些躯体疾病。

2. 身心状况　主要对患者的生理功能(如有无行为异常,有无生理功能是否正常、有无饮食及睡眠障碍等)、心理功能(如有无情绪障碍,有无自卑心理,严重程度如何)、社会功能(有无社会适应困难、学习能力及成绩如何等)及其他(如有无家庭教养不当,有无对疾病不正确的认知等)方面进行评估。

【常用护理诊断/问题】

1. 有对他人施行暴力的危险　与反社会性行为及攻击性行为有关。

2. 社会交往障碍　与对抗性行为有关。

3. 有感染的危险(皮肤破溃)　与攻击性行为及使用毒品有关。

【护理目标】

1. 患者未发生对他人的伤害,能控制攻击性行为。

2. 患者的社会交往能力逐步改善。

3. 家庭教养方式合理,家属认识和处理疾病的能力增强。

【护理措施】

1. 一般护理　主要包括患者生活、安全和生理方面的护理。要保证患者合理的营养和充足的睡眠,培养其良好的生活规律,适当限制其从事某些有安全隐患的行为。

2. 心理护理　护理人员要以耐心、关爱及同情的态度与患者建立信任的关系。向患者讲解疾病相关知识,使其对自身疾病有正确的认知,消除患者的不良情绪,让患者树立战胜疾病的信息。

3. 行为矫正训练　常用的方式有行为治疗及认知行为治疗两种,每种方式均可采取个别治疗和小组治疗的形式进行,但小组治疗的环境更有利于患者社交技能的训练。在进行行为矫正训练时,最好是家长、老师和医护人员一起商量,制订出一套有效的治疗方案,切忌在患者面前因意见不同而发生争执。

4. 健康教育　让家长和患者掌握疾病相关知识,能够了解药物治疗的好处及其副作用,以便更好地配合治疗,定期接受咨询。告知家长和老师,在进行行为矫正训练时,需要他们互相配合,强化纠正品行障碍的有利因素,注意消除不良的影响因素。

【护理评价】

1. 患者是否发生对他人的伤害,是否能控制攻击性行为。

2. 患者的社会交往能力是否逐步改善。

3. 家庭教养方式是否合理,家属认识和处理疾病的能力是否增强。

三、抽动障碍

抽动障碍(tic disorders)是一种起病于儿童和青少年期,以突发、刻板、不可自控及无目的性的反复快速的肌肉抽动为特点的一种复杂的、慢性神经精神障碍。它可以出现在身体的任何部位,但以面部最为常见,如频繁地眨眼、皱眉、点头及摇头等。本症发作的高峰年龄为 7 岁,患者中男性约为女性的 8 倍,但在我国尚缺乏准确的流行病学资料。

【病因】

抽动障碍的病因目前尚未完全清楚,可能是与精神、心理、环境、遗传、神经递质代谢异常、发育障碍等多因素相互作用的结果有关。

【临床表现】

按临床特征和病程不同,抽动障碍一般分为:短暂性抽动障碍、慢性抽动障碍及 Tourette 综合征。

1. 短暂性抽动障碍　短暂性抽动障碍(transient tic disorder)又称抽动症,是临床上最常见的类型。主要表现为简单性抽动的运动,如挤眼、皱眉、咬唇、摇头、点头、耸肩等不自主抽动;少数患者表现为简单性发声抽动,如反复清喉、咳嗽等。症状多在紧张的情况下出现。

2. 慢性抽动障碍　慢性抽动障碍(chronic motor tic disorder)主要表现为简单或复杂的运动抽动,少数患者表现为简单或复杂的发声抽动。

3. Tourette 综合征　Tourette 综合征(combined vocal and multiple motor tic disorder)或称抽动秽语综合征。发病时多为运动性抽动,部位常从头部逐渐向躯干和四肢发展。表现形式也由简单抽动发展为复杂抽动,由单一运动抽动或发声抽动发展成两者兼有,发生频度也相应增加,约 60% 患者发出的声音内容为"秽语"。

【治疗原则】

可以根据临床表现的类型及严重程度采用相应的治疗策略和方法。对短暂性抽动障碍或症状较轻者可只采用心理治疗,慢性抽动障碍、Tourette 综合征或抽动症状较严重,影响到日常生活和学习者,则以药物治疗为主,辅助心理治疗。常用的药物有氟哌啶醇、盐酸硫必利、可乐定及利培酮等,心理治疗主要有心理支持治疗、认知治疗和行为治疗。

本病病程持续迁延,超过 1 年以上,对患者的社会功能影响很大。慢性抽动障碍症状累及广泛,发生频繁持久,可持续数年、甚至终生。

【护理评估】

1. 健康史　询问患者以往的健康状况,是否比正常儿童容易患某些躯体疾病。

2. 身心状况　主要评估患者的生理功能(如患者行为异常,不自主的抽动、秽语等)、心理功能(如患者有无情绪障碍及程度如何等)及社会功能是否正常。

【常用护理诊断/问题】

1. 有自伤的危险　与患者情绪不稳、易冲动有关。

2. 社会交往障碍　与患者自卑、缺乏社交技能有关。

3. 应对无效　与不能进行有效沟通有关。

4. 情绪障碍　与抽动不能自控有关。

【护理目标】

1. 患者没有发生自伤行为或发生减少。

2. 患者的社会交往能力逐步改善。

3. 患者应对能力逐步改善。

4. 患者的情绪状态逐步好转。

【护理措施】

抽动症患者的主要护理措施是促进思考,控制抽动行为,改善认知和情感障碍;增强患者的自信,促进其逐步掌握社交技巧,提高其社会交往的能力。

1. 一般护理

(1)生活护理:协助患者做好个人卫生、合理饮食,督促其养成良好生活习惯。

(2)安全护理:①对严重连续不断发生抽动或由于抽动造成躯体损伤的患者,要专人护理,以保证休息,必要时应采取相应的安全措施;②对冲动性症状的患者,应严禁使用尖锐物品,以防自身及他人的伤害;③减少并发症,协助消除各种紧张因素,及时纠正不良习惯,如眨眼、皱眉及摇头等,以免养成习惯性动作。

2. 心理护理　消除患者的自卑感,为患者营造轻松、和睦的氛围;帮助家长、老师和同学了解患者的病情,给予同情、谅解及帮助。

3. 社会适应能力训练　教育患者正确对待因患病引起的社会处境改变,同时告知家长充分利用社会支持系统设法改善患者的不良社会处境。告知老师、同学不要歧视或嘲笑患者,应帮助患者保持正常的学习和生活。

4. 健康教育　重视儿童保健,注意预防感染、中毒、脑外伤等各种疾病,以减少或防止抽动症的发生。加强对患者和家长有关疾病知识的普及教育,取得支持和帮助。让患者树立战胜疾病的信心,消除其心理困扰、促进其康复。

【护理评价】

1. 患者有无发生自伤行为或发生减少。

2. 患者的社会交往能力有无改善。

3. 患者学习困难有无改善。

4. 患者的情绪状态有无好转。

四、儿童青少年期情绪障碍

儿童青少年情绪障碍(emotional disorders of childhood and adolescence)是一组特发于儿童青少年期,以心理社会因素为主要因素,表现为焦虑或恐惧情绪的精神障碍。患者自身感到痛苦或者影响了日常生活和学习,本病病程短暂,与成年期神经症没有内在联系和连续性。国内的调查研究显示:儿童青少年期各种精神障碍的发病率为17.7%,女性患者较男性患者多,城市患病率高于农村。

【病因】

儿童情绪障碍的发病原因较多,主要与以下因素有关:遗传易感素质、幼儿期胆怯、敏感或过分依赖者、家庭教养方式不良、精神创伤及躯体疾病等。

【临床表现】

儿童情绪障碍主要类型如下:

1. 儿童分离性焦虑障碍　儿童分离性焦虑障碍(separation anxiety disorder of childhood)指儿童与他所依恋的对象分离时产生过度的焦虑情绪,依恋对象常是其抚养者或照顾者。多发生于 6 岁以前的儿童。主要表现为与其亲人离别时出现过分地焦虑、惊恐不安,担心亲人可能遭受意外,或害怕他们去不复返;过分担心依恋对象不在身边时自己会走失或发生其他不良后果;或因害怕分离而不想或者拒绝上学;也可以表现为在分离时或分离后出现头痛、恶心、呕吐等躯体不适或者烦躁不安、哭喊、发脾气、痛苦、淡漠及社会退缩等症状。患者常常在没有依恋对象陪同的情况下不敢外出,尤其晚上没有依恋对象在身旁时不愿就寝或反复出现与分离有关的噩梦,以至于多次惊醒。

2. 儿童恐惧症　儿童恐惧症(phobia disorder of childhood)多见于学龄前儿童,它是指儿童对日常生活一般的客观事物或处境产生过分的恐惧,而且持续强烈的恐怖情绪反应超过了实际情况所存在的危险程度,虽经安慰解释,但仍不能清除恐惧,甚至出现回避、退缩的行为,从而影响日常活动。当惊恐时可伴有脸色苍白、心悸、出汗、尿频等自主神经的症状。

3. 儿童社交焦虑障碍　儿童社交焦虑障碍(social anxiety disorder)常发生于 5 ～ 7 岁的儿童,主要表现与新环境、陌生人接触时,产生过分的恐惧、焦虑情绪和回避行为。但患者与家人或熟悉者在一起时,社交关系良好。

【治疗原则】

以心理治疗为主,配合短期使用小剂量的抗焦虑或抑郁药物。心理治疗的方法包括支持性心理治疗、认知治疗、行为治疗和家庭治疗等。

儿童青少年期情绪障碍患者的绝大多数病程短暂,预后良好。

【护理评估】

1. 健康史　询问患者以往的健康状况,是否比正常儿童容易患某些躯体疾病。

2. 身心状况　主要评估患者有无饮食及睡眠障碍等生理功能是否正常;有无焦虑、恐惧情绪,程度如何等心理功能是否正常;社会交往、学习能力及成绩如何等社会功能是否正常。

【常用护理诊断/问题】

1. 焦虑　与依恋对象分离有关。

2. 恐惧　与对客观事物的恐惧有关。

3. 应对无效　与不能够进行有效的沟通有关。

4. 社会交往障碍　与对社会交往产生的焦虑及恐惧情绪有关。

【护理目标】

1. 患者的焦虑情绪逐步改善或消失。

2. 患者的恐惧情绪逐步改善或消失。

3. 患者的能够掌握新的应对技巧并带来积极效果。

4. 患者的社会交往能力逐步改善。

【护理措施】

1. 一般护理　帮助患者创造良好的训练环境,尽量消除不利因素,尽可能解除精神压力,以促进其建立自信和自尊心。

2. 心理护理 及时了解患者情绪障碍的原因,帮助其消除焦虑及恐惧的心理。

3. 治疗的护理 严格执行各项医嘱,督促服药,协助医生开展各项心理治疗。

4. 健康教育 教会家长用药知识,随时观察药物不良反应,同时向家长宣传有关儿童精神心理卫生知识,使家长了解孩子常见问题;指导家长及学校培养患者健全的人格,鼓励患者接触社会,学会人际交往及沟通的技能。

【护理评价】

1. 患者的焦虑情绪是否改善或消失。

2. 患者的恐惧情绪是否改善或消失。

3. 患者是否掌握新的应对技巧,新的应对技巧是否带来积极效果。

4. 患者的社会交往能力是否改善。

(潘 玲)

思 与 练

一、单项选择题

1. 关于精神发育迟滞的叙述,**不正确**的是
   A. 特征为智能低下和社会适应困难
   B. 起病于发育成熟以前
   C. 是指精神发育不全或受阻的一组综合征
   D. 可伴有一些精神症状
   E. 不存在相应躯体症状的症状和体征。

2. 按 CCMD-3 的标准,轻度精神发育迟滞的 IQ 值是
   A. 89～75
   B. 70～85
   C. 50～69
   D. 35～49
   E. 20～34

3. 按 CCMD-3 的标准,中度精神发育迟滞的 IQ 值是
   A. 89～75
   B. 70～85
   C. 50～69
   D. 35～49
   E. 20～34

4. 按 CCMD-3 的标准,重度精神发育迟滞的 IQ 值是
   A. 89～75
   B. 70～85
   C. 50～69
   D. 35～49
   E. 20～34

5. 对精神发育迟滞患者的护理措施,**不正确**的是
   A. 坚持教育训练
   B. 保证患者的营养
   C. 做好患者的品德教育
   D. 鼓励患者树立信心,减少自卑感
   E. 尽量不要让患者与他人交往,以防意外

6. 可用于治疗注意缺陷与多动障碍的药物是
   A. 利培酮
   B. 哌甲酯(利他林)
   C. 氟哌啶醇
   D. 地西泮
   E. 米氮平

7. 儿童孤独症的起病年龄一般是
   A. 1 岁以前
   B. 3 岁以前
   C. 4 岁以前
   D. 7 岁以前
   E. 18 岁以前

8. 关于儿童孤独症患者的临床表现,**不正确**的是

  A. 注意缺陷　　　　　　　　B. 学习困难　　　　　　　　C. 情绪障碍

  D. 冲动性行为　　　　　　　E. 活动过多

9. 以突发、刻板的、不可自控及无目的性反复快速的肌肉抽动为主要症状的精神障碍是

  A. 精神发育迟滞　　　　　　B. 儿童孤独症　　　　　　　C. 品行障碍

  D. 注意缺陷与多动障碍　　　E. 抽动障碍

10. 关于儿童品行障碍的描述,**不正确**的是

  A. 男性患者多于女性患者　　　　　　　B. 异常行为严重违反了相应年龄的社会规范

  C. 患病的高峰年龄为 13 岁　　　　　　 D. 多数患者预后良好

  E. 可采用药物治疗

11. 关于儿童青少年期情绪障碍的描述,**不正确**的是

  A. 女性患者较男性患者多

  B. 农村患病率高于城市

  C. 本病病程短暂,与成年期神经症没有内在联系和连续性

  D. 表现为焦虑或恐惧情绪的精神障碍

  E. 以心理治疗为主,配合短期使用小剂量的抗焦虑或抑郁药物

(12 ～ 15 题共用题干)

  患者女,8 岁,小学二年级。老师发现患者上课时能安静听讲,但反应慢、记忆力差,经常不能独立完成课堂作业,学习成绩每学期不及格,在学校遵守纪律,在家很听父母的话,能做洗碗、扫地等家务,躯体检查无阳性体征,韦氏儿童智力测验总智商61。

12. 首先考虑的诊断是

  A. 儿童孤独症　　　　　　　B. 注意缺陷与多动障碍　　　C. 精神发育迟滞

  D. 儿童期精神分裂症　　　　E. 品行障碍

13. 治疗首选

  A. 教育培训　　　　　　　　B. 利培酮　　　　　　　　　C. 心理治疗

  D. 电抽搐治疗　　　　　　　E. 药物治疗

14. 该患者的临床分级是

  A. 轻度　　　　　　　　　　B. 重度　　　　　　　　　　C. 中度

  D. 极重度　　　　　　　　　E. 极轻度

15. 对患者家属的健康教育,**不正确**的是

  A. 多表达和鼓励患者　　　　　　　　　B. 完不成作业尽量少批评患者

  C. 鼓励家长树立信心,减少自卑感　　　D. 不要让患者单独出门

  E. 加强患者的职业技能训练

(16 ～ 20 题共用题干)

  患者男,5 岁。患者从婴儿期起不喜父母的拥抱,也不注视他人眼睛,2 岁多开始喜欢玩啤酒瓶盖和麻将牌,一个人可以玩几个小时,父母呼其名字也不理睬。入幼儿园后不和其他小朋友一起玩耍,常常在老师上课时突然站起奔出教室,一年四季同样的衣服。

16. 首先考虑的诊断是

  A. 精神发育迟滞　　　　　　B. 分离障碍　　　　　　　　C. 儿童孤独症

  D. 恐惧症　　　　　　　　　E. 品行障碍

17. 关于患者的治疗,**不正确**的是

  A. 药物治疗　　　　　　　　B. 电抽搐治疗　　　　　　　C. 教育训练

  D. 社会支持性服务措施　　　E. 心理治疗

18. 有关本病的说法正确的是
　　A. 男孩患病率高　　　　　　　　　　B. 女孩患病率高
　　C. 起病于 5 岁之前　　　　　　　　　D. 父母与患者接触少是主要病因
　　E. 与遗传无关

19. 对该患者异常行为的处理，**不正确**的是
　　A. 对患者的要求不要一味满足
　　B. 如有自伤行为必须制止
　　C. 如异常行为对患者的伤害不大则不需过分纠正
　　D. 患者表现良好时及时给予表扬和奖励
　　E. 纠正行为训练一定要有耐心，由简单到复杂

20. 对该患者进行的教育训练，**不正确**是
　　A. 包括生活技能训练　　　B. 包括语言能力训练　　　C. 需要家属积极参与
　　D. 情况改善即可停止　　　E. 包括交往技能训练

(21～25 题共用题干)

患者男，11 岁，小学四年级学生。学习成绩不好，上课注意力不集中，经常未经老师允许就大声喧哗，抢着回答老师的提问，坐不住，一会骚扰前座同学，一会又和同桌同学讲话，上体育课时总是插队，经常不能完成作业，甚至将书包遗失在学校。

21. 首先考虑的诊断是
　　A. 精神发育迟滞　　　　　B. 儿童孤独症　　　　　C. ADHD
　　D. 儿童期精神分裂症　　　E. 品行障碍

22. 对于明确诊断的患者，目前最为经济有效的治疗是
　　A. 药物治疗　　　　　　　B. 家庭治疗　　　　　　C. 行为治疗
　　D. 躯体训练　　　　　　　E. 职业训练

23. 对患者的药物治疗首选
　　A. 哌甲酯　　　　　　　　B. 奥氮平　　　　　　　C. 利培酮
　　D. 碳酸锂　　　　　　　　E. 氯米帕明

24. 该患者社交障碍的相关因素是
　　A. 与患者注意力容易转移有关　　　　B. 与患者活动过多有关
　　C. 与患者控制力差、不遵守纪律有关　　D. 与患者易激惹有关
　　E. 与患者具有攻击性有关

25. 对患者的护理正确的是
　　A. 限制患者做跳高、打球等活动，以免受伤
　　B. 指导父母制订较高要求的训练管理目标，尽快让患者和同龄儿童一样
　　C. 限制患者的精细协调动作，以免导致损伤
　　D. 患者表现有进步时，父母要多表扬
　　E. 患者的房间里要多摆放训练物品，以便随时训练

二、思考题

1. 简述儿童孤独症主要的临床表现。
2. 简述注意缺陷与多动障碍主要的临床表现。
3. 简述精神发育迟滞患者的护理措施。

第十六章

精神障碍患者的社区护理与家庭护理

 学习目标

1. 掌握　社区精神科护理的概念、工作范围,精神障碍家庭护理措施。
2. 熟悉　精神障碍的家庭评估内容。
3. 了解　社区精神卫生服务的工作对象。
4. 学会运用护理程序为社区精神障碍患者实施家庭护理。
5. 具有社区精神科护理能力。

第一节　精神障碍患者的社区护理

一、基本概念

社区(community)是指一定的地理区域如城市的街道、农村的乡,是一个基层行政单位,有一定的地域界限。是该区域居民政治、经济、文化生活中心,有其特定的行为规范和生活方式。社区的构成要素包括人、地域和社会互动。

社区精神卫生学是应用社会精神病学的理论、研究方法和临床医学、预防医学等医疗技术,对社区范围内全体人群用科学的方法,促进人群心理健康,提高个体承受应激和适应社会的能力,从而减少心理和行为问题发生的学科。我国的社区精神卫生服务工作始于1958年在南京召开的全国第一次精神病防治会议,迄今已有50年历史。

社区精神科护理是精神科护理学的一个分支,是应用社会精神病学与其他行为科学的理论、技术和方法,对一定地域内人口中精神疾病进行预防、治疗、康复和社会适应的指导及管理。

二、社区精神卫生的服务对象及任务

社区精神卫生为所在辖区的全体居民提供全方位的精神卫生服务。其主要任务包括开展精神疾病的流行病学调查;开展多种形式的社区精神卫生服务;培训基层精神卫生保健人员和进行精神卫生宣教等。目前国外几种主要的社区精神卫生干预模式包括个案管理、主动式社区治疗程序、过渡性康复站、自助团体和综合性康复措施。

三、社区精神卫生护理工作的范围与要求

随着精神卫生事业的发展,家庭结构、人口结构改变,人类预期寿命延长,生活事件和各种心理卫生问题增多,社区精神科护理的服务范围正在不断拓展。1964 年,Caplan 首先倡导对预防精神障碍的重视,并提出了"三级预防(three levels of prevention)"模式,对精神病学实践产生了巨大影响。我国也制订了符合我国国情的"三级预防"体系。

(一)一级预防(primary prevention)

即病因学预防,消除或减少病因或致病因素,防止或减少疾病发生。是在发病前采取措施,属于最积极、最主动的预防措施。护理服务对象为精神健康及心理危害发生前的人群。护理的目标是预防精神障碍、心理障碍或精神疾病的发生。

1. 增进精神健康的保健工作 大力宣传重视精神健康,保持情绪稳定的重要意义。把预防、保健、诊疗、护理、康复、健康教育融为社区护理工作的一体。服务对象自我精神健康的保健;开展社会、心理及环境精神卫生工作;创造良好的工作或劳动条件;注意营养及科学的生活方式等。

2. 特殊防护和预防工作 开展疾病监测、预防接种;减少心理因素导致各种疾病;消除精神障碍减少致病因素;提高个体及家庭成员的适应能力;保护高危人群。对一些易患精神障碍的"高危人群",包括具有特殊心理素质者和从事高心理压力职业者,采取相应的心理干预措施。

3. 健康教育及心理咨询 注意从青春期到老年期的心理卫生教育,培养个体的应变及适应能力,加强各生理阶段的精神卫生指导。各综合医院、精神卫生专科医院,应开展各阶段的精神卫生、心理咨询门诊。如加强遗传咨询,防止近亲结婚,做好围生期保健;家庭咨询;高危儿童咨询;青春期少年心理咨询;父母咨询等。

(二)二级预防(secondary prevention)

重点是早期发现、早期诊断、早期治疗,并争取疾病缓解后有良好的预后,防止复发。由于许多精神障碍患者具有慢性或亚急性起病,症状隐匿,临床表现缺乏明确特征性等特点,往往失去及时干预的机会。因此二级预防是精神障碍防治工作中极为重要的环节。

1. 定期对社区居民进行精神健康的调查 确认引起精神健康的危险因素和相关因素。指导居民按社区护士的要求进行自我精神健康的评定,早期发现精神疾病边缘状态者及精神障碍患者。

2. 对有精神障碍的患者及其家庭成员,要指导其及时就诊,明确诊断,接受治疗。定期对患者进行家庭访视,提供咨询及相应的护理干预。指导患者坚持治疗、合理用药,教会家庭成员观察病情、防止暴力行为和意外事件发生的方法。对于住院的患者,提供更加便利和易于接受的环境和条件。通过与医生的协作,做好联络 - 会诊和专科咨询工作。

(三)三级预防(tertiary prevention)

发病后期的危机预防、特殊治疗、防止恶化、防止残疾。帮助患者最大限度的恢复社会功能,指导患者正确对待所患的疾病,协助患者减轻痛苦,提高患者生命质量。如慢性病、老年人及临终关怀等。护理服务对象为精神健康危害发生后期者,慢性或康复期精神障碍患者。

1. 巩固治疗,防止疾病恶化 为做到患者在家庭、社会生活中能继续治疗,对患有慢性病或老年患者要指导他们坚持治疗,定期进行家庭访视,督促患者按时、按量服药,给其心理

上的支持,帮助其创造良好的治疗、生活环境。使其情绪稳定,配合疾病的治疗和康复。

2. 防止病残　明确三级预防的目的,护理过程中应采取尽可能防止或减轻病残发生,使患者最大限度恢复心理和社会功能,预防疾病复发,减少后遗症及合并症的有力措施。

3. 康复护理　做好康复护理工作,如建立各种工娱治疗站、作业站、娱乐站,对患者进行护理与训练,同时增设健康教育、精神康复、疾病咨询等。使患者早日恢复家庭生活;早日回归社会。

4. 调整环境　指导并协助家庭成员调整出院患者的生活环境,制订生活计划,适当解决患者精神健康有关问题。

5. 做好管理工作　包括康复之家、患者公寓、寄养家庭、环境布置、设施装备、患者医疗护理文书管理等。管理好这些医疗机构,帮助患者充分享受社会生活,预防疾病复发,减轻医院及家庭负担。同时应用专业知识,结合工作中所获得的信息,分析社区服务对象的精神健康问题,制订出比较完善的社区护理管理内容及制度,使患者在家中、在社区得到很好的服务。

第二节　精神障碍患者的家庭护理

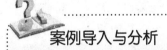

案例导入与分析

案 例 1

患者男,23 岁,小学成绩不佳,中学时因智商低、学习能力明显下降,于初中二年级辍学,后因无法工作退缩在家。后来患者逐渐开始出现有自言自语、脾气暴躁、易怒,甚至出现暴力及自伤等攻击行为。家属曾将其带至医院确诊为精神分裂症,但因对精神分裂症护理的知识欠缺,且无多余的人力照顾患者,因此将患者固定隔离于屋内已有 6 年,大小便无法自理,皆须待母亲下班返家后处理。

1. 作为社区护士应怎样进行家访?

2. 作为社区护士,应给患者家属提供哪些家庭护理指导?

家庭护理(home nursing)是以家庭为单位所实施的护理过程,其宗旨是借助家庭内沟通与互动方式的改变,以协助患者对其生存空间有更好的调试。其中患者和其照顾者是家庭护理实践的焦点。

【护理评估】

(一)评估患者

1. 健康史　曾患有哪些急慢性躯体疾病,精神障碍病史、用药情况、营养、排泄、卫生状况、睡眠 / 活动方式、日常生活活动及生命体征等。

2. 身心状况　评估患者的精神症状,包括意识、感知觉、思维、认知、情感、意志和行为、自知力等,尤其是阴性症状,如社会性退缩、懒散、不修边幅、不讲卫生等;评估其社会功能,包括生活技能、心理 - 社会功能,对压力的应对能力及人际交往能力等;评估其文化背景、职业角色及对自己所患疾病的认识能力。

（二）评估患者的家庭

评估患者家庭的功能,如能否满足患者生存、成长、安全等心理、生理、社会方面基本需要;评估其家庭成员的精神健康水平;评估家庭支持情况,如家庭成员文化背景与知识水平,对精神障碍知识和技能掌握的程度,病情的判断、观察能力和预测能力;评估家庭氛围,家庭成员对患者的态度,对疾病的认知,有无现存或潜在的家庭矛盾和危机;评估患者在家庭作用改变前后的情况,如患者的角色,与家庭成员间的关系,在家庭结构中的位置等。

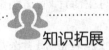 **知识拓展**

什么是家庭

心理学家:强调家庭是人与人之间的生理结合。

人类学家:从比较文化的意义上将家庭界定为共同使用火(厨房),也就是共同吃饭的共同体。

马克思和恩格斯:从人类自身再生产的角度来理解家庭。他们认为,"每日都在重新生产自己生命的人们开始生产另外一些人,即增殖。这就是夫妻之间的关系,父母和子女之间的关系,也就是家庭"。

社会学家:更多地从家庭的社会属性方面来解析家庭。如美国社会学家伯吉斯和洛克在《家庭》(1953)一书中指出:"家庭是被婚姻、血缘或收养的纽带联合起来的人的群体,各人以其作为父母、夫妻或兄弟姐妹的社会身份相互作用和交往,创造一个共同的文化。"

中国现代对家庭的定义:家庭是由婚姻、血缘或收养关系所组成的社会生活的基本单位。

【护理目标】

1. 家庭成员能掌握疾病的有关知识,识别疾病的重大变化。

2. 家属协同患者制订治疗及日常生活康复计划,培养兴趣,表达自己的价值观、经验、想法和目标。

3. 家庭能提供适宜的情感氛围、符合患者病情需要的生活环境。

4. 鼓励患者逐步完成自我照顾,直至恢复正常的生活角色。

5. 安排有益于患者身心健康的活动、家务劳动等,以增加生活兴趣,培养适应正常生活的能力。

6. 鼓励患者和社会保持密切接触,逐步恢复社会功能。

【护理措施】

（一）一般护理

督促或协助患者做好个人卫生,定时沐浴或更衣,注意仪表整洁。保证患者饮食、睡眠、排泄等生理需要的满足。保证进食量,注意营养搭配。创造良好的睡眠环境,避免强光和噪声刺激。

家属要密切观察患者的病情,如自知力、睡眠、情绪、整体功能下降、精神症状复现等。如发现病情变化,及时就医。

（二）心理护理

帮助患者家属正确认识精神疾病,以平等的态度关怀鼓励患者,以正确实施家庭护理。帮助家属掌握和做好与患者的真正沟通,应耐心、和蔼、尊重、信任,使患者有亲密感和安全感,而其中起决定作用的是母亲的教育和给予的母爱,从而减轻患者的心理压力。家属应尊重和关心患者,保持家庭和睦的气氛,及时发现患者可能存在的心理问题并加以疏导,鼓励患者表达情感,培养患者的业余爱好,鼓励患者多参加社交活动。鼓励患者努力调节自己,改善人际关系,增强社会及家庭适应能力。

（三）治疗的护理

药物维持治疗是预防某些重性精神障碍复发的主要措施之一。帮助家属了解药物使用的注意事项,认识患者藏药服毒的危险性。注意用药安全,指导家属妥善保管药品,不能让患者自取,定时定量给患者服药。如发现患者有明显的药物不良反应应及时与医护人员联系。

（四）安全防范

1. **防止暴力行为危险**　家庭成员应耐心和蔼,避免对患者做出不适宜的态度和行为。对于躁狂患者,应建立信任的人际关系,多用正面教育,避免患者因激惹而更加兴奋。组织患者适当参加体力劳动,使其精力得到应有的发泄,促进晚睡眠。同时应注意安全保护性措施,减少环境中的不良刺激。对幻觉妄想比较丰富的患者,尽量避免触及其病理体验,防止突然发生冲动行为。家属应了解其妄想内容,协助其减轻或摆脱精神症状的干扰,消除其紧张和烦躁不安的心理,增强自身控制行为的能力。

2. **防止自杀、自伤行为危险**　家属应密切观察病情变化,以及异常的言语和行为表现,及时采取有效措施加以监护。加强危险物品的保管,患者居住的地方用具要简单,凡有跳楼、触电、服毒、刎颈、自缢等各种自杀条件的,都要加以防范。同时加强治疗,改善患者情绪与睡眠,也是防止自杀的有效措施。一旦发生了自伤或自杀行为,切勿慌乱,一方面请人通知附近的急救站或医院急诊科,另一方面迅速实施现场急救。

（五）健康教育

为患者家庭举办定期专题讲座或系统培训,帮助学习心理卫生知识并加强对精神疾病及治疗方法和注意事项的认识和了解。定期举办座谈会,协助患者和家属交流;也可安排护理讨论会,共同商讨家庭有效应对措施并做经验交流。

（王　伟）

思 与 练

一、单项选择题

1. 我国的社区精神卫生服务工作始于

　A. 1990 年　　　　　　　　B. 1989 年　　　　　　　　C. 1958 年

　D. 20 世纪 30 年代　　　　E. 20 世纪 70 年代

2. 社区精神卫生最基本的服务形式是

　A. 精神疾病的流行病学调查　　　　　　　B. 精神疾病的社区医疗

C. 精神疾病的社区康复   D. 培训基层精神卫生保健人员

E. 以上都不正确

3. 适应及功能较差的精神障碍患者比较适用的社区精神卫生的干预模式为

    A. 个案管理   C. 过渡性康复站   B. 自助团体

    D. 主动式社区治疗程序   E. 综合性康复措施

4. 强调患者的自理能力,并对其临床情况的微小进步、体现的内聚力和相互支持进行鼓励的行为,多见于社区精神卫生干预模式中的

    A. 个案管理   B. 自助团体   C. 过渡性康复站

    D. 主动式社区治疗程序   E. 综合性康复措施

5. 社区精神卫生服务的主要对象**不包括**

    A. 妇女心理行为问题和精神疾病的研究和干预

    B. 灾后人群 / 救灾工作中的精神卫生支援

    C. 身心残障人士的康复指导

    D. 精神障碍患者住院期间的治疗及护理

    E. 老年心理健康宣教和精神疾病预防

6. 社区精神卫生服务的主要任务是

    A. 开展精神疾病的流行病学调查   B. 开展多种形式的社区精神卫生服务

    C. 培训基层精神卫生保健人员   D. 社区精神卫生宣教与管理

    E. 以上均正确

7. **不属于**构成社区基本要素的是

    A. 人群   B. 交通   C. 地域

    D. 生活服务设施   E. 文化背景

8. 一级预防是

    A. 从病因上预防危险因素   B. 疾病发生前的护理工作

    C. 疾病发展期的护理工作   D. 对临床期患者采取治疗

    E. 对康复期患者采取治疗

9. 三级预防的护理目标是

    A. 预防精神障碍的发生   B. 预防心理障碍的发生

    C. 预防精神疾病的发生   D. 早期发现精神疾病患者

    E. 帮助患者最大限度地恢复社会功能

10. 二级预防中社区护士应完成的工作有

    A. 增进精神健康的保健工作   B. 特殊防护和预防工作

    C. 重点护理精神障碍患者   D. 健康教育及心理咨询

    E. 预防残疾

11. **不是**精神障碍患者居室要求的是

    A. 安静、空气新鲜   B. 室内不放危险品如热水瓶

    C. 避免强光刺激的地方   D. 电灯应安在棚顶

    E. 随患者的愿意安排

12. 照顾慢性精神障碍患者时,家庭成员**不能**安排其

    A. 散步   B. 看武打电影   C. 探亲访友

    D. 做家务   E. 打太极拳

13. **不属于**照顾精神障碍患者饮食所必需的是

    A. 保持每天进食适量水果   B. 注意饮食卫生

C. 不要随意给患者进补　　　　D. 不给患者吃易引起兴奋的食物

E. 加强营养

14. 家属等待企图自杀患者的抢救结果时的心情是非常焦虑的,这时护士最好的沟通语言是

A. "我能感受到你的担心"

B. "任何可能都会出现"

C. "让我看看还有多长时间你才能看到你所爱的人出来"

D. "不用担心,你不必为此感到内疚"

E. "你的心情焦虑是正常的"

15. 社区护士在为前不久遭遇地震的老人服务。在营救和重新安置这些老人时,护士首先应该考虑的事情是

A. 知道他们的情感需求　　　　　　　B. 提供营养和基本需求

C. 联系老人们的家人　　　　　　　　D. 为老人们安排救护车

E. 安排老人们喜欢的活动

16. 患者女,65岁,3年前丈夫去世,之后一直和子女一起居住,她变得越来越健忘,不能照顾自己,她希望尽快离开家,对社区护士说:"我丈夫就要下班回来了,我要出去接他。"护士最恰当的回答是

A. "你丈夫知道你在家里"　　　　　　B. "你不能离开家"

C. "你丈夫3年前就去世了,你不必出去接他"　　D. "你女儿会接你丈夫的"

E. "你待在家里,他自己会回来"

17. 患者女,35岁,患精神分裂症4年,近3个月来因对门邻居养兔子占楼梯走廊不满,常常失眠,心烦,认为邻居故意干扰自己的生活。此时,社区护士应指导其家属

A. 耐心倾听她的叙述,不与她争辩　　　B. 指出她的病态表现

C. 主动引导她反复重复病理体验　　　　D. 要求邻居不在楼梯走廊养鸽子

E. 尽量让她少出门

18. 患者女,75岁,7年前开始出现智力下降、记忆力衰退,常丢三落四,自己外出迷路。防止其走失最好的措施是

A. 限制其活动范围　　　　　　　　　B. 规定其出门时间

C. 注意保护患者,免受外界不良因素的影响　　D. 规定其睡眠时间

E. 出门时要尽量陪伴,并在衣着内做好标记

(19 ～ 20题共用题干)

患者男,30岁,精神分裂症5年,1~2年来长期不洗澡、不换洗衣物、不爱讲话(仅以点头、表情表示),与父母同住,平时独来独往。

19. 第一次家访时护士需

A. 帮患者清洗　　　　　　　　　　　B. 指导家属帮他清洗

C. 与患者及家属建立信任的关系　　　　D. 批评家属

E. 督促患者服药

20. 护士、患者的父母与患者共同制订下列计划,最能培养患者卫生习惯的护理措施是

A. 早上起床洗漱　　　　　　　　　　B. 晚上睡前洗漱

C. 上午8点参加社区康复训练　　　　　D. 早上7点起床、穿衣、洗漱

E. 晚上8点睡觉

二、思考题

1. 简述躯体形式障碍的常见类型及临床表现。

2. 简述分离(转化)性障碍的主要表现形式。

3. 简述分离(转化)性障碍的护理措施。

思与练单项选择题参考答案

第一章 绪 论

| 1.E | 2.A | 3.E | 4.A | 5.B | 6.C | 7.E | 8.C | 9.C | 10.D |
| 11.B | 12.E | 13.B | 14.D | 15.C | 16.C | 17.C | 18.E | 19.C | 20.B |

第二章 精神障碍的症状学和诊断分类学

1.A	2.B	3.B	4.D	5.C	6.A	7.C	8.C	9.B	10.C
11.D	12.B	13.D	14.D	15.B	16.C	17.B	18.E	19.B	20.A
21.D	22.B	23.D	24.B	25.C					

第三章 精神科的基本护理技能

1.B	2.D	3.A	4.E	5.D	6.C	7.B	8.A	9.C	10.A
11.A	12.D	13.D	14.C	15.B	16.E	17.E	18.C	19.D	20.B
21.D	22.C	23.C	24.D	25.A					

第四章 精神科治疗的护理

1.E	2.C	3.B	4.C	5.A	6.C	7.D	8.D	9.C	10.C
11.D	12.D	13.E	14.B	15.E	16.E	17.D	18.C	19.D	20.C
21.B	22.E	23.E	24.C	25.E	26.C	27.C			

第五章 精神科患者危机状态的防范与护理

1.C	2.B	3.C	4.C	5.D	6.D	7.D	8.A	9.D	10.A
11.E	12.C	13.C	14.C	15.B	16.A	17.B	18.D	19.C	20.D
21.D	22.C	23.E	24.E	25.A					

第六章 器质性精神障碍患者的护理

1.C	2.C	3.E	4.C	5.A	6.D	7.D	8.D	9.B	10.C
11.E	12.E	13.A	14.C	15.D	16.C	17.A	18.B	19.C	20.D
21.C									

第七章　精神活性物质所致精神障碍患者的护理

1.C	2.D	3.B	4.A	5.C	6.D	7.D	8.D	9.C	10.E
11.E	12.A	13.C	14.A	15.A	16.E	17.E	18.B	19.D	20.C
21.C	22.A	23.E	24.E	25.A					

第八章　精神分裂症及其他精神病性障碍患者的护理

1.D	2.E	3.A	4.B	5.D	6.E	7.A	8.E	9.A	10.E
11.C	12.C	13.C	14.C	15.D	16.D	17.B	18.D	19.A	20.E

第九章　心境障碍患者的护理

1.B	2.A	3.C	4.C	5.A	6.D	7.C	8.B	9.E	10.D
11.D	12.D	13.E	14.B	15.C	16.B	17.C	18.D	19.A	20.A

第十章　神经症性障碍患者的护理

1.C	2.C	3.C	4.E	5.D	6.D	7.E	8.D	9.A	10.E
11.A	12.C	13.B	14.B	15.A	16.E	17.E	18.D	19.A	20.B
21.C	22.E	23.E	24.A	25.C					

第十一章　躯体形式障碍及分离（转换）性障碍患者的护理

1.C	2.E	3.B	4.B	5.D	6.D	7.A	8.B	9.C	10.A
11.D	12.C	13.D	14.A	15.B	16.C	17.B	18.B	19.A	20.E

第十二章　心理因素相关生理障碍患者的护理

1.A	2.D	3.B	4.C	5.C	6.C	7.C	8.A	9.D	10.B
11.A	12.B	13.D	14.E	15.A	16.E	17.A	18.E	19.A	20.C

第十三章　应激相关障碍患者的护理

1.D	2.D	3.C	4.B	5.E	6.B	7.C	8.A	9.C	10.A
11.D	12.D	13.B	14.C	15.C	16.E	17.A	18.C	19.E	20.D
21.A	22.B								

第十四章　人格障碍与性心理障碍患者的护理

1.E	2.C	3.A	4.A	5.A	6.B	7.B	8.C	9.D	10.B
11.A	12.A	13.B	14.C	15.D	16.B	17.B	18.E	19.C	20.D
21.C	22.E	23.A	24.B	25.D					

第十五章　儿童少年期精神障碍患者的护理

1.E	2.C	3.B	4.E	5.E	6.B	7.B	8.C	9.E	10.D
11.B	12.C	13.A	14.A	15.D	16.C	17.B	18.A	19.B	20.D

21.C　22.C　23.A　24.C　25.D

第十六章　精神障碍患者的社区护理与家庭护理

1.C　2.B　3.D　4.C　5.D　6.E　7.E　8.A　9.E　10.C

11.E　12.B　13.A　14.A　15.B　16.C　17.A　18.E　19.C　20.D

中英文名词对照索引

参考文献

1. 曹新妹. 精神科护理学. 北京: 人民卫生出版社, 2009.

2. 丁波. 精神科护理学. 南昌: 江西科学技术出版社, 2009.

3. 董凤岐. 现代护理基础与临床精神科. 北京: 中国科学技术出版社, 2008.

4. 冯正仪. 社区护理. 第2版. 上海: 复旦大学出版社. 2010.

5. 郭争鸣. 精神科护理. 郑州: 河南科学技术出版社, 2008.

6. 郝伟, 于欣. 精神病学. 第7版. 北京: 人民卫生出版社, 2013.

7. 江开达. 精神病学. 北京: 人民卫生出版社, 2009.

8. 雷慧. 精神科护理学. 第3版. 北京: 人民卫生出版社, 2014.

9. 李凌江. 精神病学. 北京: 高等教育出版社, 2003.

10. 李凌江. 精神病护理学. 第2版. 北京: 人民卫生出版社, 2009.

11. 李峥, 王志英. 精神科护理学. 北京: 中国协和医科大学出版社, 2010.

12. 刘铁桥. 精神病学纲要与习题集. 北京: 人民卫生出版社, 2003.

13. 刘哲宁. 精神科护理学. 第3版. 北京: 人民卫生出版社, 2014.

14. 鹿瑞云. 精神科护理学. 北京: 北京大学医学出版社, 2013.

15. 罗劲梅, 何俊康. 精神障碍护理学. 南京: 南京大学出版社, 2014.

16. 罗先武. 护士执业资格考试轻松过. 北京: 人民卫生出版社, 2013.

17. 马峰. 精神科护理学. 北京: 中国科学技术出版社, 2007.

18. 马凤杰. 精神科护理学. 第2版. 北京: 人民卫生出版社, 2011.

19. 马延菊, 刘振寰. 针灸治疗儿童精神发育迟滞的研究进展. 中医儿科杂志, 2012.

20. 牟善芳. 护理理论精要. 天津: 天津科学技术出版社, 2010.

21. 沈渔邨. 精神病学. 第5版. 北京: 人民卫生出版社, 2009.

22. 师建国. 实用临床精神病. 北京: 科学出版社, 2009.

23. 施忠英, 陶凤瑛. 新编精神科护理学. 上海: 复旦大学出版社, 2014.

24. 王国芳. 潜意识的意义: 精神分析心理学(下). 济南: 山东教育出版社, 2009.

25. 王金爱. 精神科护士手册. 北京: 人民卫生出版社, 2013.

26. 王平. 护士执业资格考试护考急救包. 第6版. 北京: 人民军医出版社, 2015.

27. 王兴华, 张庆明. 2014国家护士执业资格考试试题精编. 北京: 科学出版社, 2014.

28. 王玉升. 全国护士执业资格考试考点与试题精编. 北京: 人民卫生出版社, 2014.

29. 王志英, 杨芳宇. 精神障碍护理学. 北京: 北京大学医学出版社, 2006.

30. 吴黎明. 精神科护理学. 第2版. 南京: 江苏科技出版社, 2014.

31. 武跃明. 精神科护理学. 西安: 第四军医大学出版社,2014.

32. 晏志勇,徐新娥,刘明霞. 精神障碍护理技术. 武汉: 华中科技大学出版社,2013.

33. 杨敏. 精神病护理学. 第2版. 北京: 人民卫生出版社,2014.

34. 杨敏. 社区精神卫生护理学习指导. 中南大学出版社,2009.

35. 于勤. 精神科护理学. 南京: 江苏科技出版社,2013.

36. 曾慧. 精神科护理. 北京: 高等教育出版社,2010.

37. 张雪峰. 精神障碍护理学. 第2版. 北京: 高等教育出版社,2010 .

38. 张亚林. 高级精神病学. 长沙: 中南大学出版社,2009年.

39. 张跃兰. 精神科疾病护理. 北京: 科学技术文献出版社,2008.

40. 郑瞻培,王善澄,翁史旻. 精神医学临床实践. 第2版. 上海: 上海科学技术出版社,2013.